◆ 医学临床诊疗技术丛书 ◆

U0746575

流行病与传染病
临床诊疗技术

杜军峰　张剑平　王继红　主编

中国医药科技出版社

内 容 提 要

本书较为系统、全面地介绍了流行病与传染病的诊断方法和治疗技术，包括疾病的临床表现、辅助检查、诊断、鉴别诊断和治疗等方面的知识，并结合临床实际，重点介绍了诊断和实践，内容全面翔实，重点突出，是一本实用性很强的流行病与传染病诊疗读本。适合相关专业人员以及基层医务工作者阅读。

图书在版编目（CIP）数据

流行病与传染病临床诊疗技术/杜军峰，张剑平，王继红主编.—北京：中国医药科技出版社，2017.6

（医学临床诊疗技术丛书）

ISBN 978 - 7 - 5067 - 7731 - 5

Ⅰ.①流… Ⅱ.①杜… ②张… ③王… Ⅲ.①流行病 - 诊疗 ②传染病 - 诊疗 Ⅳ.①R18②R51

中国版本图书馆 CIP 数据核字（2016）第 080982 号

美术编辑 陈君杞

版式设计 郭小平

出版 中国医药科技出版社

地址 北京市海淀区文慧园北路甲 22 号

邮编 100082

电话 发行：010 - 62227427 邮购：010 - 62236938

网址 www. cmstp. com

规格 787×1092mm $\frac{1}{32}$

印张 12

字数 257 千字

版次 2017 年 6 月第 1 版

印次 2017 年 6 月第 1 次印刷

印刷 北京昌平百善印刷厂

经销 全国各地新华书店

书号 ISBN 978 - 7 - 5067 - 7731 - 5

定价 36.00 元

编写人员

主　编　杜军峰　张剑平　王继红

副主编　吕侯强　王振彪　赵益增

　　　　　王焕从　赵海霞　赵军强

前　言

　　多年来，流行病与传染病一直是危害人民身体健康的主要疾病，也是临床最常见的疾病之一。随着现代医学科学技术的飞速发展，特别是分子生物学研究技术的出现、发展和完善，随着新药、新疗法的不断涌现以及疫苗的广泛应用，特别是在我国"预防为主，防治结合"卫生方针的指引下，我国传染病的防治工作取得了可喜的成就。但是，随着医疗技术的发展，人类生存环境及生活方式不断改变，加上交通便捷及人群流动性增加等因素，我国传染病的疾病谱也在不断地发生变化。一些老的传染病被消灭或趋于消灭，如天花、脊髓灰质炎等；新的传染病在不断出现，如传染性非典型肺炎、人感染高致病性禽流感、艾滋病、军团病等；有些已被控制的传染病又死灰复燃，如性病、结核病、血吸虫病等。病毒性肝炎、结核病等发病率居高不下，使我们面临着新老传染病的双重威胁，人类和传染病的较量非但没有结束，反而进入了一个新的阶段。为了在广大临床医师中普及和更新传染科诊断知识，满足传染科专业人员以及基层医务工作者的临床需要，在参阅国内外相关研究进展的基础上，我们结合多年的临床经验编写此书。

本书较为系统、全面地介绍了传染科疾病的诊断依据和治疗方案，包括流行病学、病因、分型、辅助检查、临床表现、诊断、鉴别诊断和治疗等方面内容。全书立足临床实践，内容全面翔实，重点突出，力求深入浅出，方便阅读，是一套实用性很强的关于传染科疾病诊断的医学著作。目的是让广大临床医师把疾病相关诊断标准与临床实践更好地结合，从而使临床诊断更规范、合理和科学，并最终提高疾病的治愈率。该书适用于传染科、普通内科专业人员以及基层医务工作者使用。

由于编写时间仓促，编写人员水平有限，书中难免存在一些错漏，恳请读者提出宝贵意见，以便尽快纠正。

编者

2017 年 5 月

目　录

第一章

病毒感染 ◀●●●

第一节 病毒性肝炎

病毒性肝炎（viral hepatitis）是由肝炎病毒所致的以肝脏损害为主的全身性传染病。目前国际上公认的病毒性肝炎有甲型病毒性肝炎、乙型病毒性肝炎、丙型病毒性肝炎、丁型病毒性肝炎、戊型病毒性肝炎5型。不排除仍有未发现的肝炎病毒存在。临床主要表现为乏力、食欲减退、恶心、呕吐、肝大及肝功能损害，部分患者可有黄疸和发热。隐性感染较常见，急性病毒性肝炎患者大多在6个月内恢复，部分乙、丙、丁型肝炎可变为慢性，少数可发展为肝硬化，且与原发性肝细胞癌发生密切相关。

一、甲型肝炎

甲型肝炎（hepatitis A，HA）是由甲型肝炎病毒（hepatitis A virus，HAV）污染食物或水源经口感染，以乏力、纳差、厌油等消化道症状和尿色加深、巩膜及皮肤黄染、肝脾大、肝功能损害为临床特征的急性传染病。

【诊断依据】

（一）流行病学

1. 传染源　甲肝急性期患者和隐性感染者是疾病的主要传染源。甲型肝炎患者起病前 2 周至血清丙氨酸氨基转移酶（ALT）高峰期后 1 周粪便中排出的 HAV 数量增多，隐性感染者 HAV 排出持续时间较长；若 HBV 和 HAV 重叠感染，患者粪中排出 HAV 可长达数月甚至 1 年。HAV 病毒血症持续时间较短。

2. 传播途径　HAV 的传播途径是粪 - 口途径，方式呈多样化，日常生活接触是散发性发病的主要传播方式，在幼儿园、护理中心、学校、军队、社团中甲肝发生常有报道。粪便污染水和食物的传播，水源污染引起甲肝暴发、流行屡有报道。食物传播中的水生贝类，如毛蚶是甲肝暴发流行的主要传播方式，研究表明毛蚶在主动摄食过程中每小时过滤 45～46L 水，可浓缩 HAV 至少 100 倍，而鱼、虾则无传播 HAV 的危险。有饮牛奶发生甲肝报道，是由于牛奶容器或设备被水源污染所致。此外，HAV 可通过人 - 猿接触传播，饲养员接触 HAV 感染猿后可获 HAV 感染。HAV 有短暂病毒血症，有经血传播可能性，仅见极少个别报道。

3. 易感性和免疫力　甲肝流行区，多数成年人有抗-HAV IgG，并可通过胎盘将抗-HAV IgG 带给胎儿，因此 6 个月以下的婴儿均有-HAV 抗体，6 个月后逐渐消失，成为易感者，因此发病者集中在幼儿和儿童。随年龄增长，因发病或隐性感染，血清中抗 HAV 抗体阳性率增长，我国成年人抗-HAV 抗体阳性率在 80% 左右。儿童注射 HAV 疫苗，可有效预防 HAV 感染。

（二）临床表现

本病潜伏期一般为 20～45 日，平均 30 日；HAV 感染后为自限性，表现为急性感染，可分为黄疸型和无黄疸型肝炎、亚临床型肝炎和无症状感染者。甲型肝炎病情轻重与年龄相关，一般儿童发病较轻，幼儿感染后无黄疸与黄疸型比为12:1；病情轻重还与病毒量等有关。典型甲型肝炎临床经过可分为黄疸前期、黄疸期和恢复期。病程为 2 ~ 4 个月，偶超过 6 个月。

1. 黄疸前期　起病急骤，多数有畏寒、发热（80%，体温 37 ~ 38℃，一般不超过 3 日），主要症状为全身乏力、食欲不振、厌油、恶心、呕吐、尿色逐渐加深，至本期末呈浓茶状；还可有腹痛和肝区疼痛等为主要表现。少数病例以发热、头痛、上呼吸道症状等为主要表现。约有 14% 患者出现关节痛和一过性皮疹。本期血清氨基转移酶可明显升高，持续 1 ~ 21 日，平均 5 ~ 7 日。

2. 黄疸期　此期发热、自觉症状消失，但尿色继续加深，巩膜、皮肤出现黄染，约 2 周内达高峰。部分患者可有大便颜色变浅、皮肤瘙痒、心动过缓等梗阻性黄疸表现。肝大，部分病例有轻度脾大。肝功能损害，血清丙氨酸氨基转移酶（ALT）和总胆红素明显上升。本期持续 2 ~ 6 周。

3. 恢复期　黄疸逐渐消退，症状减轻以致消失，肝、脾回缩，肝功能逐渐恢复正常。本期持续 2 周至 4 个月，平均 1 个月。甲型肝炎预后良好，绝大多数自然痊愈，患者可产生抗体，并有持久免疫力。无慢性病例报道。

4. 特殊表现

（1）急性重症肝炎：甲型肝炎引起急性重症肝炎少见，1988 ~ 1989 年上海发生甲型肝炎暴发流行，患者数为 31 万，甲型急性重症肝炎比例为 0.15‰，而慢性乙肝基础上并发甲型急性重症肝炎危险性较高。甲型急性重症肝炎并发肝性脑病和肝肾综合征是死亡的主要原因。

（2）淤胆型肝炎：少数甲型肝炎可发展为淤胆型肝炎，使病程延长，一般为自限性。

（3）复发性甲型肝炎：有少数甲型肝炎患者在恢复后出现复发性症状和体征，伴肝功能异常和抗-HAV IgM消失后再度上升。这种复发性甲型肝炎常发生于甲型肝炎恢复1~4个月，但病程自限，预后良好。

（4）重叠感染：甲型肝炎可重叠其他嗜肝病毒感染，我国报道甲、乙重叠感染高达12%~15%，也有甲、乙、丙型重叠感染。

（三）并发症

罕见并发症为粒细胞减少症、血小板减少性紫癜、白细胞减少或再生障碍性贫血，预后不良。并发自发性胆囊炎，也有并发心肌梗死甚至心律失常报道，可随病情恢复而好转。其他为急性胆囊炎、急性神经系统症状，肾功能衰竭偶见报道。

（四）检查

1. 分离病毒　已证明HAV可在恒河猴肾细胞、肝细胞、人胚肺、vera细胞和非洲绿猴肾细胞中增殖，可自粪便、胆汁、贝壳类食物中分离HAV，有助于确定流行中污染源和传播媒介。

2. 甲型肝炎病毒抗原（HAV-Ag）　用固相放射免疫法（SPRIA）检测HAV-Ag，起病前2周粪中即可检测到，发病后1周阳性率45%，2周为12%，提示甲肝急性期或无症状感染患者，常用于甲肝患者粪中排毒规律或传染期的观察。

3. HAV 特异性抗体

（1）抗-HAV IgM：是临床最可靠的常规检测手段，常用酶联免疫吸附试验（ELISA），血清中抗-HAV IgM出现于甲肝病毒感染的早期（发病后数日），滴度很快升至峰值，高滴度持续2~4周，并能在短期内降至较低水平，通常在3~6个月转为阴性（个别可超过1年）。因此，是甲型肝炎早期诊断最简便而可靠的血清学标志，也是流行病学上区分新近感染（包括临床和无症状的亚临床感染）与既往感染甲肝病毒的有力证据。

（2）HAV 总抗体或抗-HAV IgG：抗-HAV 是包括抗-HAV IgM 和抗-HAV IgG 在内的甲肝总抗体。前者出现早，消失快；后者出现稍晚，于 2～3 个月内达高峰，然后缓慢下降，持续多年或终身。在临床上，使用双份血清检测，抗-HAV 滴度有 4 倍以上增长，也是诊断为甲型肝炎的依据。若单份抗-HAV 阳性，表示感染过 HAV，但不能区分是新近还是既往感染，适用于流行病学调查。

4. 甲型肝炎病毒核酸（HAV-RNA）

（1）分子杂交试验：^{32}P 标记 HAV-cDNA 片段做探针，发病后 4 周内在粪便或贝壳类食物中可检测到 HAV-RNA，灵敏度为 1×10^5 copies/g。

（2）PCR 检测 HAV-RNA：在粪中、血清中检测进行 RT-PCR，阳性提示甲肝感染急性期，并有传染性。

5. 肝组织活检　甲型肝炎的病理变化与乙型肝炎相似，肝组织有明显的实质性改变，包括灶性坏死、肝巨噬细胞增生、嗜酸小体、气球样变和门脉区炎症细胞浸润，少数有明显淤胆，偶有并发大块性和亚大块性坏死。

（五）诊断

饮食不洁水及食物或肝炎患者密切接触史；临床表现为急性肝炎；血清抗-HAV IgM 阳性，抗-HAV IgG 急性期阴性，恢复期阳性，粪便中检出 HAV 颗粒或抗原或 HAV-RNA。

（六）鉴别诊断

1. 其他原因引起的黄疸　如溶血性黄疸（常有药物或感染诱因，表现为贫血、发热症、血红蛋白尿、网织红细胞升高等）、肝外梗阻性黄疸（胆石症、胆囊炎、胆管癌、肝癌等）。

2. 其他病毒所致肝炎　如巨细胞病毒感染等、传染性单核细胞增多症。

3. 感染引起中毒性肝炎 如流行性出血热、伤寒、钩端螺旋体病、阿米巴病等。

【治疗】

1. 避免饮酒、过劳及使用损害肝脏的药物

2. 支持疗法 黄疸型肝炎患者，早期卧床休息，给予容易消化、富于营养、色香味俱全的食物及新鲜蔬菜、水果等。不能进食者，静脉补液，供给足够热量，注意水、电解质平衡，供给维生素 C 及维生素 B 族。有厌食、恶心者，给予多酶片、甲氧氯普胺等对症治疗。

3. 中医中药治疗 出现黄疸或丙氨酸氢基转移酶升高者，可予以清热解毒剂，如蒲公英、夏枯草、板蓝根、金银花、金钱草水煎服或茵陈、金钱草、白茅根及赤芍水煎服，一般可奏效。对退黄及降酶效果不满意者，可加用茵陈、栀子、黄连、黄芪、黄柏及大黄水煎服或茵栀黄注射液 40～60ml，加 10% 葡萄糖液 400ml，静脉滴注，如黄疸较深，可同时加维生素 K 10～20mg 静脉滴注。

二、乙型病毒性肝炎

乙型肝炎病毒（hepatitis B virus，HBV）感染呈世界性分布，在我国更是高达 50% 的感染率。我国一般人群的 HBsAg 阳性率为 9.09%。接种与未接种乙型肝炎疫苗人群的 HBsAg 阳性率分别为 4.51% 和 9.51%。人类感染乙型肝炎病毒可以引起多种不同的感染状态，包括无症状携带者、亚临床型、临床型急性自限性肝炎、慢性肝炎以及各种重型肝炎。

HBV 感染的自然史一般可分为 3 期，即免疫耐受期、免疫清除期和非活动或低（非）复制期。在青少年和成人期感染 HBV 者中，仅 5%～10% 发展成慢性，一般无免疫耐受期。发生肝硬化的高危因素包括：病毒高载量、HBeAg 持续阳性、ALT 水平高或反复波动、嗜酒、合并 HCV、HDV 或 HIV 感染等。HBV 感染是 HCC 的重要相关因素，肝硬化患者发生 HCC 的高危因素包括：男性、年龄、嗜酒、黄曲霉素、合并 HCV 或 HDV 感染、持续的肝脏炎症、持续 HBeAg 阳性及 HBV DNA 持续高水平（≥10^5 copies/ml）等。HCC 家族史也是相关因素，但在同样的遗传背景下，HBV 病毒载量更为重要。

HBV 感染后约 10% 转为慢性，轻度慢性肝炎一般预后良好，仅少数转为肝硬化。中度慢性肝炎预后较差，其中较大部分转为肝硬化，小部分转为肝细胞癌，后者多同时伴有或经过肝硬化过程。重度慢性肝炎容易发展为肝衰竭或失代偿期肝硬化。

【诊断依据】

（一）流行病学

1. 传染源　患者和亚临床感染者都可成为传染源，其中慢性患者和病毒携带者是乙型肝炎的主要传染源，通过血液和体液而排出病毒，其传染性贯穿于整个病程，传染性的大小与病毒复制指标是否阳性有关。约半数以上慢性患者可检出 HBV 活动性复制指标。

2. 传播途径

（1）体液传播：是 HBV 的主要传播途径。它主要通过输入含有 HBV 的血或血制品或被患者的血液或体液污染的医疗器械及物品使乙型肝炎病毒经皮肤或黏膜进入人体而感染。生活上的密切接触是次要的传播方式。

（2）母婴传播：孕妇在妊娠期患急性乙型肝炎或 HBsAg 慢性携带者都可能将 HBV 垂直传播给新生儿，包括经胎盘、分娩、哺乳、喂养等方式所引起的 HBV 感染。我国母婴传播率平均为 60%，高于英国、美国（0～16.5%）。在非洲国家，乙型肝炎感染率很高，但母婴传播率较低，是否因

HBV 种株或毒力不同所致，尚不清楚。孕妇发生乙肝的时间距离分娩日期越近，婴儿感染乙肝的危险性越高。怀孕前 6 个月发生乙肝，有足够的时间产生抗体，使胎儿获得保护，仅 6% 的婴儿受感染；怀孕最后 3 个月发生乙肝，69% 婴儿受感染；产后头 2 个月发生乙肝，75% 婴儿受感染。

（3）性接触传播：性接触是体液传播的另一种方式，HBV 可通过唾液、精液和阴道分泌物排出，因此，性接触是乙型肝炎的重要传播途径。

（4）粪 – 口传播：在乙型肝炎患者粪便和尿中均可检测到 HBsAg 存在，且证明有传染性。粪便污染严重的地区，乙型肝炎发病率较高，且有经水传播和日常生活接触暴发的报道。

（5）医院内传播：医务工作者与患者之间，患者与患者之间，均可存在直接或间接的传播，成为院内感染的重要组成部分。

3. 易感者　新生儿通常不具有来自母体的先天性抗-HBs，因而普遍易感。随着年龄增长，通过隐性感染获得免疫的比例逐渐增加，故 HBV 感染多发生于婴幼儿及青少年。到成年以后，除少数易感者以外，已感染 HBV 的人多已成为慢性或潜伏性感染者。到中年以后，无症状 HBsAg 携带者随着 HBV 感染的逐步消失而减少。

（二）临床表现

乙型肝炎潜伏期为 6 周 ~ 6 个月（一般约 3 个月），临床可分为急性肝炎、慢性肝炎、重型肝炎、淤胆型肝炎及肝炎肝硬化等。

1. 急性肝炎

（1）急性黄疸型肝炎：临床表现的阶段性较明显，可分为 3 期，总病程 2 ~ 4 个月。

①黄疸前期：多以发热起病，伴以全身乏力、食欲不

振、厌油、恶心甚至呕吐，常有上腹部不适、腹胀、便秘或腹泻；少数病例可出现上呼吸道症状或皮疹、关节痛等症状。尿色逐渐加深，至本期末尿色呈红茶样。肝脏可轻度肿大，伴有触痛及叩击痛。本期一般持续3~7日。

②黄疸期：自觉症状可有所好转，发热减退，但尿色加深，巩膜及皮肤出现黄染，多于数日至2周内达高峰。在黄疸明显时可出现皮肤瘙痒、大便颜色变浅、心动过缓等梗阻性黄疸表现。儿童患者黄疸较轻，且持续时间较短。肝大至肋缘下1~3cm，有明显触痛及叩击痛，部分病例有轻度脾大。本期持续2~6周。

③恢复期：黄疸逐渐消退，症状减轻以致消失；肿大的肝脏逐渐回缩，触痛及叩击痛消失；肝功能恢复正常；本期持续1~2个月。

(2) 急性无黄疸型肝炎：起病大多徐缓，多无发热，临床症状较轻，仅有乏力、食欲不振、恶心、肝区痛和腹胀、便溏等症状。肝功能改变主要是丙氨酸氨基转移酶（ALT）升高。由于无黄疸而不易被发现，而发生率则远高于黄疸型，成为更重要的传染源。

2. 慢性肝炎

(1) 轻度慢性肝炎：急性肝炎病程达半年以上，仍有轻度乏力、食欲不振、腹胀、肝区痛等症状，多无黄疸，肝大伴有轻度触痛及叩击痛。肝功能检查主要是ALT单项增高。肝活检仅有轻度肝炎病理改变，也可有轻度纤维组织增生。病情迁延不愈或反复波动可达数年，但病情一般较轻。

(2) 中度慢性肝炎：病程超过半年，各项症状明显，如倦怠无力、食欲差、腹胀、肝区痛等，一般健康情况较差，劳动力减退。肝大，质地中等以上，伴有触痛及叩击痛，脾多大，可出现黄疸、蜘蛛痣、肝掌及明显痤疮。肝功能长期明显异常，ALT持续升高或反复波动，白蛋白降低，球蛋白升高，丙种球蛋白及 IgG 增高，凝血酶原时间延长，自身抗体及类风湿因子可出现阳性反应，循环免疫复合物可增多，而补体 C3、C4 可降低。部分病例出现肝外器官损害，如慢性多发性关节炎、慢性肾小球肾炎、慢性溃疡性结肠炎、结节性多动脉炎、桥本甲状腺炎等。

（3）重度慢性肝炎：除上述临床表现外，肝活检还具有早期肝硬化的病理改变与临床上代偿期肝硬化的表现。

3. 重型肝炎（肝衰竭） 根据肝组织病理学特征和病情发展速度，肝衰竭分四类。

（1）急性肝衰竭：急性起病，2 周内出现Ⅱ度及以上肝性脑病（按Ⅳ度分类法划分并有以下表现者）：①极度乏力，并有明显厌食、腹胀、恶心、呕吐等严重消化道症状；②短期内黄疸进行性加深；③出血倾向明显，PTA ≤ 40%，且排除其他原因；④肝脏进行性缩小）。

（2）亚急性肝衰竭：起病急，15 日～26 周出现以下表现者：①极度乏力，有明显的消化道症状；②黄疸迅速加深，血清总胆红素 > 正常值上限 10 倍或每日上升 > 17.1μmol/L；③凝血酶原时间明显延长，PTA < 40% 并排除其他原因者。

（3）慢加急性肝衰竭：在慢性肝病基础上出现的急性肝功能失代偿表现。

（4）慢性肝衰竭：在肝硬化基础上，肝功能进行性减退和失代偿。诊断要点：①有腹腔积液或其他门静脉高压表现；②可有肝性脑病；③血清总胆红素升高，白蛋白明显降低；④有凝血功能障碍，PTA < 40%。

4. 淤胆型肝炎 亦称毛细胆管炎型肝炎。起病及临床表现类似急性黄疸型肝炎，但乏力及食欲减退等症状较轻，而黄疸深且持久，主要表现为较长期肝内梗阻性黄疸，有皮肤瘙痒、粪便颜色变浅，常有明显肝大。肝功能检查血清胆

红素明显升高，以直接胆红素为主，凝血酶原活动度 >60%
或应用维生素 K 肌内注射后 1 周可升至 60% 以上，血清胆
汁酸、γ-谷氨酰转肽酶、碱性磷酸酶、胆固醇水平可明显升
高，黄疸持续 3 周以上，并除外其他原因引起的肝内外梗阻
性黄疸者，可诊断为急性淤胆型肝炎。在慢性肝炎基础上发
生上述临床表现者，可诊断为慢性淤胆型肝炎。

5. 肝炎肝硬化

（1）肝炎肝纤维化：主要根据组织病理学检查结果诊
断，B 超检查结果可供参考。B 超检查表现为肝实质回声增
强、增粗，肝脏表面不光滑，边缘变钝，肝脏、脾脏可增
大，但肝表面尚无颗粒状，肝实质尚无结节样改变。肝纤维
化的血清学指标与肝纤维分期有一定相关性，但不能代表纤
维沉积于肝组织的量。

（2）肝炎肝硬化：是慢性肝炎发展的结果，肝组织病理
学表现为弥漫性肝纤维化及结节形成，两者必须同时具备，
才能诊断。①代偿性肝硬化：指早期肝硬化，一般属 Child-
Pugh A 级。虽可有轻度乏力、食欲减少或腹胀症状，尚无明
显肝功能衰竭表现。血清白蛋白降低，但 ≥35g/L，胆红素
<35μmol/L，凝血酶原活动度多 >60%。血清 ALT 及 AST
轻度升高，AST 可高于 ALT，γ-谷氨酰转肽酶可轻度升高。
可有门静脉高压症，如轻度食管静脉曲张，但无腹腔积液、
肝性脑病或上消化道出血。②失代偿性肝硬化：指中晚期肝
硬化，一般属 Child-Pugh B、C 级。有明显肝功能异常及失
代偿征象，如血清白蛋白 <35g/L，A/G <1.0，明显黄疸，
胆红素 >35μmol/L，ALT 和 AST 升高，凝血酶原活动度
<60%。患者可出现腹腔积液、肝性脑病及门静脉高压症引
起的食管胃底静脉明显曲张或破裂出血。

根据肝脏炎症活动情况，可将肝硬化区分为：①活动性
肝硬化，慢性肝炎的临床表现依然存在，特别是 ALT 升高、

黄疸、白蛋白水平下降，肝质地变硬，脾进行性增大，并伴有门静脉高压征；②静止性肝硬化，ALT 正常，无明显黄疸、肝质地硬、脾大，伴有门静脉高压征，血清白蛋白水平低。

肝硬化的影像学诊断：B 超见肝脏缩小，肝表面明显凹凸不平，锯齿状或波浪状，肝边缘变钝，肝实质回声不均、增强，呈结节状，门静脉和脾门静脉内径增宽，肝静脉变细、扭曲、粗细不均，腹腔内可见液性暗区。

6. 特殊人群的肝炎表现

（1）小儿乙型肝炎特点：由于小儿免疫反应较低，感染 HBV 后容易成为无症状 HBsAg 携带者。有症状者一般表现较轻，以无黄疸型或轻度慢性肝炎为主。

（2）老年乙型肝炎特点：老年人感染病毒后发病率较其他年龄组为低，起病缓慢，病情发展缓慢，恢复也缓慢，黄疸发生率高、程度较深、持续时间长；淤胆型较多见，并发症较多，重型肝炎比例高，因而病死率也较高。

（3）孕妇乙型肝炎特点：孕妇是病毒性肝炎的易感者，发病率为非孕妇的 3 ~ 5.9 倍。妊娠期肝脏负担加重，感染病毒后症状较重，尤其以妊娠后期为严重，消化道症状较明显，产后出血发生率增加，重型肝炎比例高，因而病死率也较高，可对胎儿有影响（早产、死胎、畸形等）。

（三）检查

1. 生化检验

（1）血清酶的检测：以血清丙氨酸氨基转移酶（ALT）最常用。该酶在肝细胞质内含量最丰富，肝细胞损伤时释放出细胞外，对肝病诊断的特异性比 AST 高。急性肝炎 ALT 在黄疸出现前 3 周即开始升高，AST/ALT 常 <1，至黄疸消退后 2 ~ 4 周才恢复正常。慢性肝炎时 ALT 可持续或反复升高，但 AST/ALT 常 >1，有时成为肝脏损害的唯一表现。重型肝炎患者若黄疸迅速加深而 ALT 反而下降，形成"酶胆分离"现象，提示肝细胞大量坏死。天门冬酸氨基转移酶（AST）心肌含量最高，其次为肝、骨骼肌、肾、胰腺。肝脏 AST 80% 存在于线粒体，20% 在胞浆。AST 升高提示线粒体损伤，通常与肝病严重程度呈正相关。如果急性肝炎 AST 持续升高，有可能转为慢性肝炎。碱性磷酸酶（AKP）测定主要用于肝病和骨病的临床诊断。AKP 的显著升高提示肝内外胆汁排泄受阻。儿童生长发育期 AKP 明显升高。此外，血清 γ-谷氨酸转移酶在肝炎和肝癌时升高，胆管炎症及阻塞时更明显，乳酸脱氢酶（LDH）在肝病和肌病时也可升高，需结合临床加以鉴别。

（2）血清蛋白的检测：主要由白蛋白 A、α_1-球蛋白、α_2-球蛋白、β-球蛋白及 γ-球蛋白组成，前 4 种由肝细胞合成。肝损害时合成血清白蛋白的功能下降，导致血清白蛋白浓度下降。慢性肝病时肝脏过滤能力下降，来自门静脉的各种有抗原性物质进入体循环刺激免疫系统，后者产生大量免疫球蛋白而导致血清球蛋白浓度上升。通过白、球蛋白的定量分析，若白/球（A/G）比值下降，甚至倒置，反映肝功能的显著下降，有助于慢性肝炎和肝硬化的诊断。血清蛋白电泳分析可从另一角度来检测白、球蛋白各成分的相对比值，起到相同的诊断作用。

（3）血清和尿胆色素检测：急性肝炎早期尿中尿胆原增加，黄疸期尿胆红素和尿胆原均增加，淤胆型肝炎时，尿胆红素强阳性，而尿胆原可阴性。黄疸型肝炎时血清直接和间接胆红素均升高。血清胆红素升高常与肝细胞坏死程度相关。直接胆红素在总胆红素中的比例可反映淤胆的程度。

（4）凝血酶原时间：凝血酶原主要由肝脏合成，肝病时凝血酶原时间长短与肝损害程度成正比。凝血酶原活动度 < 40% 或凝血酶原时间比正常对照延长 1 倍以上时提示肝脏损

害严重。

（5）血氨浓度：血氨浓度升高时提示肝性脑病，但两者之间无必然联系。

（6）血糖：肝衰竭患者40%有血糖降低。

（7）血浆胆固醇：60%～80%的血浆胆固醇来源于肝脏，肝细胞损伤时，胆固醇合成减少，血浆胆固醇明显下降，胆固醇越低，预后越差。梗阻性黄疸时，胆固醇升高。

（8）补体：肝细胞损害时，补体减少。

（9）胆汁酸：肝炎活动时，胆汁酸升高。检测胆汁酸有助于鉴别胆汁淤积和高胆红素血症。

（10）甲胎蛋白：是早期诊断 HCC 的方法。肝细胞损伤和修复时 AFP 升高。急性肝衰竭 AFP 升高，提示肝细胞再生，对判断预后有帮助。

（11）肝纤维化指标：包括血清透明质酸（Ha）、Ⅲ型前胶原（PC-Ⅲ）、Ⅳ型胶原（Ⅳ-C）、层黏连蛋白（LN）等，其含量与肝病变程度和肝纤维化程度有一定相关，但缺乏特异性。

2. 病原学检验

（1）血清免疫学标记物

①表面抗原（HBsAg）：在 HBV 感染者中出现最早、滴度最高，是乙型肝炎早期诊断的重要标志。典型急性乙型肝炎，潜伏期先出现 HBsAg，经 2～6 周才出现肝炎症状、体征及肝功能异常，在血中可持续 1～2 个月，于恢复期消失，若持续 6 个月以上，常发展为慢性肝炎。除见于急、慢性乙型肝炎外，尚可在 HBsAg 携带者、肝炎后肝硬化和肝细胞癌患者中检测到。HBsAg 阳性表示存在 HBV 感染，但 HBsAg 阴性不能排除 HBV 感染。

②表面抗体（抗-HBs）：抗-HBs 是一种保护性抗体，能清除病毒，防止 HBV 感染，在急性乙型肝炎中最晚出现

（发病后3个月），常提示疾病恢复。在急性重症肝炎中抗-HBs常呈高滴度，并与HBsAg形成免疫复合物，是致肝细胞块状坏死的原因之一。接种乙肝疫苗后，可出现抗-HBs，也是评价乙肝疫苗的重要标志。

HBsAg和抗-HBs同时阳性，由于试剂敏感度（特别是抗-HBs检测率）提高，意义是HBV感染恢复期，抗-HBs已经产生，但HBsAg尚未消失；S基因发生变异；抗-HBs阳性者感染了免疫逃避株。

③e抗原（HBeAg）：于HBsAg稍后即出现，若HBeAg持续阳性表明存在HBV活动性复制，提示传染性较大，容易发展为慢性肝炎，可作为抗病毒药物疗效考核指标之一。

④e抗体（抗-HBe）：急性乙型肝炎时，抗-HBe的出现示病情恢复，病毒复制减少或终止；抗-HBe持续阳性提示HBV复制处于低水平，HBV-DNA可能已和宿主DNA整合，并长期潜伏下来；或者因出现前C区突变，HBeAg不能表达。HBeAg与抗-HBe的血清转换有时是由于前C区突变所致，而不一定意味着病毒复制处于静止状态。

⑤核心抗原（HBcAg）：一般方法不能在血清中检测到，多数存在于Dane颗粒内，少数游离者也被高滴度抗-HBc形成免疫复合物，需用去垢剂处理使HBcAg暴露后再检测。它是乙型肝炎传染性和病毒复制的标志，是肝细胞损害的靶抗原，与病情活动有关。

⑥核心抗体（抗-HBc）：抗-HBc总抗体在HBV感染后早期出现，呈高滴度，可持续5年甚至更长。滴度在1:100以上，结合肝功能可作为乙肝诊断的依据，对HBsAg阴性的急性乙肝，抗-HBc高滴度有诊断意义；由于抗体持续时间长，常用于流行病学调查，献血员筛选采用HBsAg，若能加上抗-HBc，即可进一步减少输血后肝炎，亦是疫苗安全性

观察指标。抗-HBc IgM 是 HBV 感染后最早出现的抗体，发病第 1 周即可阳性，多数在 6 个月内消失。高滴度的抗-HBc IgM，是诊断急性乙型肝炎的主要依据，慢性乙型肝炎活动期可呈阳性，缓解期可消失。抗-HBc IgG 可持续存在，高滴度的抗-HBc IgG 表示现症 HBV 感染，常与 HBsAg 并存；低滴度的抗-HBc IgG 表示过去感染，常与抗-HBs 并存。单一高滴度的抗-HBc IgG 可以是低水平 HBV 感染。暴发型肝炎时抗体呈高滴度。

⑦前 S_1 蛋白（pre-S_1）和抗-前 S_1 蛋白（抗-pre-S_1）：pre-S_1 出现较早，并与 HBeAg、HBV-DNA 显著相关，可作为急性乙肝早期感染的标志，也是反映 HBV 复制的指标。pre-S_1 片段能和肝细胞结合，因此 pre-S_1 还与 HBV 侵入肝细胞和感染有关；国外用此指标作为干扰素疗效的标志，发现其定量检测和 HBV-DNA 定量检测呈平行关系。pre-S_1 具有较强的免疫原性，在急性期和恢复早期出现抗-pre-S_1，可预示病毒清除、疾病恢复。

⑧前 S_2 蛋白（pre-S_2）和抗-前 S_2 蛋白（抗-pre-S_2）：HBV 侵入肝细胞中，除 pre-S_1 具有结合位点外，尚需 pre-S_2 的协同作用，可作为 HBV 复制的指标。抗-pre-S_2 是预示病毒清除、疾病预后的参考指标。

pre-S_1、pre-S_2 具有较强的免疫原性，能中和病毒的感染性，在基因工程疫苗制备上，可在 S 前加入前 S 蛋白（pre-S_1、pre-S_2），同时，抗-pre-S_1、抗-pre-S_2 是检测这种新型疫苗效果的重要指标。

⑨X 蛋白和抗体（HBxAg 和抗-HBx）：在部分慢性肝炎患者中可检测到，可作为 HBV 感染的辅助诊断。HBxAg 具有反式激活作用，可激活 HBV 本身及其他病毒或细胞的多种调控基因，促进病毒复制。X 蛋白与肝细胞癌有密切相关，若 HBxAg 或抗-HBx 阳性，应随访其肝癌发生的可能性。

（2）病毒核酸检测：血清 HBV-DNA 是 HBV 感染的直接证据，是反映体内病毒复制及血液传染性的标志，也是抗病毒药物疗效评价、预后判断的重要指标，特别是 HBeAg 阴性变异株所致的慢性乙型肝炎。

目前检测方法主要有分子杂交和聚合酶链反应（polymerase chain reaction，PCR），后者又称无细胞分子克隆法，较斑点杂交敏感性明显提高，且随着研究工作不断深入，PCR 的方法也不断改进，相继建立了快速 PCR、套式 PCR 及免疫套式 PCR 等。可检出 1～10fg HBV-DNA。肝细胞内 HBV-DNA 可用原位杂交或原位 PCR 法检测。

定量检测：随着抗病毒药物的临床应用，人们越来越关注病毒基因水平与疗效的关系。

近年来国内外报道较多、设计比较合理和完善的、易用于临床检测的方法有分支链 DNA 信号扩增试验（bDNA）、PCR-ELISA、实时动态荧光 PCR（Taq Man 法）、交叉连接试验、杂交捕获扩增试验等。

（3）血清型检测：根据 HBsAg 的两对相互排斥的抗原决定簇 d 和 y、w 和 r 以及 HBsAg 的共同抗原决定簇 a，可将 HBV 分出 4 个基本血清型，即 adw、adr、ayw 和 ayr，其分布有明显的地区性，并与种族有关，我国汉族以 adr 和 adw 为主，少数民族以 ayw 为主，日本和东南亚以 adr 为主，美洲、北欧、东非、南非以 adw 为主，远东以 ayr 为主，西非、北非、地中海沿岸、中东、亚洲次大陆以 ayw 为主。

血清型检测对流行病学调查、疫苗研究有重要意义，对患者病程和预后提供一定依据。

（4）病毒基因型检测：根据 HBV 全基因核苷酸序列异源性≥8% 或者 S 基因区核苷酸序列异源性≥4%，将 HBV 不同病毒株分为 A～H 八个基因型。研究 HBV 血清型和基因型的关系表明：不同的血清型可属同一基因型，而同一血清型又可分布于不同基因型，因此血清型并不能反映基因组的异质性。目前用于 HBV 基因型分型的方法主要有四种：全基因序列测定、S 基因序列测定、聚合酶链反应 – 限制性片段长度多态性（PCR-FRLP）和单克隆抗体 ELISA 基因型分型法等。

HBV 基因型呈一定的地理区域性分布，A 型主要分布于欧洲北部、西部和非洲撒哈拉沙漠地带；B 型和 C 型主要分布于远东东部、亚洲南部；D 型的分布最广，是地中海地区和近东的优势基因型，也发现于亚洲少数地区；E 型主要分布于非洲撒哈拉沙漠地带；F 和 H 型主要分布于美国；G 型发现于美国和法国。我国 A、B、C、D 四个基因型都存在，北方城市以基因 C 型流行为主，由北方至南方，基因 B 型感染率逐渐增高。目前认为，不同地区的优势基因型反映了 HBV 自然感染史发生的变异特点，是病毒变异进化的结果。人类感染 HBV 病毒基因型的类别可能与疾病谱及疾病的进展有一定的相关性。

（5）病毒基因变异检测：近年来国内外发现一些特殊类型的乙型肝炎，它们的血清学标志与临床表现存在矛盾现象。例如 e 抗原阴转、e 抗体阳性的患者病情仍处于活动状态，并且血清中 HBV-DNA 阳性；HBsAg 阴性而 HBV-DNA 阳性等。几乎所有病毒的不同分离株都可能在核苷酸和氨基酸序列上有个别差异，这些差异的积累使病毒分为不同型或亚型，而病毒变异是指这以外的改变。病毒变异的生物学意义可有：逃避自然发生或疫苗产生的免疫压力、引起对药物的耐受性、改变发病机制甚至改变种属和组织的嗜性。

病毒变异的检测方法有 DNA 序列分析法、限制性片段长度多态性分析、分子杂交法、酶联微测序法、3 碱基特异性 PCR、单链构型多态性分析等方法。DNA 序列分析法是最直接、最基本的方法，可了解全部变异情况，但较为繁琐，且费用昂贵，很难进行较多数量的研究，其余方法则适用于出现频率较高的点变异，可检测大量标本。

①前 C 区基因变异：HBV 基因组的前 C/C 基因编码核心蛋白（HBcAg）、HBeAg 和非结构性的分泌型核蛋白。最常见的是 HBV 前 C 区 1896 位的突变，由鸟苷酸（G）→腺苷酸（A），密码子 28 由色氨酸（VGG）变为终止密码子 VAG，使前 C 蛋白的翻译终止，从而使 HBeAg 不能合成，但它并不影响病毒复制，因此临床上表现为 HBeAg 阴性，而病情仍处于活动状态的慢性乙型肝炎。

②P 基因变异：DNA 聚合酶为 P 基因所编码的主要蛋白。对拉米夫定（Lamivudine）治疗的耐药与发生在 C 结构域的酪氨酸 – 蛋氨酸 – 天冬氨酸 – 天冬氨酸（YMDD）基因序列的改变有关。由于聚合酶 550 位的蛋氨酸与异亮氨酸（M550V）或缬氨酸（M550I）间的替代，使原结合位点的空间结构发生改变，因而病毒对拉米夫定的敏感性降低。在其他部位尤其是 B 结构域也有氨基酸改变的报道，但它们的作用有待于进一步阐明。

泛昔洛韦导致的耐药突变不出现在 YMDD 基序，而在上游的 B 结构域，在用泛昔洛韦治疗的患者中出现 HBV-DNA 反跳与 1526M 或 V519L 变异有关。

阿德福韦是一种广谱抗病毒药物，对拉米夫定、泛昔洛韦的耐药者仍有效，目前已发现与阿德福韦相关的乙肝病毒耐药突变株有两个：N236T 和（或）A181V，但耐药发生率低。

③前 S/S 基因变异：S 基因一些部位的变异改变了被现行诊断试剂识别的表位，导致一些商售 HBsAg 试剂的漏检。例如在 121 位的半胱氨酸和 124 位的半胱氨酸之间插入一段序列，在疫苗接种后仍出现 HBsAg 阳性者中 50% 可检测到突变株。另外，应用单克隆抗体或乙肝高效免疫球蛋白治疗

也可出现包膜蛋白变异，这些突变大多数发生在 a 决定簇，145 位的甘氨酸→精氨酸。还有人在 HBsAg 阴性、HBV-DNA 阳性的患者中发现 124 位的半胱氨酸缺失，导致 HBsAg 的分泌障碍。

3. 影像学诊断 B 型超声检查能动态观察肝、脾的大小、形态、包膜情况、实质回声结构、血管分布及其走行；观察胆囊大小、胆囊壁的厚薄及光滑度、胆汁的透声性及胆囊收缩功能；探测腹腔积液的有无，估计腹腔积液量；显示肝门部或胆囊颈周围肿大淋巴结等。在诊断肝硬化（特别是静止期肝硬化）方面有重要价值；对监测重型肝炎病情发展、估计预后有重要意义。在彩色超声指引下进行肝穿刺采集肝活检标本可提高准确性和安全性。

CT 与 MR 对肝外梗阻性黄疸、肝肿瘤的鉴别有重要意义。

4. 病理学诊断 肝活体组织病理检查（肝活检）能准确判断慢性肝炎患者所处的病变阶段及判断预后。同时采用免疫组织化学法检测肝细胞核内 HBcAg；原位杂交法检测肝细胞质中 HBsAg；PCR 法（常规 PCR、原位 PCR）检测 HBV-DNA。这些检测结合组织学变化，在不同临床病理期表现不一。

慢性肝炎病变的分级、分期：将炎症活动度及纤维化程度分别为 1~4 级（G）和 1~4 期（S）。炎症活动度按汇管区、汇管区周围炎症及小叶内炎症程度分级，当两者不一致时，总的炎症活动度（G）以高者为准。

（四）诊断

1. 急性乙型肝炎 有输注被肝炎病毒污染的血、血制品和不洁注射史、性传播及母婴传播史；临床符合急性肝炎，血清 HBsAg 阳性，恢复期 HBsAg 消失而抗-HBs 阳转；抗-HBc IgM 阳性而抗-HBc IgG 低水平或阴性。

2. 慢性乙型肝炎 临床符合慢性肝炎，并有下列一项以上 HBV 感染标准如血清 HBsAg 阳性、血清 HBV-DNA 阳性、肝内 HBcAg 和（或）HBsAg 或 HBV-DNA 阳性。慢性乙型肝炎以 HBeAg 阳性与阴性可分为两类。

（1）HBeAg 阳性慢性乙型肝炎：为 HBV 野生株感染。

（2）HBeAg 阴性慢性乙型肝炎：可能为前 C 或 C 区启动子基因变异株感染。

3. 乙型肝炎肝硬化

（1）代偿期肝硬化：活动期或静止期。

（2）失代偿期肝硬化：活动期或静止期。

4. 携带者

（1）慢性 HBV 携带者：血清 HBsAg 和 HBV-DNA 阳性、HBeAg 或抗-HBe 阳性，但 1 年内连续随访 3 次以上，血清 ALT 和 AST 均在正常范围，肝组织学检查一般无明显异常。对血清 HBV-DNA 阳性者，应动员其做肝组织学检查，以便进一步确诊和进行相应的治疗。

（2）非活动性 HBsAg 携带者：血清 HBsAg 阳性、HBeAg 阴性、抗-HBe 阳性或阴性，HBV-DNA 检测不到（PCR 法）或低于最低检测限，1 年内连续随访 3 次以上，ALT 均在正常范围。肝组织学检查显示：Knodell 肝炎活动指数（HAI）<4 分或其他半定量计分系统病变轻微。

5. 隐匿性慢性乙型肝炎　血清 HBsAg 阴性，但血清和（或）肝组织中 HBV-DNA 阳性，并有慢性乙型肝炎的临床表现。患者可伴有血清抗-HBs、抗-HBe 和（或）抗-HBc 阳性。另约 20% 隐匿性慢性乙型肝炎患者除 HBV-DNA 阳性外，其余 HBV 血清学标志均为阴性。诊断需排除其他病毒及非病毒因素引起的肝损伤。

（五）鉴别诊断

诊断应根据流行病学史、临床症状和体征、肝炎病毒学检测及影像学检查结果及动态变化进行综合分析，同时排除其他病毒性肝炎、感染中毒性肝炎、药物性肝损害、酒精性肝病以及其他原因引起的黄疸。

【治疗】

1. 慢性乙型肝炎治疗的总体目标 最大限度地长期抑制或消除 HBV，减轻肝细胞炎症坏死及肝纤维化，延缓和阻止疾病进展，减少和防止肝脏失代偿、肝硬化、肝细胞癌（HCC）及其并发症的发生，从而改善生活质量和延长存活时间。

慢性乙型肝炎的治疗主要包括抗病毒、免疫调节、抗炎保肝、抗纤维化和对症治疗，其中抗病毒治疗是关键，只要有适应证且条件允许，就应进行规范的抗病毒治疗。

2. 抗病毒治疗的适应证 一般适应证包括：

（1）HBeAg 阳性慢性乙型肝炎患者，HBV-DNA $\geqslant 10^5$ 拷贝/ml；HBeAg 阴性慢性乙型肝炎患者，HBV-DNA $\geqslant 10^4$ 拷贝/ml。

（2）ALT $\geqslant 2 \times$ ULN。如用干扰素治疗，ALT $\leqslant 10 \times$ ULN，血清总胆红素水平 $< 2 \times$ ULN。

（3）如 ALT $< 2 \times$ ULN，但肝组织学显示 Knodell HAI $\geqslant 4$ 分，或 $\geqslant G_2$ 炎症坏死。

具有（1）并有（2）或（3）的患者应进行抗病毒治疗；对达不到上述治疗标准者，应监测病情变化，如持续 HBV-DNA 阳性，且 ALT 异常，也应考虑抗病毒治疗。

3. 不同类型慢性 HBV 感染的抗病毒治疗

（1）慢性 HBV 携带者和非活动性 HBsAg 携带者的治疗：对慢性 HBV 携带者，应动员其做肝组织学检查，如肝组织学显示 Knodell HAI $\geqslant 4$ 分，或 $\geqslant G_2$ 炎症坏死者，需进行抗病毒治疗。肝炎病变不明显或未做肝组织学检查者，建议暂不进行治疗。非活动性 HBsAg 携带者一般不需治疗。上述两类携带者均应每 3～6 个月进行生化学、病毒学、甲胎蛋白和影像学检查，一旦见 ALT≥2×ULN，且同时 HBV-DNA 阳性，可用 IFN-α 或核苷（酸）类似物治疗。

（2）HBeAg 阳性慢性乙型肝炎患者的治疗：对于 HBV-DNA 定量 ≥1×10⁵ 拷贝/ml，ALT 水平≥2×ULN 者，或 ALT<2×ULN，但肝组织学显示 Knodell HAI≥4，或 ≥G2 炎症坏死者，应进行抗病毒治疗。可根据具体病情和患者的意愿，选用 IFN-α（ALT 水平应 <10×ULN，血清总胆红素水平 <2×ULN）或核苷（酸）类似物治疗。对 HBV-DNA 阳性但低于 1×10⁵ 拷贝/ml 者，经监测病情 3 个月，HBV-DNA 仍未转阴，且 ALT 异常，则应抗病毒治疗。

①普通 IFN-α：推荐剂量 5MU/次（可根据患者的耐受情况适当调整剂量），每周 3 次或隔日 1 次，皮下或肌内注射，一般疗程为 6 个月。如有应答，为提高疗效可延长疗程至 1 年或更长。应注意剂量及疗程的个体化。如治疗 6 个月无应答者，可改用其他抗病毒药物。

②PEG-IFN-α-2a：180μg/次，每周 1 次，皮下注射，疗程 1 年。剂量应根据患者耐受性等因素决定。

③拉米夫定：100mg，每日 1 次口服。治疗 1 年时，如 HBV-DNA 检测不到（PCR 法）或低于检测下限，ALT 复常，HBeAg 转阴但未出现抗-HBe 者，建议继续用药，直至 HBeAg 血清学转换，经监测 2 次（每次至少间隔 6 个月）仍保持不变者可以停药，但停药后需密切监测肝脏生化学和病毒学指标。

④阿德福韦酯：10mg，每日 1 次口服。疗程可参照拉米夫定。

⑤恩替卡韦：0.5mg（对拉米夫定耐药患者为 1mg），每日 1 次口服。疗程可参照拉米夫定。

（3）HBeAg 阴性慢性乙型肝炎患者的治疗：HBV-DNA 定量≥1×10⁴ 拷贝/ml，ALT 水平≥2×ULN 者，或 ALT<2

×ULN，但肝组织学检查显示 Knodell HAI≥4 分，或 G2 炎症坏死者，应进行抗病毒治疗。由于难以确定治疗终点，因此，应治疗至检测不到 HBV-DNA（PCR 法），ALT 复常。此类患者复发率高，疗程宜长，至少为 1 年。因需要较长期治疗，最好选用 IFN-α（ALT 水平应 <10×ULN）或阿德福韦酯或恩替卡韦等耐药发生率低的核苷（酸）类似物治疗。对达不到上述推荐治疗标准者，则应监测病情变化，如持续 HBV-DNA 阳性，且 ALT 异常，也应考虑抗病毒治疗。

①普通 IFN-α：5MU/次，每周 3 次或隔日 1 次，皮下或肌内注射，疗程至少 1 年。

②PEG-IFN-α-2a：每次 180μg，每周 1 次，皮下注射，疗程至少 1 年。

③阿德福韦酯：10mg，每日 1 次口服，疗程至少 1 年至 HBV-DNA 检测不到（PCR 法）或低于检测下限和 ALT 正常时。应继续用药，经监测 3 次（每次至少间隔 6 个月）仍保持不变者可以停药。

④拉米夫定：100mg，每日 1 次口服，疗程至少 1 年。治疗终点同阿德福韦酯。

⑤恩替卡韦：0.5mg（对拉米夫定耐药患者为 1mg），每日 1 次口服。疗程可参照阿德福韦酯。

（4）代偿期乙型肝炎肝硬化患者的治疗：HBeAg 阳性者的治疗指征为 HBV-DNA ≥ 10^5 拷贝/ml，HBeAg 阴性者为 HBV-DNA≥ 10^4 拷贝/ml，ALT 正常或升高。治疗目标是延缓和降低肝功能失代偿和 HCC 的发生。

①拉米夫定：100mg，每日 1 次口服。无固定疗程，需长期应用。

②阿德福韦酯：10mg，每日 1 次口服。无固定疗程，需长期应用。

③干扰素：因其有导致肝功能失代偿等并发症的可能，

应十分慎重。如认为有必要，宜从小剂量开始，根据患者的耐受情况逐渐增加到预定的治疗剂量。

（5）失代偿期乙型肝炎肝硬化患者的治疗：治疗指征为 HBV-DNA 阳性，ALT 正常或升高。治疗目标是通过抑制病毒复制以改善肝功能，以延缓或减少肝移植的需求，抗病毒治疗只能延缓疾病进展，但本身不能改变终末期肝硬化的最终结局。干扰素治疗可导致肝衰竭，因此属禁忌证。

对于病毒复制活跃和炎症活动的失代偿期肝硬化患者，在其知情同意的基础上，可给予拉米夫定以改善肝功能，但不可随意停药。一旦发生耐药变异，应及时加用其他已批准的能治疗耐药变异的核苷（酸）类似物。

（6）应用化疗和免疫抑制剂治疗的患者的治疗：对于因其他疾病而接受化疗、免疫抑制剂（特别是肾上腺糖皮质激素）治疗的 HBsAg 阳性者，即使 HBV-DNA 阴性和 ALT 正常，也应在治疗前 1 周开始服用拉米夫定，100mg/d 口服，化疗和免疫抑制剂治疗停止后，应根据患者病情决定拉米夫定的停药时间。对拉米夫定耐药者，可改用其他已批准的能治疗耐药变异的核苷（酸）类似物。核苷（酸）类似物停用后可出现复发甚至病情恶化，应十分注意。

（7）肝移植患者的治疗：对于拟接受肝移植手术的 HBV 感染相关疾病患者，应于肝移植术前 1～3 个月开始服用拉米夫定，100mg/d 口服，术中无肝期加用乙肝免疫球蛋白（HBIG），术后长期使用拉米夫定和小剂量 HBIG（第 1 周每日 800U，以后每周 800U），并根据血清抗-HBs 水平调整 HBIG 剂量和用药间隔（一般抗-HBs 谷值浓度至少大于 100～150mU/ml，术后半年内最好大于 500mU/ml），但理想的疗程有待进一步确定。对于发生拉米夫定耐药者，可选用其他已批准的能治疗耐药变异的核苷（酸）类似物。

（8）普通 IFN-α 治疗无应答患者的治疗：经过规范的普

通 IFN-α 治疗无应答的患者，再次应用普通 IFN-α 治疗的疗效很低。可试用 PEG-IFN-α-2a 或核苷（酸）类似物治疗。

（9）应用核苷（酸）类似物发生耐药突变后的治疗：拉米夫定治疗期间可发生耐药突变，出现 HBV-DNA 和（或）ALT"反弹"，建议加用其他已批准的能治疗耐药变异的核苷（酸）类似物，并重叠 1～3 个月或根据 HBV-DNA 检测阴性后撤换拉米夫定；也可使用 IFN-α（建议重叠用药1～3 个月）。

（10）停用核苷（酸）类似物后复发者的治疗：如停药前无拉米夫定耐药，可再用拉米夫定或其他核苷（酸）类似物治疗。如无禁忌证，亦可用 IFN-α 治疗。

4. 免疫调节治疗　免疫调节治疗是慢性乙型肝炎治疗的重要手段之一，但目前尚缺乏乙型肝炎特异性免疫治疗方法。胸腺肽-α$_1$ 可增强非特异性免疫功能，不良反应小，使用安全，对于有抗病毒适应证，但不能耐受或不愿接受干扰素和核苷（酸）类似物治疗的患者，有条件可用胸腺肽-α$_1$1.6mg，每周 2 次，皮下注射，疗程 6 个月。

5. 其他抗病毒药物及中药治疗　苦参素（氧化苦参碱）系我国学者从中药苦豆子中提取，已制成静脉内和肌内注射剂及口服制剂。我国的临床研究表明，本药具有改善肝脏生化学指标及一定的抗 HBV 作用。但其抗 HBV 的确切疗效尚需进一步扩大病例数，进行严格的多中心、随机对照临床试验加以验证。中医中药治疗慢性乙型肝炎在我国应用广泛，但多数药物缺乏严格随机对照研究，其抗病毒疗效尚需进一步验证。

6. 抗炎保肝治疗　肝脏炎症坏死及其所致的肝纤维化是疾病进展的主要病理学基础，因而如能有效地抑制肝组织炎症，有可能减少肝细胞破坏和延缓肝纤维化的发展。甘草酸制剂、水飞蓟素类等制剂的活性成分比较明确，有不同程度的抗感染、抗氧化、保护肝细胞膜及细胞器等作用，临床应用这些制剂可改善肝脏生化学指标。联苯双酯和双环醇等也可降低血清氨基转移酶特别是 ALT 水平。抗炎保肝治疗只是综合治疗的一部分，并不能取代抗病毒治疗。对于 ALT 明显升高者或肝组织学明显炎症坏死者，在抗病毒治疗的基础上可适当选用抗炎保肝药物。不宜同时应用多种抗炎保肝药物，以免加重肝脏负担及因药物间相互作用而引起不良反应。

7. 抗纤维化治疗　经 IFN-α 或核苷（酸）类似物抗病毒治疗后，肝组织病理学可见纤维化甚至肝硬化有所减轻，因此，抗病毒治疗是抗纤维化治疗的基础。根据中医学理论和临床经验，肝纤维化和肝硬化属正虚血瘀证范畴，因此，对慢性乙型肝炎肝纤维化及早期肝硬化的治疗，多以益气养阴、活血化瘀为主，兼以养血柔肝或滋补肝肾。据报道，国内多家单位所拟定的多个抗肝纤维化中药方剂均有一定疗效。今后应根据循证医学原理，按照新药临床研究管理规范（GCP）进行大样本、随机、双盲临床试验，并重视肝组织学检查结果，以进一步验证各种中药方剂的抗肝纤维化疗效。

8. 患者随访观察　治疗结束后，不论有无治疗应答，停药后半年内至少每 2 个月检测 1 次 ALT、AST、血清胆红素（必要时）、HEV 血清学标志和 HBV-DNA，以后每 3～6 个月检测 1 次，至少随访 12 个月。随访中如有病情变化，应缩短随访间隔。

对于慢性乙型肝炎、肝硬化患者，特别是 HCC 高危患者（>40 岁、男性、嗜酒、肝功能不全或已有 AFP 增高），应每 3～6 个月检测 AFP 和腹部 B 超（必要时做 CT 或 MRI），以早期发现 HCC。对肝硬化患者还应每 1～2 年进行胃镜检查或上消化道 X 线造影，以观察有无食管胃底静脉曲张及其进展情况。

三、丙型肝炎

丙型肝炎（hepatitis C，HC）是由丙型肝炎病毒（hepatitis C virus，HCV）引起的疾病。1974 年，纽约血液中心 Prince 等首先报道了除 HBV 外，还有一种因子能引起输血后肝炎，并在 Lancet 杂志上使用非甲非乙型肝炎（non A non B hepatitis）这一术语。1989 年美国 Chiron 公司和 CDC 采用分子克隆技术直接从非甲非乙型肝炎患者血液中提取核酸，阐明了丙型肝炎病毒的全基因。1989 年 9 月在日本东京召开了非甲非乙型肝炎国际会议上正式命名为丙型肝炎病毒，它所导致的肝炎为丙型肝炎。

【诊断依据】

（一）流行病学

1. 传染源　丙肝的主要传染源是潜伏期患者、急性丙肝、亚临床型和慢性丙肝患者以及无症状携带者。一般丙肝患者在急性发病前 12 日，其血液即有传染性，并可持续长期或终身携带病毒。

2. 传播途径

（1）经血传播：HCV 感染经血或血制品传播。输血后肝炎中丙肝占 60% ~ 80%。我国曾报道一起因单采浆细胞过程中血液交叉污染引发的丙肝暴发流行，15000 个献血员中 2600 人感染 HCV，发病率为 17.3%。

HCV 经血制品传播也很常见。1975 ~ 1978 年英国 371 名接受Ⅷ因子治疗者发生了 72 例丙型肝炎。我国曾报道一起因输入美国进口的Ⅷ因子而引起丙型肝炎暴发，10 例血友病患者中有 9 例得丙型肝炎。经常反复输血或血制品更易感染丙肝。西班牙与美国的血友病患者抗 HCV 的检出率分别为 64% 与 85%。

（2）医源性传播：医疗器械、针头、针灸用品均可传播丙肝，拔牙和纹眉者也可感染丙肝，这些均与接触传染性血液有关。

（3）性接触传播：研究报道，无输血史的丙肝患者中，有性接触或家庭内肝炎接触史者颇为多见，还发现丙型肝炎发病与接触新的性伴侣明显相关。北京对 84 例 HCV 感染者的配偶进行调查，感染率为 2.38%，而对照组的配偶仅 1 例感染 HCV。有资料表明，在精液及阴道分泌液中均有 HCV 存在，这说明了 HCV 存在性传播。

（4）母婴传播：近几年来对 HCV 存在母婴传播已有较明确的认识。抗-HCV 阳性母亲将 HCV 传播给新生儿的危险性为 2%，若母亲在分娩时 HCV – RNA 阳性，则传播的危险性可高达 4% ~ 7%；合并 HIV 感染时，传播的危险性增至 20%。HCV 病毒高载量可能增加传播的危险性。有学者对上海、江苏、山东三个城市一万多人的调查表明孕妇 HCV 感染率分别为 0.08%、0.88% 和 2.95%，后者为 HCV 加上 HCV-RNA 双检结果。母婴传播率为 23% ~ 40%，母婴对的 HCV 系列同源性达 99.9%，基因型一致。婴儿全部为宫内感染，出生后多为慢性携带者，少数有肝功能异常。以上资料支持 HCV 存在母婴传播，但较乙型肝炎为低。

（5）日常生活接触传播：虽然经血传播是主要传播途径，但仍有 15% ~ 30% 散发性丙型肝炎无输血或肠道外暴露史。有学者曾对 39 例丙肝患者的唾液及尿液检测 HCV-RNA，尿液为 36%，唾液为 23%，阳性率与丙氨酸氨基转移酶（ALT）升高有关，提示丙肝患者的尿液及唾液可能作为传播因子。湖南对一个自然村 HCV 家庭内传播进行了 4 年随访，HCV 感染率由原来的 21.3% 增高到 43.2%。因此，日常生活密切接触也可能是散发性丙肝的主要因素之一。

3. 高危人群 主要是受血者、血透患者、静脉药瘾者、HIV 感染者和 HCV（+）孕妇所生的婴儿，密切接触传染性血液的医护人员、检验人员和丙肝患者家属的发病率相对较高。

（二）临床表现

自然史研究表明，急性 HCV 感染初期多数为无明显症状和体征，部分可出现 ALT 轻度升高或黄疸，极少数可发生暴发型肝炎。在急性感染中 80%～85% 不能清除病毒，而进入慢性持续性感染，其中 25%～35% 患者缓慢发展并进入终末期肝病（end stage liver disease，ESLD），需要 30～40 年，其中 1%～2.5% 可发展为肝细胞癌（HCC）。无论在急性或慢性感染者中均有部分患者可自行恢复，特别是儿童和妇女。感染 HCV 时年龄在 40 岁以上、男性及合并感染 HIV 并导致免疫功能低下者可促进疾病的进展。合并 HBV 感染、嗜酒（50g/d 以上）、非酒精性脂肪肝（NASH）、肝脏高铁载量、合并血吸虫感染、使用肝毒性药物和环境污染所致的有毒物质等也可促进疾病进展。

1. 急性丙型肝炎 潜伏期为 2～26 周，平均为 50 日。急性丙肝多数为无黄疸型肝炎。起病较缓慢，常无发热，仅有轻度消化道症状，伴有 ALT 异常。少数为黄疸型肝炎。发热者占 7%，黄疸呈轻度或中度。急性丙肝中约有 15% 为急性自限性肝炎。在急性期 ALT 升高或伴血清胆红素（SB）升高。HCV-RNA 阳性和抗 HCV 阳性。经 1～3 个月黄疸消退，ALT 恢复正常。常在 ALT 恢复前 HCV-RNA 转阴，病毒持续阴性，抗 HCV 滴度也逐渐降低，有 85% 的急性丙型肝炎可发展为慢性持续性感染。

2. 慢性丙型肝炎 急性丙肝后 HCV-RNA 持续阳性伴 ALT 异常者，病程超过 6 个月为慢性丙肝。在慢性丙肝中，仅少数患者能自行清除病毒而自限，大部分患者为慢性持续性感染。亚太地区肝病会议（2002 年）根据临床演变类型和 ALT 的变化，把 HCV 的感染分成三种类型。

①慢性持续型：ALT呈轻度升高，并表现为持续性，肝活检呈不同程度的慢性肝炎病理改变。少数患者也可进展为终末期肝病。

②反复异常型：又称进展型，ALT反复明显波动，波动幅度较大后可有一段平稳期，会再次发作。肝活检可见肝细胞发生变性、炎症细胞浸润与坏死，伴有不同程度的肝纤维化。此类慢性肝炎常迅速进入终末期肝病（相当于肝硬化失代偿期）。

③健康携带者：又称无症状型，在急性丙肝恢复正常后，肝功能一直正常，但抗-HCV和HCV-RNA持续阳性。还有一些携带者表现为ALT正常，抗-HCV阴性而HCV-RNA为阳性，这在我国供血人员中占1%～2%，也可见于免疫功能低下者、酗酒者和老年患者，肝活检仅见轻微肝脏病变，此类型发展为肝硬化进展极缓慢。

3. HCV感染与肝衰竭 在重型肝炎中单一的HCV感染比例极低。少数丙肝可表现为急性重症肝炎，但多数为亚急性过程，起病较乙肝慢，从重症出现到肝性脑病平均为39日。临床特征也为黄疸进行性加深、肝脏缩小、出血、中毒性鼓肠、腹腔积液、肝肾综合征、肝性脑病等。与乙肝不同的是乙肝因宿主免疫因素增强，病毒滴度可下降，而丙肝的HCC仍处于高复制状态。在临床上更多见的是慢性丙肝复制为迟发性的终末期肝病，即慢性重型肝炎占有一定比例，且有增高趋势。

4. 小儿肝炎的特点 输血相关HCV感染的自然史与成人不同。日本一项研究显示，心脏外科手术后感染的儿童48%在4～12年（平均7.1年）仍存在HCV感染，并有慢性肝炎的组织学表现，但在此期尚未发展为肝硬化。资料表明，婴儿时期单次暴露而感染HCV的长期慢性感染发生率低于成人输血相关HCV感染。这些早期感染HCV在青少年可致严重肝病。某些儿童在若干年中多次输血，即存在重复感染。这类患儿存在血清学应答异常，抗－HCV 可延迟至数年后出现，但长期随访这些患儿未发现严重肝病。相反的研究报道，白血病患者感染 HCV 后 2 年内发展为肝硬化。围生期感染 HCV 在生命早期即可有肝损害的生化证据，多数可持续多年，部分患者晚期会引起明显的疾病并导致死亡。

归纳小儿丙肝的临床特点：①病毒携带者，病毒血症可出现数月至数年，无肝炎临床表现；②亚临床型，无临床表现，但肝组织活检可见慢性肝炎征象；③慢性 HCV 携带者，随访 3 年，有 60% 发展为慢性肝炎，随之发展为肝硬化；④HCV 和 HIV 重叠感染，可抑制 HBV 复制，但组织学改变和临床表现比单纯 HBV 更为严重。HCV 和 HIV 同时感染，两者有协同作用。

5. HCV 感染的肝外表现 慢性 HCV 感染中仅少数患者可有肝外表现，其原因尚不明。主要肝外表现有类风湿关节炎、眼－口干燥综合征（Sjögren syndrome）、扁平苔藓、肾小球肾炎、混合型冷球蛋白血症、B 细胞淋巴瘤和迟发性皮肤卟啉症等。此外，有甲状腺疾病（常与干扰素治疗有关）、糖尿病等。现介绍最常见的冷球蛋白血症和肾小球肾炎。

（1）冷球蛋白血症：患者中 HCV 感染率可高达 50% ~ 90%，且以二型和三型为常见。冷球蛋白是由循环免疫球蛋白组成，在低温下会自行沉淀。有三种类型：一型为单克隆性，如 IgM，与肿瘤有关；二型为多克隆 IgM，与单克隆类风湿因子形成复合物；三型为多克隆 IgM 与多克隆 IgM 类风湿因子形成。本病常见女性多系统综合征，其特征为关节痛、脉管炎、紫癜、神经病变和肾小球肾炎。可有肝脾大，ALT 轻度升高，肝组织学呈进行性损害，示桥样坏死和肝纤维化。

（2）肾小球肾炎：以膜性坏死性肾小球肾炎多见。在 HCV 感染者中占 10% ~ 20%；其他尚有坏死性或膜性肾小球肾炎以及局限性肾小球硬化等。临床多见血尿、蛋白尿。多数患者有轻度肾功能不全。推测其病变为局部 HCV-RNA 存在下，类风湿因子沉淀并诱发免疫复合物形成导致肾脏损害。约有 40% 患者同时有冷凝蛋白血症的临床表现。

6. HCV 与 HBV 重叠感染　急性 HCV 和 HBV 混合感染可见于大量输血后。患者可出现抗-HCV 和 HCV-RNA 阳性，抗-HBc-IgM 阳性伴低水平 HBsAg，HBeAg 和 HBV-DNA 可为阴性，提示 HCV 可干扰 HBV 的复制。

慢性乙肝重叠感染 HCV，在我国慢性乙肝中抗 HCV 阳性占 2% ~ 5%，在重症肝炎中约占 1/3。HBV 与 HCV 重叠感染的重型肝炎较单纯乙型重型肝炎为重。两组胆红素与病死率有明显差异，重叠感染病死率为 77.27%，乙肝为 51.28%。重叠感染可加剧肝脏损害。

（三）检查

1. 一般检验　非特异性肝脏试验在丙肝诊断中的应用。

（1）肝功能生化试验：是最常用的方法。ALT 增高是 HCV 感染最早发现的指标。长期动态观察 ALT 水平可评估慢性肝病活动性，但 ALT、AST 水平与 HCV 感染引起的肝组织炎症程度和病情的严重程度不一定平行。急性丙型肝炎患者的 ALT 和 AST 水平一般较低；慢性丙型肝炎患者中，约 30% ALT 水平正常，约 40% ALT 水平低于 2 倍正常值上限。大多数此类患者只有轻度肝损伤，但部分患者可发展为肝硬化。γ-GGT 增高是慢性丙肝常见的。凝血酶原时间延长（>3 秒）和凝血酶原活动度下降（≤40%）、血清总胆红素增高、白蛋白下降与肝脏损害的严重程度相关。

（2）非创伤性肝纤维化指标：血清中Ⅲ型前胶原、Ⅳ型胶原、纤维蛋白连接素（FN）、层黏连蛋白、透明质酸等。迄今尚无一个或一组血清学标志可对肝纤维化进行准确分期。

（3）血常规：慢性丙肝和丙肝后肝硬化患者的血白细胞和血小板常下降，少数患者表现为全血下降。

（4）HCV的筛查：HCC可并发高 HCV 感染后肝硬化。每6个月做一次 AFP 和肝脏影像检查。

2. 血清学试验　血清学试验是检测血清中 HCV 抗体，包括酶免疫（EIA）和重组免疫印迹试验（RIBA）。

（1）EIA：各种 EIA 试验检测抗 HCV，可重复性强、价廉，已被美国和我国 FDA 批准用于 HCV 感染的诊断。目前应用的 EIA 有第二代（含 HCV-Core、NS_3、NS_4）和第三代（增加 NS_5），后者检测灵敏度和特异性均很高。对免疫完全者进行抗体检测，其灵敏度和特异性可达 99% 或以上，因此，对免疫完全的肝病患者，尤其是高危人群 EIA 检测抗HCV（+）无须重复，相反 EIA（-）可排除 HCV 感染。应注意在血透、免疫缺陷患者偶见假阴性结果；相反，在自身免疫性疾病患者可出现假阳性。

（2）免疫印迹试验（RIBA）：是抗 HCV 的一种增补试验，证实 EIA 检测的可靠性，如在健康人群中发现抗 HCV（+），最好用 RIBA 来证实。随着分子生物技术的发展，RIBA 的检测已减少，而以核酸扩增试验加以证实 HCV 感染。

3. 分子生物学试验　分子生物学试验是以核酸扩增试验（NAT）直接检测血清中 HCV-RNA，有定性和定量二种试验。

（1）定性试验：是用来检测血清中有无 HCV-RNA 存在。在 NAT 试验中应用最多的是反转录聚合酶链式反应（RT-PCR）技术，经 FDA 批准的手工或半自动 PCR 分析技术检测低限为 50~100U/ml。近来，转录介导的扩增试验（TMA）可达 5~10U/ml。这些 HCV-RNA 定性技术的特异性超过 98%。我国 FDA 批准的实时荧光 PCR 已广泛用于临床检测，这类试验特异、价廉、防污染好，灵敏度为 1×10^3copies/ml，应注意病毒低水平时试验稳定性稍差。在临床应用中 PCR 技术单项（+）的定性结果可以确诊 HCV 感染。但单项（－）结果可能是由于病毒水平的短暂下降，应进行随访。此外，尚应注意，由于运输和保存不妥，可由（+）结果转变成（－），而操作的污染，则可出现假（+）。

（2）定量试验：HCV 定量试验可精确地检测血清中 HCV 的载量，HCV 病毒载量的高低与疾病的严重程度和疾病的进展并无绝对相关性，但可作为预测和观察抗病毒效果的重要指标。检测方法有反转录－聚合酶链式反应（RT-PCR）和信号扩增试验（bDNA）。由于各种定量分析技术的结果有一定差异性，世界卫生组织（WHO）已在建立 HCV 核酸定量检测标准，是以"U"来表示。目前各试验的低限为 30~615U/ml，高限为 500 000~7 700 000U/ml。若检测数超过上限，则应稀释 10~100 倍再检测。

（3）HCV 基因分型：由于 HCV 的异质性，Simmons 把 HCV 分为 6 个基因型（同源性在 56%~72%），11 个主要亚型（同源性 74%~86%），还可发现新的亚型。分型方法有型特异性引物 PCR 法、限制性片段长度多态性分析、线探针杂交法（LiPA）、测序法、基因芯片法。基因分型有地域性（我国以 1b、2a 为主），与干扰素-α（IFN-α）疗效有关。

4. 肝组织活检 肝组织活检是被推荐的，能提供肝脏组织学炎症、坏死和肝纤维化的重要信息，在诊断肝硬化、判断抗病毒治疗时机有意义。一般认为组织炎症分级低者疗效较好。丙肝的病理改变与乙肝极为相似，是以肝细胞坏死和淋巴细胞浸润为主,有些病变是有助于丙肝诊断的。慢性丙型肝炎肝组织中常可观察到汇管区淋巴滤泡形成、胆管损伤、小叶内肝细胞脂肪变性、小叶内库普弗细胞或淋巴细胞聚集,这些较为特征性的组织学表现,对于慢性丙型肝炎的诊断有一定的参考价值。

(1)汇管区淋巴细胞的聚集:是丙肝病理的主要特征。有些病例可形成淋巴滤泡,免疫组化表明这种淋巴结样结构是由 B 细胞包围形成生发中心,其间可夹杂少量树突状细胞,两种细胞均可呈现组织相容性抗原(HLA),B 细胞中心的外周有大量 T 细胞形成 T 细胞带,伴少数巨噬细胞、中性粒细胞、浆细胞和嗜酸粒细胞。在 T 细胞中 CD_4^+ 细胞常比 CD_8^+ 细胞占优势,T 细胞能表达 IL-2 受体,显示为活化的 T 细胞。

(2)点灶样肝细胞坏死和不同程度的炎症:在急性和慢性丙型肝炎中较为常见。免疫组化示肝小叶和肝窦中浸润淋巴细胞为主,在淋巴细胞聚集而扩大的汇管区外周,可见肝细胞界板不同程度的破坏,形成碎屑状坏死,内可见少量炎症细胞浸润。

(3)胆管损伤:也是丙肝较为常见的特征,周围常伴淋巴细胞浸润。在汇管区,淋巴细胞汇集或淋巴滤泡内小胆管上皮细胞肿胀,核不规则,空泡变性,排列不整齐或坏死脱落,浸润的淋巴细胞为 CD_4^+ 或 CD_8^+ T 细胞,偶可见浆细胞或中性粒细胞。

以上资料支持淋巴细胞介导的细胞免疫反应在肝损害中起主要作用,而单核 – 吞噬细胞、B 细胞也可能起一定作用。

(4)肝脂肪变性:为丙肝较常见病变。在早期可表现为肝细胞内许多细小滴脂肪空泡(小空泡),呈灶状分布或不规则分布;也可在肝小叶内或汇管区周围出现大滴脂肪空泡

（大空泡），将细胞核挤压至胞质周边，酷似成熟的脂肪细胞，严重脂肪变性累及多于50%以上，称为脂肪肝。

（5）肝细胞内 HCV-Ag 的表达和组织免疫组化结果表明，HCV 的 C 抗原，E_2/NS_1 抗原，NS_3 抗原及 NS_5 抗原均可在 HCV 感染者的肝活检切片中检出，这些抗原是颗粒状，灶状分布于肝细胞质内，抗原阳性细胞多数呈散在，易见于汇管区或碎屑样坏死的周围，重型肝炎患者多呈弥散性分布。原位杂交阳性细胞和 HCV-Ag 的表达与肝组织学改变无明显相关性，进一步支持免疫介导是肝损伤的主要原因。

（四）诊断

1. 急性丙型肝炎

（1）流行病学史：有输血及应用血液制品史或明确的 HCV 暴露史。输血后急性丙型肝炎的潜伏期为 2～16 周（平均 7 周），散发性急性丙型肝炎的潜伏期尚待研究。

（2）临床表现：全身乏力、食欲减退、恶心和右季肋部疼痛等，少数伴低热，轻度肝大，部分患者可出现脾大，少数患者可出现黄疸。部分患者无明显症状，表现为隐匿性感染。

（3）实验室检查：ALT 多呈轻度和中度升高，抗 HCV 和 HCV-RNA 阳性。HCV RNA 常在 ALT 恢复正常前转阴。有上述（1）+（2）+（3）或（2）+（3）者可诊断。

2. 慢性丙型肝炎 诊断依据：HCV 感染超过 6 个月，或发病日期不明、无肝炎史，但肝脏组织病理学检查符合慢性肝炎或根据症状、体征、实验室及影像学检查结果可参考急性丙型肝炎，综合分析亦可诊断。

（五）鉴别诊断

丙型肝炎应与甲型、乙型、戊型肝炎，自身免疫性肝炎，脂肪肝相鉴别。与甲、乙、戊型肝炎的鉴别依赖于特异性血清学或分子学诊断。自身免疫性肝炎在血清中免疫球蛋白浓度高的患者可出现抗 HCV 阳性（假阳性反应）。在该患者血清中自身抗体，如线粒体抗体、抗平滑肌抗体等均可呈高滴度，且丙型肝炎抗体和 HCV-RNA 可呈阳性。脂肪肝患者血清 ALT 活性可轻度增高，持续时间可较长。脂肪肝可用 B 超、CT 证实。丙型肝炎影像学也有脂肪浸润，但血清中可检出 HCV 抗体或 HCV-RNA。

【治疗】

主要是采取抗病毒治疗。

1. 抗病毒治疗的目的 抗病毒治疗的目的是清除或持续抑制体内的 HCV，以改善或减轻肝损害，阻止进展为肝硬化、肝功能衰竭或 HCC，并提高患者的生活质量。

2. 抗病毒治疗的有效药物 IFN-α 是抗 HCV 的最有效药物，包括普通 α-干扰素（IFN-α）、复合干扰素（consensus interferon）和聚乙二醇（PEG）化 α-干扰素（PEG-IFN-α）。复合 IFN 9mg 相当于普通 IFN-α 3MU。PEG-IFN-α 与利巴韦林联合应用是目前最有效的抗 HCV 治疗方案，其次是普通 IFN-α 或复合 IFN 与利巴韦林联合疗法，均优于单用 IFN-α。

3. 抗病毒治疗的适应证 只有确诊为血清 HCV-RNA 阳性的丙型肝炎者才需要抗病毒治疗。

4. 各型丙型肝炎的抗病毒治疗

（1）急性丙型肝炎的抗病毒治疗：IFN-α 治疗能显著降低急性丙型肝炎的慢性比率，因此，如检测到 HCV-RNA 阳性，即应开始抗病毒治疗。目前对急性丙型肝炎的治疗尚无统一方案，建议给予普通 IFN-α 3MU，隔日 1 次肌内或皮下注射，疗程为 24 周，应同时服用利巴韦林 800～1000mg/d。

（2）慢性丙型肝炎的抗病毒治疗：①血清 HCV-RNA 阳性、ALT 或 AST 持续或反复升高，或肝组织学有明显炎症坏死（G≥2）或中度以上纤维化（S≥2）者，易进展为肝硬化，应给予积极治疗；②血清 HCV-RNA 阳性，ALT 持续正常者大多数肝脏病变较轻，应根据肝活检病理学结果决定是否治疗。对已有明显纤维化（S_2、S_3）者，无论炎症坏死程度如何，均应给予抗毒治疗；对轻微炎症坏死且无明显纤维化（S_0、S_1）者，可暂不治疗，但每隔 3 ~ 6 个月应检测肝功能。与慢性乙型肝炎不同，ALT 水平并不是预测患者对 IFN-α 应答的重要指标。

（3）慢性丙型肝炎的治疗方案：治疗前应进行 HCV-RNA 基因分型（1 型和非 1 型）和血中 HCV-RNA 定量，以决定抗病毒治疗的疗程和利巴韦林的剂量。

HCV-RNA 基因为 1 型，和（或）HCV-RNA 定量 ≥ 2 × 10^6 拷贝/ml 者，可选用下列方案。

①PEG-IFN-α 联合利巴韦林治疗方案：目前为疗效最佳的治方案。PEG-IFN-α-2a 180μg 或 PEG-IFN-α-2b 1.5μg/kg，每周 1 次，皮下注射，联合口服利巴韦林 1000mg/d，至 12 周时检测 HCV-RNA，如果 HCV-RNA 定性检测为阴转，或低于 PCR 定量法的最低检测限，继续治疗至 48 周；HCV-RNA 未转阴，但下降 ≥ 2 log10 则继续治疗到 24 周。24 周时 HCV-RNA 转阴，可继续治疗到 48 周；如果 24 周时仍未转阴，则停药观察；如果 HCV-RNA 下降幅度 < 2 log10，则考虑停药。

②普通 IFN-α 联合利巴韦林治疗方案：IFN-α 3 ~ 5MU，隔日 1 次肌内或皮下注射，联合口服利巴韦林 1000mg/d，建议治疗 48 周。

③不能耐受利巴韦林者的治疗方案：可单用普通 IFN-α、复合 IFN 或 PEG-IFN 治疗，方法同上。

HCV-RNA 基因为非 1 型，和（或）HCV-RNA 定量 < 2 × 10^6 拷贝/ml 者，可采用以下治疗方案。

①PEG-IFN-α 联合利巴韦林治疗方案：此治疗方案疗效

最佳。PEG-IFN-α-2a 180μg 或 PEG-IFN-α-2b 1.5μg/kg，每周 1 次，皮下注射，联合应用利巴韦林 800mg/d，治疗 24 周。

②普通 IFN-α 联合利巴韦林治疗方案：IFN-α 3MU 每周 3 次，肌内或皮下注射，联合应用利巴韦林 800～1000mg/d，治疗 24～48 周。

③不能耐受利巴韦林者的治疗方案：可单用普通 IFN-α 或 PEG-IFN-α 治疗。

利巴韦林参考用量：体重＞85kg 者，1200mg/d；65～85kg 者，1000mg/d；＜65kg 者，800mg/d。

（4）对于治疗后复发或无应答患者的治疗：对于初次单用 IFN-α 治疗后复发的患者，采用 PEG-IFN-α-2a 或普通 IFN-α 联合利巴韦林再次治疗，可获得较高的持久病毒学应答（SVR）率（47%，60%）；对于初次单用 IFN-α 无应答的患者，采用普通 IFN-α 或 PEG-IFN-α-2a 联合利巴韦林再次治疗，其 SVR 率较低（分别为 12%～15% 和 34%～40%）。对于初次应用普通 IFN-α 和利巴韦林联合疗法无应答或复发的患者，可试用 PEG-IFN-α-2a 与利巴韦林联合疗法。

（5）丙型肝炎肝硬化的治疗：①代偿期肝硬化（Child-Pugh A 级）患者，尽管对治疗的耐受性和效果有所降低，但为使病情稳定、延缓或阻止失代偿期肝硬化、肝功能衰竭和 HCC 等并发症的发生，建议在严密观察下给予抗病毒治疗；②失代偿期肝硬化患者，多难以耐受 IFN-α 治疗的不良反应，有条件者应行肝脏移植术。

（6）肝移植后丙型肝炎复发的治疗：HCV 相关的肝硬化或 HCC 患者经肝移植后，HCV 感染复发率很高。IFN-α 治疗对此类患者有一定效果，但有促进对移植肝排斥反应的可能，可在有经验的专科医生指导和严密观察下进行抗病毒治疗。

(7) 儿童和老年丙型肝炎患者的治疗：有关儿童慢性丙型肝炎患者的治疗经验尚不充分。初步临床研究结果显示，IFN-α 单一治疗的持久病毒学应答（SVR）率似高于成人，对药物的耐受性也较好。65 岁或 70 岁以上的老年患者原则上也应进行抗病毒治疗，但一般对治疗的疗效和耐受性较差。因此，应根据患者的年龄、对药物的耐受性、并发症（如高血压、冠心病等）及患者的意愿等因素全面衡量，以决定是否给予抗病毒治疗。

(8) 酗酒及吸毒丙型肝炎患者的治疗：慢性酒精中毒及吸毒可能促进 HCV 复制，加剧肝损害，从而加速发展为肝硬化甚至 HCC。由于酗酒及吸毒患者对于抗病毒治疗的依从性、耐受性和 SVR 率均较低，因此，治疗丙型肝炎必须同时戒酒及戒毒。

(9) 丙型肝炎合并 HBV 或 HIV 感染者的治疗：合并 HBV 感染会加速慢性丙型肝炎向肝硬化或 HCC 的进展。对于 HCV-RNA 阳性及 HBV-DNA 阴性者，先给予抗-HCV 治疗；对于两种病毒均呈活动性复制者，建议首先以 IFN-α 加利巴韦林清除 HCV，对于治疗后 HBV-DNA 仍持续阳性者可再给予抗 HBV 治疗。对此类患者的治疗尚需进行深入研究，以确定最佳治疗方案。合并 HIV 感染也可加速慢性丙型肝炎的进展，抗 HCV 治疗主要取决于患者的 CD_4^+ 细胞计数和肝组织的纤维化分期。CD_4^+ 淋巴细胞 $\geqslant 2 \times 10^8$/L、尚无即刻进行高效抗逆转录病毒治疗（HAART）指征者，应首先治疗 HCV 感染；正在接受 HAART 治疗、肝纤维化呈 S_2 或 S_3 的患者，需同时给予抗 HCV 治疗；但要特别注意观察利巴韦林与抗 HIV 核苷类似物相互作用引起毒性的可能性，包括乳酸酸中毒等。对于严重免疫抑制者（CD_4^+ 淋巴细胞 $< 2 \times 10^8$/L），应首先给予抗 HIV 治疗，待免疫功能重建后，再考

虑抗 HCV 治疗。

（10）慢性丙型肝炎伴有慢性肾衰竭患者的治疗：对于慢性丙型肝炎伴有肾衰竭且未接受透析者，不应进行抗病毒治疗。已接受透析且组织病理学尚无肝硬化的患者（特别是准备行肾移植的患者），可单用 IFN-α 治疗（应注意在透析后给药）。由于肾功能不全的患者可发生严重溶血，因此，一般不用利巴韦林联合治疗。

5. 干扰素和利巴韦林的禁忌证 干扰素治疗的绝对禁忌证包括：妊娠、精神病史（如严重抑郁症）、未能控制的癫痫、未戒断的酗酒或吸毒者、未经控制的自身免疫性疾病、失代偿期肝硬化、有症状的心脏病、治疗前中性粒细胞计数 $< 1.0 \times 10^9 /L$ 和治疗前血小板计数 $< 50 \times 10^9 /L$。干扰素治疗的相对禁忌证包括：甲状腺疾病、视网膜病、银屑病、既往抑郁症史、未控制的糖尿病、未控制的高血压、总胆红素 $> 51 \mu mol/L$。利巴韦林治疗的绝对禁忌证包括：妊娠、严重心脏病、肾功能不全、血红蛋白病。利巴韦林治疗的相对禁忌证包括：未控制的高血压、未控制的冠心病、血红蛋白 $< 100g/L$。

6. 抗病毒治疗应答的类型和标准 可分为生化学应答、病毒学应答及组织学应答。

（1）生化学应答：ALT 和 AST 恢复正常。

（2）病毒学应答

①早期病毒学应答（EVR）：指治疗 12 周时血清 HCV-RNA 定性检测阴性（或定量检测小于最低检测限）或定量检测降低 2 log10 以上。有早期 EVR 者易获得持久病毒学应答（SVR），无 EVR 者不易获得 SVR，因此 EVR 可作为预测 SVR 的指标。

②治疗结束时病毒学应答（ETVR）：即治疗结束时定性检测 HCV-RNA 为阴性（或定量检测小于最低检测限）。

③持久病毒学应答（SVR）：即治疗结束至少随访 24 周时，定性检测 HCV-RNA 阴性（或定量检测小于最低检测限）。

④无应答（NR）：指从未获得 EVR、ETVR 及 SVR 者。

⑤复发（relapse）：指治疗结束时定性检测 HCV-RNA 为阴性（或定量检测小于最低检测限），但停药后 HCV-RNA 又变为阳性。

⑥治疗中反弹（break through）：治疗期间曾有 HCV-RNA 载量降低或阴转，但尚未停药即出现 HCV-RNA 载量上升或阳转。

（3）组织学应答：是指肝组织炎症坏死和纤维化的改善情况，可采用国内外通用的肝组织分级（炎症坏死程度）、分期（纤维化程度）或半定量计分系统来评价。

7. 抗病毒治疗应答的影响因素 慢性丙型肝炎的抗病毒治疗应答受多种因素的影响。下列因素有利于取得 SVR：①HCV 基因型 2、3 型；②病毒水平 $< 2 \times 10^6$ 拷贝/ml；③年龄 <40 岁；④女性；⑤感染 HCV 时间短；⑥肝脏纤维化程度轻；⑦对治疗的依从性好；⑧无明显肥胖者；⑨无合并 HBV 及 HIV 感染者；⑩治疗方法以 PEG-IFN-α 与利巴韦林联合治疗为最佳。

8. 抗病毒治疗的不良反应及处理方法

（1）干扰素的主要不良反应及其处理

①流感样综合征：表现为发热、寒战、头痛、肌肉酸痛和乏力等，可在睡前注射 IFN-α 或在注射干扰素同时服用解热镇痛药，以减轻流感样症状。随疗程进展，此类症状可逐渐减轻或消失。

②一过性骨髓抑制：主要表现为外周血白细胞（中性粒细胞）和血小板减少。如中性粒细胞绝对计数 $< 1.0 \times 10^9/L$，血小板 $< 50 \times 10^9/L$，应降低 IFN-α 剂量；1 ~ 2 周后复查，

如恢复则逐渐增加至原量。如中性粒细胞绝对计数 $< 0.75 \times 10^9/L$ 和（或）血小板 $< 30 \times 10^9/L$，则应停药。对中性粒细胞明显降低者，可试用粒细胞集落刺激因子（G-CSF）或单核 – 吞噬细胞集落刺激因子（GM-CSF）治疗。

③精神异常：可表现为抑郁、妄想症、重度焦虑等精神症状。因此，使用干扰素前应评估患者的精神状况，治疗过程中也应密切的观察。抗抑郁药可缓解此类不良反应，但对症状严重者，应及时停用 IFN-α。

④干扰素可诱导产生自身抗体和自身免疫性疾病：包括抗甲状腺抗体、抗核抗体和抗胰岛素抗体。多数情况下无明显临床表现，部分患者可出现甲状腺疾病（甲状腺功能减退或亢进症）、糖尿病、血小板减少、银屑病、白斑、类风湿关节炎和系统性红斑狼疮样综合征等，严重者应停药。

⑤其他少见的不良反应：包括肾脏损害（间质性肾炎、肾病综合征和急性肾衰竭等）、心血管并发症（心律失常、缺血性心脏病和心肌病等）、视网膜病变、听力下降和间质性肺炎等，发生上述反应时，应停止干扰素治疗。

（2）利巴韦林的主要不良反应及处理方法

①溶血：及时发现溶血性贫血，需定期做血液学检测，包括血红蛋白、红细胞计数和网织红细胞计数。在肾功能不全者可引起严重溶血，应禁用利巴韦林。当血红蛋白降至 $\leq 100g/L$ 时应减量，血红蛋白 $\leq 80g/L$ 时应停药。

②致畸作用：男女患者在治疗期间及停药后 6 个月内均应采取避孕措施。

③其他不良反应：利巴韦林还可引起恶心、皮肤干燥、瘙痒、咳嗽和高尿酸血症等。

9. 丙型肝炎患者的监测和随访

（1）对接受抗病毒治疗患者的随访监测

①治疗前监测项目：治疗前应检测肝肾功能、血常规、

甲状腺功能、血糖及尿常规。开始治疗后的第 1 个月应每周检查 1 次血常规，以后每个月检查 1 次直至 6 个月，然后每 3 个月检查 1 次。

②生化学检测：治疗期间每个月检查 ALT，治疗结束后 6 个月内每 2 个月检测 1 次。即使患者 HCV 未能清除，也应定期复查 ALT。

③病毒学检查：治疗 3 个月时测定 HCV-RNA；在治疗结束时及结束后 6 个月也应检测 HCV-DNA。

④不良反应的监测：所有患者在治疗过程中每 6 个月治疗结束后每 3~6 个月检测甲状腺功能，如治疗前就已存在甲状腺功能异常，则应每月检查甲状腺功能。对于老年患者，治疗前应做心电图检查和心功能判断。应定期评估精神状态，尤其是对表现有明显抑郁症和有自杀倾向的患者，应停药并密切防护。

（2）对于无治疗指征或存在禁忌证及不愿接受抗病毒治疗患者的随访。

①肝脏活检显示无或仅为轻微损害者，肝病进展的可能性小，但仍每应 24 周进行 1 次体检并检测 ALT。必要时可再做肝活检。

②对 ALT 持续正常且未进行肝活检者，每 24 周进行 1 次体检并检测 ALT。

③如已发展为肝硬化，应每 3~6 个月检测甲胎蛋白（AFP）和腹部 B 超（必要时 CT 或 MRI，以期早发现 HCC。对于 HCC 高危患者（>50 岁、男性、嗜酒、肝功能不全或已有 AFP 增高），更应加强随访。另外，对肝硬化患者还应每 1~2 年行上消化道内镜或食管 X 线造影检查，以观察有无食管胃底静脉曲张。

10. 提高丙型肝炎患者对治疗的依从性　患者的依从性是影响疗效的一个重要因素。医生应在治疗开始前向患者详细解释本病的自然病程，并说明抗病毒治疗的必要性，现有抗病毒治疗的疗程、疗效及所需的费用等；还应向患者详细介绍药物可能发生的不良反应和表现及其预防和处理的方法，按计划、按时治疗以及定期来医院检查的重要性，并多给患者关心、安慰和鼓励，以取得患者的积极配合，从而提高疗效。

四、丁型病毒性肝炎

丁型肝炎（hepatitis D，HD）的病原体为丁型肝炎病毒（hepatitis D virus，HDV），它是一种缺陷性嗜肝病毒，乙型肝炎病毒的感染是它存在于肝细胞内的必要条件。近年来认为 HDV 感染与重型肝炎的发生和慢性肝炎的迁延不愈有关。

【诊断依据】

（一）流行病学

1. 传染源 患者和亚临床感染者都可成为传染源，通过血液和体液而排出病毒，丁型肝炎患者发生于 HBV 感染的基础上，也是以慢性患者和病毒携带者为主。

2. 传播途径 与乙型肝炎病毒的传播途径相似。主要通过输入含有 HDV 的血或血制品或被患者的血液或体液污染的医疗器械及物品，使丁型肝炎病毒经皮肤或黏膜进入人体而感染。

3. 易感者 在 HBV 低流行区，HDV 的感染率也较低（除静脉药瘾者和血制品输入者），而在 HBV 高发区，HDV 的感染率相差很大。一般来说，亚洲较低，而地中海、中东等地区较高（甚至可占慢性 HBV 感染者 50%）。我国西南地区感染率较高，HBsAg 阳性人群中超过 3%。抗-HD IgG 并非保护性抗体。

（二）临床表现

丁型肝炎的潜伏期可能相当于乙型肝炎潜伏期。病情轻重相差悬殊，混合 HDV 感染除可加重病情外，症状与单一乙型肝炎相同。

临床表现与病毒的感染方式有关，可分为下述两种情况。

1. 同时感染（coinfection） 指 HDV 与 HBV 同时感染，多见于输血后和血液透析患者，同时或间隔短时间内发生。典型的临床经过是潜伏期后出现两个丙氨酸氨基转移酶高峰，第一次因 HBV 引起，第二次则由 HDV 导致，两者之间不超过 6 周。随着 HBV 清除，疾病痊愈，多数 HBV/HDV 同时感染可痊愈，仅 2.4%～4.7% 的病例变成慢性携带者，可能是由于 HDV 对 HBV 的复制有抑制作用，并且自身也缺乏合适的复制环境。少数可发展为暴发型肝炎，约占 5%。

2. 重叠感染（superinfection） 指 HBV 感染慢性化后伴发 HDV 感染，表现为慢性乙型肝炎表面抗原（HBsAg）携带者或慢性肝炎患者病情突然加重或进行性发展为肝硬化或重型肝炎。重型肝炎中 HDV 感染的比例各国报道不一，为 9%～39% 不等。慢性 HBV 感染可支持 HDV 的大量复制，故常使病情加重，但在地方流行区存在大量慢性无症状携带者。80% 的重叠感染后病毒持续存在。

（三）检查

1. 生化检验 参见乙型病毒性肝炎。

2. 病原学检验 HDV 感染的诊断根据从血清或肝脏中检出 HDV-RNA、HDAg，从血清中检出抗-HD。

（1）HDAg 的检测：HDAg 是 HDV 感染的指标之一，它存在于受感染的肝细胞核或胞质中，HDAg 是诊断急性 HDV 感染的直接证据，在病程早期出现，持续平均 21 日，随之出现抗-HDV IgM，持续时间较短。常用血清免疫学标记如酶联免疫吸附（ELISA）或放射免疫分析（RIA）法检测血清 HDAg，由于血清中 HDAg 外面被 HBsAg 包裹，故需用去垢剂处理后再检测 HDAg。

（2）抗-HDV 的检测：抗-HDV 不是中和抗体，故常以此来反映 HDV 感染情况。抗-HDV IgM 阳性是现症感染的标志。当感染处于 HDAg 和抗-HDV IgG 之间的窗口期时，仅有抗-HDV IgM 阳性。抗-HDV IgG 不是保护性抗体，高滴度提示感染的存在，低滴度提示感染静止或终止。同时感染 HBV 和 HDV 时，抗-HBc IgM 同时阳性，重叠感染 HBV 和 HDV 时，常表现为抗-HBc IgM 阴性、抗-HDV IgM 和抗-HBc IgG 阳性。

（3）HDV-RNA 的检测：用聚合酶链反应能直接检出血清中 HDV-RNA，灵敏度为 0.1pg HDV-RNA。在急性感染早期可检测到血清中 HDV-RNA，因维持时间极短，故阴性者不能排除 HDV 感染。慢性感染中，检出 HDV-RNA 示血液有传染性。分子杂交试验也可检测 HDV-RNA，但灵敏度较低。急性自限性丁型肝炎早期有 HDAg 血症，继而出现低滴度的抗-HDV IgM，2～3 周后出现抗-HDV IgG；慢性 HDV 感染的全病程中可有较高滴度的抗-HDV IgG，病变活动时也可有较高滴度的抗-HDV IgM。血清 HDAg 和抗-HDV IgM 阳性时，一般均可检出 HDV-RNA，因而是病毒复制的标志物，而抗-HDV 阳性的血液标本仅约半数检出 HDV-RNA，总抗-HDV只是病毒感染的标志物。少数肝内 HDAg 阳性的患者血清抗-HDV 阴性，故不能因此而排除丁型肝炎。全套标志物（HDAg、抗-HDV IgM、抗-HDV IgG、HDV-RNA）的检测可避免漏诊。抗-HDV IgM、抗-HDV IgG 在感染恢复后数月消失。

HDV 感染一般均可检出 HBsAg，但也可 HBsAg 阴性（实际上多是 HBsAg 低于可检出水平）。未检测出 HBsAg 的 HBV 感染仍可给 HDV 提供需要的辅助；而 HBsAg 阴性可能与 HDV 抑制 HBV 的复制和表达有关。在急性病例可同时检出抗-HBc IgM、抗-HD IgM。在 HBV 无症状携带者重叠 HDV 感染而肝炎急性发作时，HBV 基因产物的表达受抑制，HBsAg 可短暂阴性，可被误诊为非甲非乙肝炎。在 HBV、HCV、HDV 三重感染的患者，其 HBV-DNA 和 HCV-RNA 水平较它们单独感染时低。HDV 在与 HBV 的双重感染及 HCV 的三重感染中为优势病毒，并且对 HCV 复制的抑制作用更明显。

3. 影像学诊断　参见乙型病毒性肝炎。

4. 病理学诊断　用免疫组织化学法可在肝活检标本中肝细胞核和胞质内检出 HDAg。慢性肝炎病变的分级、分期参见乙型病毒性肝炎。

（四）诊断

HDV 是缺陷病毒，只在 HBsAg 阳性患者中复制 HDV，表现为 HBV 与 HDV 混合感染。

1. 急性丁型肝炎　流行病学史与乙型肝炎相似；临床表现为急性肝炎，可分为急性 HBV、HDV 同时感染和 HDV、HBV 重叠感染。急性 HDV、HBV 同时感染者，急性 HBV 感染标志物阳性，血清抗-HDV IgM 阳性，抗-HDV IgG 低滴度阳性；或血清和（或）肝内 HDVAg 或 HDV-RNA 阳性。HDV、HBV 重叠感染者，在慢性乙型肝炎或慢性 HB-sAg 携带者基础上再感染 HDV，HDV 感染标志物检测同上。

2. 慢性丁型肝炎　临床表现为慢性肝炎，血清抗 HDV-IgG 持续高滴度，血清 HDV-RNA 持续阳性和（或）肝内 HDV-RNA 和（或）HDVAg 阳性。

【治疗】

对慢性丁型肝炎尚缺乏有效的抗病毒治疗药物。干扰素可使部分患者 ALT 降至正常，HDV-RNA 阴转，但不持久，加用利巴韦林联合治疗未能提高疗效，拉米夫定也无明显疗效。暴发型肝炎患者可实行肝移植，术后 5 年生存率为 70%。乙肝疫苗可以预防 HDV 与 HBV 同时感染，但对 HBV 慢性携带者不能预防重叠感染。

五、戊型肝炎

戊型肝炎（hepatitis E，HE）是由戊型肝炎病毒（hepatitis E virus，HEV）引起的病毒性肝炎，临床酷似甲型肝炎。该病主要经粪 – 口途径传播，以水源型流行最为多见，青壮年发病率较高，孕妇感染预后较差，病后可获一定免疫力。

【诊断依据】

（一）流行病学

1. 传染源　主要是患者和亚临床型感染者，患者在潜伏期末及发病早期传染性最强。

2. 传播途径　主要经粪 – 口途径传播，在卫生条件较差的地区经常发生暴发流行，可表现为以下几种流行方式。

（1）水源性传播：大多数戊型肝炎流行是由于汛期、泥石流、台风等自然灾害造成水源被粪便污染所致，可表现为短期流行（持续数周）或持续流行（可长达数月）两种类型。1986～1988 年我国新疆流行的戊型肝炎是迄今为止世界上最大的一次水源性暴发流行，发病人数高达 12 万人，持续流行将近 2 年。

（2）食物源性传播：通过摄入被粪便污染的食物传播，我国已有多起食物源性戊型肝炎暴发流行的报道。散发多是由于不洁食物或饮品引起。

（3）日常生活密切接触传播：在流行暴发点戊型肝炎患者的家庭接触者发病率显著高于无戊型肝炎患者的家庭。我国各省市自治区均有散发病例的报道，约占当地急性散发性肝炎的 10%。

（4）输入性传播：由于探亲、旅游、移民等迁移，可导致戊型肝炎的输入性传播。

（5）其他传播：个别散发病例可能存在肠道外的传播，如在静脉药瘾者、供血员、血透患者等多次暴露于血制品者中，抗-HEV 阳性率高于一般人群，这可能与戊型肝炎患者体内病毒血症持续时间较长有关。

3. 人群易感性 普遍易感，感染后可获得一定免疫力，但似不太持久，故幼年感染后至成人仍可再次感染。

4. 流行特征

（1）主要流行于亚洲、非洲等一些发展中国家，流行有季节性，常见于雨季或洪水后，有冬春季高峰；散发病例则无季节性。

（2）青壮年发病率较高，但在散发病例中则以老年病例多见，小儿感染 HEV 后，多表现为亚临床型感染。

（3）发病率男性高于女性，男女发病率之比约为 3:1。男性发病率高可能与其感染 HEV 机会多有关。

（4）病死率为 1% ~ 2%，较甲肝高出 10 倍，原有慢性 HBV 感染者感染 HEV 后病死率高，孕妇尤其是妊娠晚期罹患戊型肝炎者病死率可高达 20% 左右。

（二）临床表现

戊型肝炎的潜伏期一般为 10 ~ 60 日，平均 40 日。临床表现与甲型肝炎极为相似，即可表现为亚临床型、急性黄疸型、急性无黄疸型、淤胆型和重型。

1. 急性黄疸型 此型患者临床最多见，占 85% 以上，远高于甲肝，病程亦可分为三个阶段。

（1）黄疸前期：绝大多数患者起病急，约半数患者有发热、畏寒、咳嗽等上呼吸道感染症状，1/3 患者伴有关节痛，继而出现恶心、呕吐、厌油、腹泻、腹胀、肝区痛等消化道不适症状，尿色逐渐加深，此期一般持续数日至 2 周，平均 10 日。与甲型肝炎不同的是半数以上患者黄疸前期的各种症状，可持续至黄疸期的第 4 ~ 5 日。

（2）黄疸期：尿色呈进行性加深、巩膜黄染、皮肤黄疸，胆汁淤积症状较明显，粪便呈灰白色、皮肤瘙痒较多见，80%患者有不同程度的肝大，伴有压痛及叩击痛，约10%患者可见脾大。此期一般持续10～30日（长于甲肝），部分患者（尤其见于老年患者）可长达2个月以上。

（3）恢复期：自觉症状逐渐改善，黄疸逐渐消退，此期一般持续2～4周。

2. 急性无黄疸型 急性无黄疸型与黄疸型之比为1:（5～10），临床表现除不出现黄疸外，其余与急性黄疸型相似，但症状轻微，部分患者无任何症状，呈亚临床型感染。

3. 淤胆型 淤胆型戊型肝炎较常见，发病率高于甲肝，临床表现则与甲肝基本相似，推测其原因可能为病毒本身在引起肝细胞损伤的同时，还不同程度地影响肝内毛细胆管，造成肝内胆汁淤积。

4. 重型 重型戊型肝炎约占5%，较甲肝多见，发病初期常类似急性黄疸型肝炎，但病情迅速发展，表现出急性肝衰竭和亚急性肝衰竭的临床过程，病情严重，预后较差。促使戊型肝炎发生重型转变的危险因素主要见于合并 HBV 感染、妊娠和老年患者。

一般认为戊型肝炎无慢性化过程，也无慢性携带状态，但临床观察、流行病学调查和肝组织检测均发现，3%～10%的急性戊型肝炎有病程超过6个月的现象。

（三）检查

1. 肝功能检查

（1）ALT：是目前临床上反映肝细胞功能的常用指标。在戊肝患者的肝功能检查中，ALT 水平往往呈中度升高，其变化不如甲肝显著。

（2）血清胆红素：戊肝患者 SB 的升高常较甲肝、乙肝更突出，直接胆红素在总胆红素中的比例可以反映肝内胆汁淤积的程度。

（3）凝血酶原活动度（PTA）：PTA高低与肝脏损害程度成正比，此值明显降低者提示预后凶险，但部分急性黄疸型和淤胆型戊肝患者有时也会出现短时间下降，可能是在肝内胆汁淤积的情况下，脂溶性维生素K缺乏、血中凝血酶原减少所致，对于此类患者应警惕与重型相鉴别，PTA亦是判断重型肝炎预后的一项敏感指标。

（4）血清胆固醇及高密度脂蛋白（HDL）：重症型患者及合并妊娠者血清胆固醇及HDL可明显低下，此检测可用于估计病情和判断预后。

（5）血氨：肝衰竭时清除氨的能力减退或丧失，导致血氨浓度升高，常见于重型肝炎、肝性脑病患者。

2. 病原学诊断 免疫电镜（IEM）：在潜伏期和急性期的戊型肝炎患者或实验感染动物的粪便及胆汁标本中，通过免疫电镜可检测到HEV颗粒，由于HEV通过粪便排毒持续时间较短，且在通过消化道时病毒颗粒易被降解，使病毒颗粒缺损，完整的病毒颗粒较少，因而检测较为困难，阳性率较低。

3. 免疫学诊断

（1）酶联免疫试验（EIA）：是目前用于检测HEV血清抗体最常用的一种方法，其中以间接法用途最广，具有较好的灵敏度和特异性。

①抗-HEV IgM：血清抗-HEV IgM在出现黄疸5日内即可检出，到发病后3～5个月大部转阴。由于HEV抗原性较弱，其抗原纯化过程中可能还存在一定的问题，因而不能完全用它进行确诊。

②抗-HEV IgG：对于抗-HEV IgG的诊断价值也有不同的看法，通常认为，戊型肝炎患者的IgG抗体出现较早，几乎与IgM抗体同时出现，而且与IgM抗体相比，具有检出率高和抗体效价高等特点。

因此认为可将其作为 HEV 急性感染的一项辅助诊断指标。但由于抗-HEV IgG 在患者体内的存在时间以及在正常人群或隐性感染者中的检出情况均未明确，因而仅凭一次阳性结果难以确诊。在目前情况下，对于具备急性肝炎临床表现的患者，如能排除其他肝炎病毒感染，其血清抗-HEV IgM 和（或）抗-HEV IgG 阳转，或抗-HEV IgG 由低滴度升为高滴度，或由高滴度降至低滴度甚至阴转，均可诊断为 HEV 感染。少数戊型肝炎患者始终不产生抗-HEV IgM 和抗-HEV IgG，两者均阴性时不能完全排除戊型肝炎。

（2）免疫印迹试验（Western Blot，WB）：采用 WB 法检测血清抗 HEV，其特异性更优于 EIA，可用来作为戊型肝炎的一种确诊手段。该法是用 HEV 重组多肽做聚丙烯酰胺凝胶电泳，然后转移至硝酸纤维膜上，封闭后加入被检血清，血清中的抗 HEV 即与硝酸纤维膜上的 HEV 多肽结合，再加抗人 IgG 酶标记物，最后加底物显色判断结果。虽然用 WB 检测抗 HEV 特异性高，但其操作技术相对较为复杂，检测所需时间较长，而且目前尚无商品化的试剂供应，因此该法更多用于戊型肝炎的实验室研究。

（3）免疫荧光阻断试验：采用实验感染的动物 HEV 抗原阳性的肝组织薄片，加入被检血清，然后再加入荧光素标记的抗-HEV IgG，最后在荧光显微镜下观察结果，但由于实验感染的动物肝组织来源有限，且 HEV 抗原含量存在批间差异，难以质控，实验需要特殊的设备条件，因而临床难以推广应用。

4. 分子生物学诊断 由于 HEV 感染后患者血中病毒含量很低，用一般的分子杂交技术难以检测到 HEV-RNA。目前采用的是逆转录－套式聚合酶链反应（RT-nested-PCR）。该法首先是将被检标本中提取的 HEV-RNA 反转录成 cDNA，在相应的 HEV 特异引物存在下进行二次扩增，其产物经琼脂糖凝胶电泳、溴乙锭染色后，置紫外灯下观察，通过与标准分子量 DNA 比较做出判断。由于使用了内外两对引物，进行二次 PCR 扩增，因而灵敏度及特异性均大为提高。该方法除了应用于 HEV 的分子生物学研究以外，还具有以下临床意义。

（1）早期诊断 HEV 感染：有报道戊型肝炎患者发病 2 周内血清 HEV-RNA 阳性率高达 73% ~ 91%，此时，有 10% ~ 20% 的患者抗体尚未阳转。

（2）对抗体检测结果进行验证：抗体检测在 HEV 感染的诊断中具有重要意义，但也存在一定的局限性，部分戊型肝炎患者（约占 10%）始终测不出抗体，其原因较为复杂，可能是由于宿主无应答或者低应答（未达到常规 EIA 检出水平），已发现丙型肝炎病毒感染时也存在抗体无应答现象，而且可能和患者的遗传背景相关，如 HLA-DR4 的缺失等。

（3）判断患者排毒期限，研究疾病感染方式：动态检测血清和粪便中的 HEV-RNA，有助于探明患者体内是否存在 HEV，对传染性的判定具有重要意义。有学者研究发现，近 20% 的戊型肝炎患者的病毒血症可以持续至 52 ~ 110 日以上，这就为 HEV 的另一种潜在的感染方式——血液传播提供了可能，虽然要真正准确地判断疾病的感染方式和传染期限，仍有必要对阳性标本做进一步的细胞培养或动物毒性试验，以观察所检测到的 HEV-RNA 的活性，但在缺乏上述条件的情况下，HEV-RNA 检测仍不失为一种有效的方法，为确定患者的临床隔离期限提供参考依据。

（4）分子流行病学研究：采用限制性片段长度多肽性分析（PCR-RFLP）技术，比较不同病毒分离株之间核苷酸序列的同源性，可以在分子水平上追踪传染源，防止疾病流行。

（四）诊断

流行病学史与甲型肝炎相似；急性肝炎症状，血清抗-HEV IgM 阳性；或抗-HEV IgG 阳性或有动态升高；或血清 HEV-RNA 阳性。

（五）鉴别诊断

戊型肝炎临床表现与甲型肝炎极为相似，主要依据血清免疫学诊断结果予以鉴别。对于散发病例应与其他能引起血清 ALT 和（或）胆红素升高的疾病相鉴别，如中毒性肝炎（药物或毒物）、传染性单核细胞增多症、钩端螺旋体病、胆石症、巨细胞病毒性感染、EBV 感染和脂肪肝等。临床上需详细询问流行病学史（如用药史、不良饮食习惯、疫区居住、旅游等），特异性病原学诊断、B 超检查等有助于鉴别诊断。

【治疗】

本病治疗基本同甲肝治疗。适当休息、合理营养为主，选择性使用药物为辅。应忌酒、防止过劳及避免应用损肝药物。用药要掌握宜简不宜繁。

（1）早期严格卧床休息最为重要，症状明显好转可逐渐增加活动量，以不感到疲劳为原则，治疗至症状消失，隔离期满，肝功能正常可出院。经 1～3 个月休息，逐步恢复工作。

（2）饮食以合乎患者口味、易消化的清淡食物为宜。应含多种维生素，有足够的热量及适量的蛋白质，脂肪不宜限制过严。

（3）如进食少或有呕吐者，应用 10% 葡萄糖液 1000～1500ml 加入维生素 C 3g、普通胰岛素 8～16U，静脉滴注，每日 1 次。也可加入能量合剂及 10% 氯化钾。

六、重型肝炎（肝衰竭）

肝衰竭是多种因素引起的严重肝脏损害，导致其合成、解毒、排泄和生物转化等功能发生严重障碍或失代偿，出现以凝血机制障碍和黄疸、肝性脑病、腹腔积液等为主要表现的一组临床征综合征。肝衰竭是临床常见的严重肝病综合征，病死率极高。

【诊断依据】

（一）病因

急性和亚急性重型肝炎可由多种病毒引起，除甲型、乙型、丙型、丁型、戊型肝炎病毒外，其他病毒如巨细胞病毒、EB 病毒、疱疹病毒、腺病毒、登革热病毒、Rift-Vnlley 病毒也可引起，它们所占的比例可因国家、地区、年龄、发病季节、性别等因素而异。在我国引起肝衰竭的主要病因是肝炎病毒（主要是乙型肝炎病毒），其次是药物及肝毒性物质（如乙醇、化学制剂等）。在欧美国家，药物是引起急性、亚急性肝衰竭的主要原因；酒精性肝损害常导致慢性肝衰竭。儿童肝衰竭还可见于遗传代谢性疾病。

（二）诊断

1. 急性肝衰竭 急性黄疸性肝炎起病后 14 日内迅速出现神经 – 精神症状（肝性脑病Ⅱ度以上的症状）而排除其他原因者；患者有肝浊音界进行性缩小，黄疸急剧加深，肝功能明显异常（特别是凝血酶原时间延长、凝血酶原活动度低于 40%）。并可出现昏迷前驱症状（行为反常、性格改变、意识障碍、精神异常）。因此，急性黄疸型肝炎患者如有严重的消化道症状（如食欲减退、频繁呕吐、腹胀或呃逆）、极度乏力，同时出现昏迷前驱症状者，即应考虑本病，若黄疸很轻，甚至尚未出现黄疸，但肝功能明显异常，又具有上述症状者，亦应考虑本病。

2. 亚急性肝衰竭 起病较急，起病 15 日～26 周内发病出现肝衰竭症综合征。①极度乏力，有明显的消化道症状；②黄疸迅速加深，血清总胆红素 > 正常值上限 10 倍或每日上升≥17.1μmol/L；③凝血酶原时间明显延长，PTA≤40%并排除其他原因者。

3. 慢加急性肝衰竭 是在慢性肝病基础上出现的急性肝功能失代偿。

4. 慢性肝衰竭 是在肝硬化基础上，肝功能进行性减退导致的以腹腔积液或门静脉高压、凝血功能障碍和肝性脑病等为主要表现的慢性肝功能失代偿。

根据临床表现的严重程度，亚急性肝衰竭和慢加急性肝衰竭可分为早期、中期和晚期。

早期：①极度乏力，并有明显厌食、呕吐和腹胀等严重消化道症状；②黄疸进行性加深（血清总胆红素≥171μmol/L或每日上升≥17.1μmol/L）；③有出血倾向，30%＜凝血酶原活动度（PTA）≤40%；④未出现肝性脑病或明显腹腔积液。中期：在肝衰竭早期表现基础上，病情进一步发展，出现以下两条之一者：①出现Ⅱ度以下肝性脑病和（或）明显腹腔积液；②出血倾向明显（出血点或瘀斑），且20%＜PTA≤30%。晚期：在肝衰竭中期表现基础上，病情进一步加重，出现以下三条之一者：①有难治性并发症，例如肝肾综合征、上消化道大出血、严重感染和难以纠正的电解质紊乱等；②出现Ⅲ度以上肝性脑病；③有严重出血倾向（注射部位瘀斑等），PTA≤20%。

【治疗】

（一）内科综合治疗

目前肝衰竭的内科治疗尚缺乏特效药物和手段。原则：早诊断、早治疗，针对不同病因采取相应的综合治疗措施，并积极防治各种并发症。

1. 一般支持治疗 ①卧床休息，加强监护；②给予高碳水化合物、低脂、适量蛋白质饮食，保证每日总热量6272kJ（1500kcal）以上；③积极纠正低蛋白血症，补充白蛋白或新鲜血浆，酌情补充凝血因子；④注意纠正水电解质及酸碱平衡紊乱；⑤预防院内感染发生。

2. 针对病因和发病机制的治疗

（1）病因治疗：①HBV-DNA 阳性的肝衰竭患者，在知情同意的基础上尽早酌情使用核苷类似物，如拉米夫定、阿德福韦酯、恩替卡韦等，但应注意病毒变异和停药后病情加重的可能；②药物性肝衰竭，首先停用可能导致肝损害的药物；对乙酰氨基酚中毒者，给予 N-乙酰半胱氨酸（NAC）治疗，最好在肝衰竭出现前即用口服活性炭加 NAC 静脉滴注；③毒蕈中毒，根据欧美的临床经验可应用水飞蓟素或青霉素。

（2）免疫调节治疗：非病毒感染性肝衰竭，如自身免疫性肝病及急性酒精中毒（严重酒精性肝炎）等是肾上腺皮质激素的适应证。其他原因所致的肝衰竭早期，若病情发展迅速且无严重感染、出血等并发症，可酌情使用。为调节肝衰竭患者机体的免疫功能、减少感染等并发症，可酌情使用胸腺素 – α_1 等免疫调节剂。

（3）酌情使用促肝细胞生长素和前列腺素 E_1 脂质体等药物促肝细胞生长治疗。

（4）其他治疗：应用肠道微生态调节剂、乳果糖或拉克替醇，以减少肠道细菌异位或内毒素血症；酌情选用改善微循环药物及抗氧化剂，如 NAC 和还原型谷胱甘肽等治疗。

3. 防治并发症

（1）肝性脑病：①去除诱因，如严重感染、出血及电解质紊乱等；②限制蛋白饮食；③乳果糖或拉克替醇，口服或高位灌肠，酸化肠道，促进氨的排出，减少肠源性毒素吸收；④根据患者的电解质和酸碱平衡情况酌情选择精氨酸、鸟氨酸、天门冬氨酸等降氨药物；⑤酌情使用支链氨基酸或支链氨基酸、精氨酸混合制剂以纠正氨基酸失衡；⑥人工肝支持治疗。

（2）脑水肿：①应用20%甘露醇或甘油果糖，肝肾综合征患者慎用；②袢利尿剂，呋塞米可与渗透性脱水剂交替使用；③人工肝支持治疗。

（3）肝肾综合征：①大剂量袢利尿剂冲击，呋塞米持续泵入；②限制液体入量，24小时总入量不超过尿量加500～700ml；③肾灌注压不足者可应用白蛋白扩容或特利加压素（Terlipressin）等药物，但急性肝衰竭患者慎用特利加压素，以免因脑血流量增加而加重脑水肿；④人工肝支持治疗。

（4）感染：首先根据经验用药，选用强效抗生素或联合应用抗生素，同时可加服微生态调节剂。尽可能在应用抗生素前进行病原体分离及药敏试验，并根据药敏试验结果调整用药。同时注意防治二重感染。

（5）出血：①对门静脉高压性出血患者，首选生长抑素类似物，也可使用垂体后叶素（或联合应用硝酸酯类药物）、三腔二囊管压迫止血、内镜下硬化剂注射或套扎治疗止血，内科保守治疗无效时，可急诊手术治疗；②对DIC患者，可给予新鲜血浆、凝血酶原复合物和纤维蛋白原等补充凝血因子，血小板显著减少者可输注血小板，酌情给予小剂量低分子肝素或普通肝素，对有纤溶亢进证据者可应用氨甲环酸或止血芳酸等抗纤溶药物。

（二）人工肝支持治疗

人工肝是通过体外的机械、物理化学或生物装置，清除各种有害物质，补充必需物质，改善内环境，暂时替代衰竭肝脏部分功能的治疗方法，能为肝细胞再生及肝功能恢复创造条件或等待机会进行肝移植，分为非生物型、生物型和组合型三种。目前应用的非生物型人工肝方法包括血浆置换（plasma exchange，PE）、血液灌流（hemoperfusion，HP）、血浆胆红素吸附（plasma bilirubin absorption，PBA）、血液滤过（hemofiltration，HF）、血液透析（hemodialysis，HD）、白蛋白透析（albumin dialysis，AD）、血浆滤过透析（plasma diafiltion，PDF）和持续性血液净化疗法（continuous blood purification，CBP）等。由于各种人工肝的原理不同，因此应根据患者的具体情况选择不同方法单独或联合使用：伴有脑水肿或肾衰竭时，可选用 PE 联合 CBP、HF 或 PDF；伴有高胆红素血症时，可选用 PBA 或 PE；伴有水电解质紊乱时，可选用 HD 或 AD。

（1）适应证：①各种原因引起的肝衰竭早、中期，PTA 为 20% ~40% 和血小板 >50 × 10^9/L 为宜；晚期肝衰竭患者因并发症多，应慎重；未达到肝衰竭诊断标准，但有肝衰竭倾向者，也可考虑早期干预。②晚期肝衰竭肝移植术前等待供体、肝移植术后排异反应、移植肝无功能期。

（2）相对禁忌证：①严重活动性出血或弥漫性血管内凝血者；②对治疗过程中所用血制品或药品如血浆、肝素和鱼精蛋白等高度过敏者；③循环功能衰竭者；④心、脑梗死非稳定期者；⑤妊娠晚期。

（3）并发症：有过敏反应、低血压、继发感染、出血、失衡综合征、溶血、空气栓塞、水电解质及酸碱平衡紊乱等。可根据具体情况给予相应处理。

（三）肝移植

肝移植有多种手术方式，主要是同种异体原位肝移植。

1. 适应证 ①各种原因所致的中晚期肝衰竭，经积极内科和人工肝治疗疗效欠佳；②各种类型的终末期肝硬化。

2. 禁忌证

（1）绝对禁忌证：①难以控制的全身性感染；②肝外难以根治的恶性肿瘤；③难以戒除的酗酒或吸毒；④合并严重的心、脑、肺等重要脏器器质性病变；⑤难以控制的精神疾病。

（2）相对禁忌证：①年龄＞65岁；②肝脏恶性肿瘤伴门静脉主干癌栓或转移；③合并糖尿病、心肌病等预后不佳的疾病；④胆道感染所致的败血症等严重感染；⑤获得性人类免疫缺陷病毒感染；⑥明显门静脉血栓形成等解剖结构异常。

3. 移植肝再感染肝炎病毒的预防和治疗

（1）HBV再感染：术前拉米夫定、阿德福韦酯或恩替卡韦等核苷类抗病毒药使用1个月以上，术中和术后较长时间应用高效价乙型肝炎免疫球蛋白与核苷类抗病毒药物。

（2）丙型肝炎病毒再感染：目前尚无有效的预防方法。移植后可酌情给予干扰素－α和利巴韦林联合抗病毒治疗。

第二节 流行性乙型脑炎

流行性乙型脑炎又名日本脑炎（Japanese encephalitis），是由乙脑病毒引起的中枢神经系统的急性传染病，主要通过蚊媒传播。其病理变化以脑实质广泛受累最为突出，脑组织内可有多发性粟粒大小的软化灶形成。典型临床表现以高热、意识障碍、抽搐、病理反射及脑膜刺激征为特征。持续高热、频繁抽搐及中枢性呼吸衰竭均为本病严重症状。

本病病死率为10%～30%，其中病情为重型（暴发型）者、合并难以控制的并发症者及患病年龄＞15岁以上者，病死率一般均较高。存活者中约30%留有神经系统后遗症，如意识障碍、失语、痴呆、瘫痪、精神异常、癫痫发作或记忆力减退等。

【诊断依据】

（一）流行病学

（1）本病流行于亚洲东、南部国家及澳洲，在我国多数地区有散发发病或地方性流行。

（2）发病高峰多在夏秋季节，经蚊虫叮咬传播。

（3）在流行区，儿童的发病率明显高于成年人，尤其以10岁以下儿童为多，男女比例为1.5：1.0；而在非流行区，则成人与儿童同样对本病易感。

（4）流行特征

①季节性：乙脑的流行主要发生于7、8、9三个月，当气温上升至26～31℃，且雨量适宜时，有利于蚊虫孳生繁殖，同时蚊体内病毒繁殖亦快，感染力也较强，始有流行发生。

②高度散发性：由于感染乙脑病毒后隐性感染者居多，显性感染少见，故临床上绝大多数表现为散发。

③年龄层变化：以往乙脑多见于缺乏免疫力的儿童，由于近年接种乙脑疫苗的主要对象是儿童，因而成年患者呈相对增多的趋势。

（二）临床表现

本病潜伏期为4～21日，一般2周左右，大多数患者在感染后无症状（隐性感染），部分患者可出现轻微的消化道或上呼吸道症状，病毒不侵入中枢神经系统，仅极少数患者病毒由血流侵入脑部，引起脑炎。临床症状轻重不等，轻者可呈一过性发热、轻度头痛、呕吐及不同程度的嗜睡，患者神志始终清楚；而重症者则表现为高热、频繁的抽搐、意识障碍、昏迷以致呼吸衰竭等。典型病例的病程可分为以下四个阶段。

1. 初期（第1～3日） 骤起发热、头痛、呕吐较剧烈，并有不同程度意识障碍，如嗜睡或神志模糊等。可伴有轻度上呼吸道或消化道症状，此期极易被误诊。此期病程越短、发热越高、意识障碍越明显，则预示病情越严重。

2. 极期（第4～10日） 即指体温达高峰阶段，初期临床表现加重。

（1）持续高热：发热 39～40℃ 或更高，多呈稽留热，体温高低及持续时间长短多与病情严重程度呈正比，一般持续 1～2 周，重者则可长达 3 周以上。

（2）抽搐：见于 50% 以上患者，是病情严重的表现，由于病变部位和程度的不同，抽搐亦轻重不一，可表现为局限性或全身性、阵发性或强直性，持续数分钟至数十分钟不等。

（3）意识障碍：为本病的主要症状，程度轻重不一，轻者仅为嗜睡，唤之有反应；重者乃至深昏迷，持续时间大多 1 周左右，重者可达 1 个月以上。

（4）呼吸衰竭：是本病的严重症状，也是主要死亡原因。以中枢性呼吸衰竭为主，多发生在频繁抽搐或深度昏迷者，常见呼吸表浅、节律不齐、双吸气、叹息样呼吸、呼吸暂停、潮式呼吸、中枢性过度换气等，严重者最终导致呼吸停止。呼吸衰竭可同时伴有瞳孔变化。外周性呼吸衰竭可因脊髓病变引起肋间肌、膈肌的麻痹或因呼吸道痰液阻塞引起，尤其发生在深昏迷、并发肺炎时，临床以呼吸困难为主，但呼吸节律较规则。外周性呼吸衰竭和中枢性呼吸衰竭亦可同时存在。

（5）颅内压升高及脑膜刺激征表现：前者主要表现为剧烈头痛、喷射性呕吐、血压升高、脉缓、婴儿前囟隆起等；后者包括颈项强直、克氏征、布氏征阳性。

（6）其他神经系统症状和体征：根据脑炎病变部位及程度的不同，而导致相应的症状和体征。如延髓受累时可表现为吞咽麻痹、语言障碍和呼吸困难等；前庭小脑受累时可有各种震颤、不随意运动、瞳孔变化等；自主神经受累时则表现为大汗淋漓、面红赤等。病理反射多为阳性，浅反射消失，深反射先亢进后消失等。精神意识异常、肢体功能障碍、肌张力增高、大小便失禁、尿潴留和瘫痪等则多见于重型脑炎患者。

3. 恢复期（第10日起） 本期持续时间长短随病情轻重而异，多数患者于病程第10日开始体温逐渐下降，神志逐渐转清，各种神经反射逐渐恢复。主要表现为低热、多汗，部分患者可有失语或语言障碍、无表情或精神异常等意识障碍；肢体麻痹、不自主运动或瘫痪等运动障碍表现。轻者一般2周内可痊愈，重者则需要1~3个月甚至更长时间。少数重症者病情进一步恶化，导致死亡，或从恢复期进入后遗症期。

4. 后遗症期 指恢复期遗留的神经-精神症状超过6个月尚未恢复者，主要表现有失语、强直性瘫痪及精神异常等后遗症。

（三）检查

1. 一般检查

（1）外周血白细胞检查：发病初期白细胞总数升高，一般为（10~20）×10^9/L［（1万~2万）/mm^3］，中性粒细胞占80%以上，后期白细胞分类计数恢复正常，若同时伴有细菌感染时则例外。

（2）脑脊液检查：外观透明或微浑，压力轻度增高。白细胞总数大多为（50~500）×10^6/L［（50~500）/mm^3］，少数病例可以正常或高达1000×10^6/L（1000/mm^3）以上，分类计数早期以中性粒细胞为主，以后淋巴细胞逐渐增高，蛋白质轻度升高，糖和氯化物基本正常。

2. 病原学诊断 由于乙脑患者的病毒血症期短暂，且脑脊液中病毒含量甚微，病毒分离很难作为常规使用。对于死亡病例，可经鼻腔穿刺取得脑组织制成悬液，离心沉淀后取上清液接种新生乳鼠或3周龄小白鼠脑内，分离和鉴定病毒，并可测定病毒的毒力。用这种方法分离病毒应遵循"尽早采集标本"的原则，否则乙脑病毒很快死亡。脑组织材料取得后，应立即置于50%甘油盐水中冷藏送检；也可通过免疫荧光技术在脑组织和脑脊液中找到乙脑病毒抗原。

3. 免疫学诊断

（1）补体结合试验：该方法特异性较高，但抗体出现时间较迟，一般在发病2周以后出现，具有较高的特异性，但要求间隔2~4周做双份血清检测，若第二份血清抗体效价较前呈4倍以上升高，才可判断为新近感染。由于该方法阳性率较低（50%左右），且出现时间较晚，故对于临床无早期诊断价值，一般仅用于回顾性诊断和流行病学调查。

（2）血凝抑制试验：血凝抑制抗体出现较早，阳性率较补体结合试验高，阳性率在发病第1周和第2周分别为30%和60%~70%，5~6个月后抗体水平才下降，并可在血中存在数年。因其操作简便，阳性率高，可用于临床诊断参考，亦可用于流行病学调查。但其特异性稍差，有时可有假阳性。

（3）特异性IgM抗体检查：该抗体早在发病第四病日即可检出，2~3周达高峰，持续3~4周，灵敏度及特异性均较高，与血凝抑制试验符合率较高，且不需测双份血清，临床具有早期诊断价值。近年来，采用酶链免疫吸附试验（ELISA）、微量免疫荧光（IFA）等检测乙脑病毒特异性IgM抗体，阳性率可达90%以上。

4. 分子生物学诊断 乙脑病毒核酸检测：目前已开展了用聚合酶链扩增（PCR）检测发病早期血液或脑脊液中乙脑病毒核酸，具有较高的灵敏度和特异性，可用于乙脑的早期诊断。

（四）诊断

1. 流行病学史 明显的季节性（夏秋季），当地有乙脑散发流行，10岁以下儿童多见。流行史对诊断有参考价值。

2. 症状和体征 包括起病急、高热、头痛、呕吐、意识障碍、抽搐，病理反射及脑膜刺激征阳性等。

3. 实验室检查

（1）血象：白细胞总数常在（10～20）×10⁹/L，病初中性粒细胞在80%以上，随后以淋巴细胞占优势，部分患者血象始终正常。

（2）脑脊液：压力增高，外观无色透明或微浑，白细胞计数多在（50～500）×10⁶/L，个别可高达1000×10⁶/L以上，分类早期以多核细胞占多数，以后为单核细胞占多数，氯化物正常，糖正常或偏高。少数病例于病初脑脊液检查正常。

（3）影像学检查：X线计算机体层摄影术（X-ray computed tomography，CT）和磁共振成像（magnetic resonance image，MRI）检查可见脑实质散在炎症病灶。

（4）血清学检查

①特异性IgM抗体测定：通常采用IgM抗体捕获酶联免疫法（ELISA法）检测血清和脑脊液中特异性IgM抗体。特异性IgM抗体一般在病后3～4日即可出现，两周达到高峰，可做早期及现症患者的诊断。

②补体结合试验和血凝抑制试验：均可用于检测血清特异性抗体，因其检测的是IgG抗体，只有在疾病早期和恢复期分别采集血标本，双份血清抗体效价4倍或4倍以上增加时才有临床诊断意义。

③乙脑病毒抗原测定：采用单克隆抗体反向被动血凝法检测患者血清和脑脊液中的乙脑病毒抗原，是目前较好的快速诊断方法。

④病毒分离：病程第1周内死亡病例的脑组织中可分离到病毒，但脑脊液和血中不易分离到病毒。根据流行病学史、临床特点和血常规及脑脊液检查结果，即可得出临床诊断。血清或脑脊液中特异性IgM抗体阳性可以确诊。

（五）鉴别诊断

1. 中毒性菌痢 多发生于夏、秋季，学龄前儿童多见。起病急骤，高热、昏迷、惊厥、循环衰竭或呼吸衰竭（脑疝所致），脑膜刺激征罕见，脑脊液检查结果多正常。诊断可疑时，可用生理盐水灌肠后取粪便镜检，查见脓血细胞、红细胞及巨噬细胞者，即可明确诊断。

2. 其他病毒性脑膜脑炎 如单纯疱疹病毒脑炎，25% 的患者伴有唇周疱疹，脑脊液检查可示压力增高，白细胞计数轻度增加，以淋巴细胞为主，如见大量红细胞时则对诊断有帮助且预后不佳；腮腺炎脑炎多发生于冬、春季，部分患者腮腺肿胀发生于神经系统症状出现之后或始终无任何唾液腺肿胀，应询问腮腺炎接触史；肠道病毒（如 Coxsackie 病毒、ECHO 病毒等）所致的脑膜脑炎，常在发热、头痛、呕吐、腹痛、疱疹性咽炎、皮疹等症状出现之后才出现嗜睡、惊厥、肢体瘫痪和脑膜刺激征等，但预后良好，很少留有后遗症。此类患者的脑脊液变化与乙脑不易区分，但外周血白细胞计数多降低，主要应根据临床表现和病原学诊断进行鉴别。

3. 结核性脑膜炎 发病无季节性，且多数起病较缓，但也有少数患者（尤其是粟粒性结核患者）发病较急，早期脑脊糖含量降低不明显，如发生于夏、秋季，易误诊为乙脑。应详细询问结核病史及结核病接触史，仔细寻找结核原发病灶，若结核菌素试验阳性，脑脊液外观呈毛玻璃状，细胞分类以淋巴细胞为主，糖及氯化物降低，蛋白质明显增高，尤其涂片找到抗酸杆菌，有助于诊断。

4. 化脓性脑膜炎 虽然全年均可发病，但冬、春季较多见，流行性脑脊髓膜炎患者常有皮肤瘀点；肺炎球菌或流感杆菌性脑膜炎常伴有肺炎、中耳炎或乳突炎等病灶，脑脊液压力增高，典型化脓性脑膜炎脑脊液易于鉴别，外观浑浊，细胞数多在 $(1 \sim 10) \times 10^9/L$，分类以中性粒细胞为主，蛋白质明显增高，糖量降低，脑脊液涂片或培养可获得病原菌。C-反应蛋白阳性有助于化脓性脑膜炎的诊断。

5. 脑型疟疾　在疟疾流行区（尤其是恶性疟），患者可突然寒战高热，伴惊厥、谵妄和昏迷，脑膜刺激征阳性，但多数病初常有数日畏寒、发热、出汗，且大汗后症状改善的典型发作，然后出现中枢神经系统症状和不规则热型、进行性贫血和脾大，脑脊液无变化，血涂片可查到疟原虫。

6. 中暑　高温季节或高温环境下，部分产妇及老弱者骤起高热，皮肤干燥无汗，脑脊液检查正常。

【治疗】

目前尚无特效的抗病毒药物。重点处理好高热、抽搐和呼吸衰竭等危重症状。

（一）一般治疗

患者应住院隔离，病室应有防蚊和降温设备，控制室温在30℃以下。昏迷患者要注意口腔清洁。定期翻身、侧卧、拍背、吸痰，以保持呼吸道通畅和防止继发性肺部感染。保持皮肤清洁，防止压疮发生。注意保护角膜。昏迷抽搐患者应设床栏以防坠床，并防止抽搐时舌头被咬伤。注意水及电解质平衡。重症者应输液，成人每日 1500～2000ml，小儿 50～80ml/（kg·d），并酌情补充钾盐，纠正酸中毒，但输液量不宜过多，以防止脑水肿。昏迷者可予鼻饲。

（二）对症治疗

高热、抽搐及呼吸衰竭是危及患者生命的三种主要症状，且可互为因果，形成恶性循环。必须及时给予处理。

1. 高热　采用物理降温为主、药物降温为辅，同时降低室温，使肛温控制在38℃左右，包括冰袋敷额、枕部和体表大血管部位（腋下、颈部及腹股沟等）酒精擦浴、冷盐水灌肠等。幼儿或年老体弱者，可用50%安乃近滴鼻。高热伴抽搐者，可用亚冬眠疗法，以氯丙嗪和异丙嗪每次各

0.5～1mg/kg肌内注射，或用乙酰丙嗪代替氯丙嗪，剂量为每次0.3～0.5mg/kg，每4～6小时一次，配合物理降温。疗程3～5日，用药过程中注意呼吸道通畅。

2. 惊厥或抽搐 处理包括去除病因及镇静止痉。

（1）如脑水肿所致者以脱水为主，可用20%甘露醇静脉滴注或推注（20～30分钟内），每次1～2g/kg，根据病情每4～6小时重复应用。同时可合用肾上腺皮质激素、呋塞米（速尿）、50%高渗葡萄糖液注射。也可采用其他降低高颅压的药物。

（2）如因呼吸道分泌物堵塞致脑细胞缺氧者，应以吸痰、给氧为主，保持呼吸道通畅，必要时行气管切开及人工呼吸。

（3）如因高热所致者，则以降温为主。

（4）若因脑实质病变引起的抽搐，可使用镇静剂。常用的镇静剂有：首选地西泮，成人每次10～20mg，小儿每次0.1～0.3mg/kg（每次不超过10mg），肌内注射或缓慢静脉注射；或水合氯醛鼻饲或灌肠，成人每次1～2g，小儿每次100mg/kg（每次不超过1g），必要时可用异戊苯巴比妥钠，成人每次0.2～0.5g，小儿每次5～10mg/kg，稀释后肌内注射或缓慢静脉注射，该药作用快而强，排泄亦快，但有抑制呼吸中枢的不良反应，故慎用。也可用亚冬眠疗法（用法见前述）。也可肌内注射巴比妥钠预防抽搐，成人每次0.1～0.2g，小儿每次5～8mg/kg，因有蓄积作用，不宜久用。

3. 呼吸衰竭 依引起的原因给予及时治疗，措施有：

（1）呼吸道分泌物梗阻所致者，吸痰和加强翻身及拍背引流呼吸道分泌物等，若痰液黏稠可雾化吸入α-糜蛋白酶，伴有支气管痉挛可用0.25%～0.5%异丙肾上腺素雾化吸入。并适当应用抗生素防治细菌感染等。

（2）由脑水肿所致者用脱水剂治疗。

（3）气管插管。

（4）气管切开：呼吸道阻塞短期内无法解除或需用人工呼吸通气者。如脑干型呼吸衰竭或呼吸肌麻痹；深昏迷者经一般吸痰、雾化吸入等不能改善通气状态者；假性延髓麻痹、吞咽功能不全、唾液不能排出者；年老体弱患者，有心血管功能不全、病情发展快或有肺不张和缺氧时，应适当放宽气管切开的指征。

（5）中枢性呼吸衰竭有呼吸表浅、节律不整或发绀时，可用呼吸兴奋剂，如首选洛贝林，成人每次 3～6mg，小儿每次 0.15～0.2mg/kg，静脉注射或静脉滴注，亦可用尼可刹米、盐酸哌甲酯、二甲弗林等，可交替使用。若明显缺氧时，可经鼻导管使用高频呼吸器治疗（送氧压力 0.4～0.8kg/cm²，频率 80～120 次/分）。

（6）改善微循环，减轻脑水肿，可用血管扩张剂如东莨菪碱，成人每次 0.3～0.5mg，小儿每次 0.02～0.03mg/kg，稀释于葡萄糖液静脉注射或静脉滴注，能改善微循环，并有兴奋呼吸中枢和解痉作用，15～30 分钟重复使用，疗程 1～5 日。此外尚有酚妥拉明、山莨菪碱等。

4. 循环衰竭 重症乙型脑炎患者的后期循环衰竭常与呼吸衰竭同时出现，可根据病情选用强心剂、升压药，补充血容量，注意水、电解质平衡。

（三）恢复期及后遗症处理

要注意进行功能训练（包括吞咽、语言和肢体功能锻炼），可用理疗、针灸、按摩、体疗、高压氧治疗等，对智力、语言和运动功能的恢复有较好疗效。

第三节 脊髓灰质炎

脊髓灰质炎（poliomyelitis）又称小儿麻痹症，是由脊髓灰质炎病毒引起的一种急性传染病。临床表现主要有发热、咽痛、肢体疼痛，部分患者出现弛缓性麻痹。本病主要病变在脊髓灰质，损害严重者可留有瘫痪后遗症。病死率约10%。

【诊断依据】

（一）流行病学

1. 传染源 为各型脊髓灰质炎患者及无症状的病毒携带者。患者鼻咽部分泌物病毒排出期：自起病前5日至发病后一周；粪便的病毒排出期：从发病前10日至病后4周。隐性感染者的带病毒期一般为数周，此类病例人数众多，难以被及时发现和隔离，故在本病的传播上具有重要的作用。

2. 传染途径 粪－口传播是本病的主要传播方式，病毒随粪便和咽部分泌物排出体外，污染饮食、饮水、用具、玩具、手、衣、被等而经口传播。咽部分泌物在病初可排出病毒，当咳嗽时，可通过飞沫传播他人，但为时短暂。苍蝇和蟑螂可在患者与易感者间起到传媒的作用。

3. 人群易感性 人群对本病普遍易感。感染后人体对同型病毒能产生较持久的免疫力；血清中最早出现特异性IgM，2周后出现IgG和IgA。特异性IgG可通过胎盘，分泌型IgA能通过母乳传给新生儿，可维持6个月，故在6个月内婴儿对本病具有免疫力不易患病。

4. 流行特征 本病遍及全球，在普种疫苗地区发病率明显下降，也少有流行。一般多见于温带，终年可见，但以夏秋多见。本病可散发或流行；流行时以无症状的隐性感染及不发生瘫痪的轻型病例为多。发病年龄以往在5岁以下者占90%以上，6个月~1岁内婴儿最少，成人很少见；但近年来在开展减毒活疫苗预防的地区，发病年龄有逐渐提高趋势，成人患者有所增多。在使用减毒活疫苗后，发病季节曲线变得平稳，原3~5年流行一次的周期规律已消失，流行的病毒型由过去常见的Ⅰ型转变为Ⅱ、Ⅲ型相对多见。

(二) 临床表现

本病潜伏期为 3～35 日，一般为 5～14 日。临床上分无症状型、顿挫型、无瘫痪型及瘫痪型。

1. 无症状型 (隐性感染)　最为常见，占全部感染者的 90%～95%。脊髓灰质炎病毒感染后，不出现疾病临床症状，临床无法做出诊断。但从咽部分泌物中及粪便中可分离出病毒，病后 2～4 周可从患者双份血清中检出特异性中和抗体增高 4 倍以上方能确诊。

2. 顿挫型　占感染总数 4%～8%。临床上仅可出现下列综合征：①上呼吸道炎症，程度不同的发热，咽部不适，咽部淋巴组织充血、水肿；②胃肠功能紊乱，有恶心、呕吐、腹泻或便秘、腹部不适，可有中度发热；③流感样症状，有发热和类似流感样症状。上述症状持续 1～3 日，逐步恢复。本型的诊断可经病毒分离及血清中的特异性抗体变化得以确诊。

3. 无瘫痪型　本型特征无瘫痪，而出现病毒性脑膜炎症状和体征，脑膜刺激征阳性和脑脊液呈病毒性脑膜炎性改变。患者有头痛、颈痛、背痛、呕吐、颈部和背部强直，克氏征和布氏征阳性；三脚架征 (患者从床上坐起时，两臂向后伸直支撑身体) 和 Hoyne 征 (患者在仰卧位时，将其肩部提高可见头向后倾) 亦可呈阳性。本型在临床上和其他病毒所致的病毒性脑膜炎难以区别，需经病毒学和血清学确诊。

4. 瘫痪型　本型仅占感染总数 1%～2%，是脊髓灰质炎患者中比较严重的一种，重者有生命之危，轻者有可能留有后遗症，影响患者终身的工作和生活质量。本型可分为五期。

(1) 前驱期：本期和顿挫型症状相似，儿童病例以呼吸道症状常见，成人则以全身肌肉、骨骼酸痛及皮肤感觉过敏为多。经 1～2 日发热，持续 4～7 日热消退，然后再度发热，而进入瘫痪期。但以双相热型者仅见 10% ~ 30% 病例。不少病例则缺乏前驱期而直接进入瘫痪期。

（2）瘫痪前期：本期特征为发热、头痛、呕吐和肌肉疼痛、痉挛。发热持续整个阶段，但体温并不很高。头痛波及颈部和背部，并可放射到大腿。由于肌肉疼痛致使运动受到限制和肌肉痉挛，常造成瘫痪的假象。此期出现三脚架征、Hoyne 征、Lasegue 征（膝关节伸直时，屈曲髋关节引起的疼痛），约半数患者有颈强直及克氏征阳性及脑脊液异常，证明病毒已侵犯中枢并引起炎症。患者可出现意识改变。可有腹痛、便秘、胀气和尿潴留。本期通常持续 3 ~ 4 日。

（3）瘫痪期：当发热和肌痛处于高峰时，突然发生瘫痪，而引起患者家长和医生对本病的警惕。瘫痪有时从轻瘫开始，逐渐加重。腱反射消失，肌张力减退，出现血管舒缩功能紊乱、肌肉萎缩、肌电图呈脊髓前角病变的图形。瘫痪常在 48 小时内达高峰，轻者不再发展，重时还可在 5 ~ 10 日内继续加重。瘫痪呈不对称性，可累及任何一组肌群，可表现单瘫、双瘫、截瘫或四肢瘫。儿童单侧下肢瘫痪最多见；成人则四肢瘫、截瘫为多。根据病变主要部位临床上可分为以下 4 型。

①脊髓型：脊髓前角运动神经细胞受损所致。瘫痪为弛缓性，分布不规则，不对称，以下肢为多见，近端大肌群较远端小肌群为著，不伴感觉障碍。躯干肌群瘫痪时头不能竖立，颈背乏力，不能坐起和翻身等。膈肌和肋间肌瘫痪时，表现呼吸浅表而快速、音低、咳嗽无力等。膈肌瘫痪时，在 X 线透视下可见矛盾呼吸现象。腹肌瘫痪时有腹部局部突出及腹壁反射消失。腹肌、肠肌瘫痪则发生顽固性便秘。膀胱肌瘫痪时出现尿潴留或失禁。

②延髓型：又称脑干型麻痹或延髓麻痹，因延髓呼吸中枢、循环中枢及脑神经核受损所致，病情多为凶险，常和脊

髓瘫痪同时存在，常表现为：

a. 脑神经受损：以第Ⅶ、Ⅸ、Ⅹ、Ⅻ对脑神经受损最多，第Ⅲ、Ⅳ、Ⅵ、Ⅺ对脑神经亦可见，临床上产生相应的症状。如第Ⅶ对脑神经受损时表现为歪嘴、眼睑下垂、眼闭不拢等面瘫现象；第Ⅸ、Ⅹ对脑神经受损时则软腭、声带和咽部瘫痪，产生吞咽困难，饮水时易呛咳或自鼻反流，发音带鼻音或嘶哑，软腭不能上提，悬雍垂歪向健侧，咽后壁反射消失；第Ⅻ对脑神经受损时则吞咽困难，舌外伸时偏向健侧，咀嚼和发音困难；第Ⅲ、Ⅳ、Ⅵ对脑神经受损时表现为眼球活动障碍和眼睑下垂；第Ⅺ对脑神经受损则表现颈无力、肩下垂、头转动减弱等。

b. 延髓呼吸中枢受损：病变主要在延髓腹面外侧网状组织，致中枢性呼吸障碍。患者呼吸浅弱而不规则，并有双吸气症状，呼吸间歇延长甚至暂停等。晚期患者则有发绀、脉细速、心律失常、血压下降、昏迷等。

c. 延髓血管运动中枢受损：病变主要在延髓腹面内侧网状组织，患者初期面颊潮红、脉速而律不齐、脉压减少，继而血压下降、脉微弱、发绀、四肢厥冷、昏迷，甚至心脏停搏。

③脑型（脑炎型）：此型较少。患者有高热、不安、失眠、嗜睡、谵妄、震颤，甚至出现抽搐、昏迷、强直性瘫痪等。

④混合型：兼有以上几型的表现，其中以脊髓型和延髓型同时存在者较多。

(4) 恢复期：瘫痪后1～2周肢体功能逐渐恢复，一般从肢体远端开始。腱反射渐渐恢复。最初1～6个月内恢复较快，以后虽仍可有进步，但速度减慢。

(5) 后遗症期：因神经组织严重损伤，形成持久性瘫痪，受累肌群出现萎缩或畸形，而致跛行或不能站立。

（三）并发症

1. 水、电解质紊乱 呼吸肌瘫痪患者，长期使用人工呼吸机时，易导致水电解质紊乱。高热、出汗、呕吐、腹泻，不能进食及血气改变皆可导致严重的生化紊乱。补液过多，可引起水肿和低钠血症。

2. 心肌炎 病毒可直接侵犯心肌，引起心电图 T 波、ST 段和 P-R 间期改变，占 10% ~ 20% 病例。

3. 高血压 可由下列因素引起：①缺氧；②由于下视丘受累导致持续性高血压，进而引起视网膜病、惊厥和神志改变。

4. 肺水肿与休克 发病机制不清，常见死亡病例。

5. 肺不张与肺炎 常见于严重延髓瘫痪或延髓、脊髓麻痹导致呼吸肌麻痹或吞咽肌瘫痪，可因气管切开而加重。

6. 消化道穿孔与出血 曾发现有胃和结肠急性扩张，盲肠穿孔，十二指肠、胃、食管的急性溃疡。

（四）检查

1. 血常规 白细胞大多数正常，少数轻度增高（10 ~ 15）× 10^9/L，中性粒细胞百分比也略见增高。1/3 ~ 1/2 病例血沉增速。

2. 脑脊液检查 初期可无异常，以后细胞数增多，一般在（50 ~ 500）× 10^6/L（50 ~ 500/mm³），以淋巴为主，外观透明或微浊，压力稍高。蛋白质逐渐增高，氯化物正常，糖正常或微增。

3. 病毒分离 起病 1 周内可从咽部分泌物，粪便中分离病毒可得阳性结果；在瘫痪发生前 2 ~ 5 日可从血中分离出病毒。分离出病毒常用组织培养法：接种猴肾、人胚肾或 Hela 细胞株中，先观察细胞病变，再用特异性抗血清做中和试验鉴定；脑膜炎病例可采用脑脊液分离病毒，但阳性率较低。

4. 血清学检查 特异性免疫抗体第一周末达高峰，尤以特异性 IgM 上升较快。补体结合抗体持续时间较短，中和抗体持续时间较长。双份血清效价有 4 倍以上增高者可确诊。如补体结合试验阴性，而中和抗体阳性常表明既往感染；两者均阳性者表明近期感染。已知抗原的免疫荧光法检测抗体，有快速诊断的作用。

5. 病理 疾病早期神经细胞内有胞质染色质溶解，伴有周围组织充血、水肿和血管周围细胞浸润。病变轻者，水肿和炎症较快消退，神经细胞功能逐渐恢复；但病变严重者，细胞核浓缩，细胞坏死，最后为吞噬细胞所清除，症状持续较久。长期瘫痪的肌肉、肌腱、骨骼与皮下组织可见萎缩。其他病变有局灶性心肌炎、间质性肺炎、肝及其他脏器充血和淋巴结增生肿胀等。

（五）诊断

1. 流行病学史 当地有脊髓灰质炎流行；多见于小儿；是否注射过脊髓灰质炎疫苗史可作为本病临床诊断的参考。

2. 临床表现 发热、多汗、烦躁、肌肉疼痛及肢体感觉过敏者，应考虑本病的诊断，如出现分布不对称的肢体弛缓性麻痹，则本病的临床诊断可成立。确诊则须做病毒分离或血清特异性抗体检测。对无症状型、顿挫型及无瘫痪型患者，则须依据流行病学史。实验室病毒分离或血清特异性抗体检测可以确诊。

3. 实验室检查

（1）血常规：多正常，急性期血沉可增快。

（2）脑脊液检查：前驱期脑脊液一般正常，瘫痪前期即可有异常改变：压力增高，白细胞轻度增多，为（50~500）×10^6/L，早期中性粒细胞可增多，以后以淋巴细胞为主。蛋白轻度增加，细胞数于瘫痪后 3 周时多恢复正常，蛋白量则在 4~10 周后才恢复正常，呈现蛋白质-细胞分离现象，糖和氯化物基本正常，培养无菌生长。

（3）病毒分离：在病程第1周内，可从咽部、血液及粪便中分离出病毒，瘫痪前期可从脑脊液中分离。可将标本接种到猴肾、人胚肾或 Hela 细胞中，组织培养可获得病毒，再用特异性抗血清做中和试验鉴定其型别。

（4）血清免疫学检查：中和试验可检测血清中特异抗体，恢复期比急性期抗体效价4倍以上增高有诊断意义。补体结合试验亦可采用，但特异性较低。用 ELISA 法检测血和脑脊液中特异性 IgM 抗体，阳性率高，第1~2周即可出现阳性，4周内阳性率为93.5%，可做早期及现症患者的诊断。RT-PCR 检测病毒 RNA 可快速诊断，且特异性及敏感性高。

（六）鉴别诊断

1. 流行性乙型脑炎　轻型流行性乙型脑炎，可表现为病毒性脑膜炎，常与无瘫痪型脊髓灰质炎相混淆。乙型脑炎起病较急，神志障碍显著，周围血液及早期脑脊液中细胞大多数以中性粒细胞为主，血清学检查是决定性鉴别依据。

2. 柯萨奇病毒和埃可病毒感染　均可引起轻瘫。确诊有赖于流行病学、临床特点，特别是病毒分离与血清学检测具有决定性价值。

3. 感染性多发性神经炎　该病年长儿较多，常不发热，弛缓性瘫痪逐渐发生，呈上行性，对称性，多有感觉障碍，脑脊液蛋白质明显增高而细胞数相对较少，一般瘫痪恢复较快，且少有后遗症，血清免疫检查可资鉴别。

【治疗】

1. 前驱期与瘫痪前期治疗　目前尚无特效抗病毒治疗，以对症处理为主。消化道隔离，卧床休息，尽量避免肌内注射、手术等刺激及损伤，以减少瘫痪的发生。发热较高、病情进展迅速者，可短期应用肾上腺皮质激素治疗，如泼尼松或地塞米松等。烦躁不安、发热、肌肉剧烈疼痛者，可用镇静、解热及止痛药，以缓解症状。

2. 瘫痪期治疗 应将瘫痪肢体置于功能位置，避免刺激及受压；可应用维生素C及能量合剂，有助于肌肉功能的恢复。此外还可应用一些促进神经细胞传导功能的药物，如：

（1）地巴唑：成人 10mg/次，儿童为每次 0.1 ~ 0.2 mg/kg，每日1次，疗程10日。

（2）新斯的明：成人每次 0.5 ~ 1mg，儿童每次 0.02 ~ 0.04mg/kg，每日皮下或肌内注射1次，疗程 7 ~ 10 日。

（3）加兰他敏：成人每次 2.5 ~ 5mg，儿童每次 0.05 ~ 0.1mg/kg，每日肌内注射1次，从小剂量开始，逐渐加大，20 ~ 30 日为一疗程。维生素 B_1、B_{12} 等可促进神经细胞的代谢，可适当选用。对脑干型麻痹患者，应注意清除咽喉部分泌物，保持呼吸道通畅，必要时可做气管切开。呼吸肌麻痹或有中枢性呼吸衰竭者，应使用人工呼吸机。继发细菌感染时，采用有效抗生素。

3. 恢复期治疗 体温恢复正常、瘫痪停止进展后，即采用按摩、推拿、针灸及理疗等，以促进瘫痪肌肉的恢复。如因严重后遗症造成畸形，可采用矫形手术治疗。

第四节 流行性感冒

流行性感冒（influenza）简称"流感"，是由流感病毒引起的急性呼吸道传染病。其典型临床特征为急起高热、全身疼痛、软弱乏力等，全身症状较重，而呼吸道症状较轻。病程一般 3 ~ 4 日，常为自限性。

人类流感病毒分为甲、乙、丙三型，其中甲、乙型可发生病毒抗原变异。流感病毒主要通过飞沫传播。甲型流感除散发外，还可以暴发流行、大流行，甚至世界大流行；乙型和丙型流感一般仅为散发或小流行。20 世纪曾发生 5 次洲际大流行，其中 1918 年的大流行导致约 2000 万人死亡。1969 年以来，未发生世界性的大流行，但每年都有广泛分布的暴发与小流行。我国从 1953 年以来曾有 10 余次中等或以上的流行，与全球情况相似。

【诊断依据】

（一）流行病学

1. 传染源 主要为流感患者和隐性感染者。在发病的前 2 ~ 3 日（潜伏期末）传染性最强，当发热减退后传染性降低，排毒时间不超过 7 日。

2. 传播途径 主要经飞沫传播，感染者呼吸道分泌物中的流感病毒通过咳嗽、喷嚏、说话等途径传播给易感者。少数由于接触感染者使用过的玩具、食具等感染。

3. 易感者 人群对流感普遍易感，病后有一定的免疫力，对同亚型、同变种似可维持长久免疫力，同一亚型的变种间有一定交叉免疫力，但维持时间不长，一般为 1 ~ 2 年。各型病毒之间及各亚型间无交叉免疫力。

4. 流行特征 甲型流感常呈暴发或小流行，也可大流行甚至世界性大流行，四季均可发生流行，以冬春季节为多，5 ~ 20 岁年龄组发病率最高。乙型流感可暴发或小流行，而丙型流感常为散发。

（二）临床表现

本病潜伏期为 1 ~ 3 日，其长短与感染病毒的量有关。

1. 典型流感 起病突然，常突起高热、畏寒、寒战，临床症状的轻重与发热的高低有关。全身症状明显，表现为发热、乏力、恶心、呕吐、头痛、咽痛、腰背及四肢酸痛，典型病例表现为全身衰竭。呼吸道症状有鼻塞、流涕、干咳、声嘶等。眼部症状包括畏光、流泪、眼部灼热感及眼球转动时的疼痛。

体检：①体温常高达 38 ~ 40℃，迅速升高，部分病例 12 小时内达到 41℃，若不用退热药，热型为持续性，一般维持 1 ~ 5 日；②面颊潮红，眼结膜充血，咽红，部分患者颈旁淋巴结一过性肿大，少数患者肺部听诊发现散在干性啰音。

2. 轻型流感 临床表现似普通感冒，病程 2 ~ 3 日。有发热、头痛、乏力等全身不适，但症状较轻。呼吸道症状有咽痛、鼻塞、流涕、喷嚏、干咳等。

3. 肺炎型流感 也称原发性流感病毒性肺炎，较少见。常见于心血管疾患、慢性支气管炎等慢性疾病患者，免疫力低下或使用免疫抑制剂者以及老年、婴幼儿、妊娠等体弱者。起病急，似典型流感，但 2 ~ 3 日后病情迅速加重，高热、剧咳、咯血、呼吸困难。体检可见发绀、双肺遍布湿性啰音，而无其他肺实变体征。X 线检查双肺有弥漫性结节性阴影，以近肺门处较多。血气分析为缺氧表现，痰液及气管抽取液细菌培养为正常呼吸道菌群，病毒培养可发现流感病毒。该型流感抗生素治疗无效，病死率高，常在 5 ~ 10 日内因呼吸、循环衰竭而死亡。

4. 中毒型流感 因全身血管、神经系统受损而出现明显的脑炎病变。临床表现为高热不退、神志模糊、成人谵妄、小儿抽搐，少数患者因血管神经系统紊乱或肾上腺出血而导致血压下降甚或休克，若不及时治疗，病死率高。

5. 并发症及合并症

（1）流感后期常并发细菌性呼吸道感染：如急性化脓性扁桃体炎、鼻窦炎、气管炎、支气管炎、细菌性肺炎等。

（2）慢性阻塞性肺部疾患病情恶化。

（3）Reye 综合征：主要发生于 15 岁以下的小儿，少见于成人，可能是病毒感染引起的中毒性损害，常见于甲型、乙型流感病毒感染。在上述病毒感染发热消退后出现恶心、呕吐，肝功能轻度异常，血氨升高。组织学检查肝细胞脂肪浸润、脑水肿、缺氧性神经细胞变性。

（4）其他并发症：肌球蛋白尿、心肌炎、心包炎等。

（三）检查

1. 一般检查 周围血象表现为白细胞总数降低，淋巴细胞相对增多，伴有继发感染时则白细胞总数增高，中性粒细胞相对增多。

2. 免疫学检测

（1）患者分泌物中抗原的检测：用免疫荧光技术和酶联免疫吸附试验（ELISA）方法对患者鼻黏膜细胞涂片标本、咽洗液接种的细胞培养管等进行检测可早期快速地发现抗原，做出特异性诊断。

（2）血清抗体的检测：常用补体结合试验、血凝抑制试验等，于发病后 3 日内，发病 2～4 周后的双份血清进行检测，比较血清抗体滴度的变化，对于研究流感的流行十分重要。

3. 病原学检查 在起病 3 日内用咽拭子取得咽部分泌物或用咽喉洗液接种鸡胚培养或组织培养，可发现流感病毒。

（四）诊断要点

1. 流行病学史 流感具有很强的传染性，可出现暴发流行。如在短期内出现较多症状相似的急性呼吸道感染病例，应考虑流感流行的可能。对散在的首发或轻型病例，易误诊为普通感冒。

2. 临床表现 流感除具有短期内集中出现较多类似病例的特点外，临床表现特点为全身中毒症状较重，而上呼吸道症状相对较轻。

3. 实验室诊断

（1）早期快速诊断：取疑诊患者的鼻黏膜洗液涂片或直接印片，可染色检查包涵体；或用免疫荧光法或酶联免疫吸附试验检测抗原，有助于早期诊断。

（2）血清学诊断：取患者起病早期及恢复期双份血清，做血凝抑制、补体结合试验或 ELISA，如抗体效价升高 4 倍以上，有助于回顾性诊断。

（3）病毒分离：可取患者起病 3 日内的咽部含漱液或咽拭子接种鸡胚或组织培养分离流感病毒。因检测费时较长，此种诊断方法仅有助于回顾性确诊及流行病学监测。

（五）鉴别诊断

1. 其他病毒性上呼吸道感染 如普通感冒，其起病较缓、症状轻、热度不高、无中毒症状，主要靠病毒分离和血清学检查加以鉴别。

2. 某些呼吸道细菌性感染 如急性化脓性扁桃体炎、肺炎链球菌肺炎也需与流感并发细菌性呼吸道感染进行鉴别。

3. 某些传染病的早期 如流行性脑脊髓膜炎、登革热、钩端螺旋体病等可凭其流行病学和临床特点进行鉴别诊断。

【治疗】

1. 一般治疗 对疑诊或确诊为流感的患者，应进行呼吸道隔离，在热退 2 日后可解除隔离。应卧床休息，多饮水，进食易消化饮食，预防并发症，特别是儿童及老年患者。

2. 对症治疗 可给予解热镇痛药物，亦可酌情采用物理降温方法。咳嗽剧烈而影响患者休息时，可适当给予镇咳药物。

3. 并发症治疗 主要为流感病毒性肺炎或继发细菌性肺炎患者。如病情严重者应加强监护治疗，保持呼吸道通畅、给氧，加强支持治疗。如初步判定有继发细菌感染者，除应重视查清病原菌外，应及时给予有效的抗菌治疗。并做细菌培养，可根据药敏试验结果选用抗生素。

4. 抗病毒治疗

（1）金刚烷胺和金刚乙胺：可阻断流感病毒 M_2 蛋白的功能。剂量为 200mg/d，连服 5 日；老年患者剂量减半，即

100mg/d。只对甲型流感病毒有效。近年来已有耐药毒株出现，使其疗效降低。

（2）神经氨酸酶抑制剂：有扎那米韦、奥司他韦（达菲），能有效地抑制甲、乙型流感病毒的神经氨酸酶（NA）活性。起病后 30～36 小时内给药，能减轻症状、缩短病程。扎那米韦口服无效，须用专用吸入器，成人和 12 岁以上的儿童，每次两吸，每吸约 5mg（10mg/次），每日 2 次。奥司他韦成人剂量为 75mg/次，每日 2 次，连用 5 日。对甲、乙型流感病毒均有效。

第五节　甲型 H1N1 流感

2009 年 3 月墨西哥暴发"人感染猪流感"疫情，造成人员死亡。研究发现，此次疫情的病原为变异后的新型甲型 H1N1 流感病毒，该毒株包含有猪流感、禽流感和人流感三种流感病毒的基因片段，可以在人间传播。我国卫生部于 4 月 30 日宣布将其纳入《中华人民共和国传染病防治法》规定的乙类传染病，依照甲类传染病采取预防、控制措施。

根据目前所掌握的资料，本次发生的甲型 H1N1 流感是由变异后的新型甲型 H1N1 流感病毒所引起的急性呼吸道传染病。通过飞沫、气溶胶、直接接触或间接接触传播，临床主要表现为流感样症状，少数病例病情重，进展迅速，可出现病毒性肺炎，合并呼吸衰竭、多脏器功能损伤，严重者可以导致死亡。由于这种甲型 H1N1 流感是一种新发疾病，其特点仍待进一步观察总结。

【诊断依据】

（一）病原学

甲型 H1N1 流感病毒属于正黏病毒科（Orthomyxoviri-dae），甲流感病毒属（Influenza virus A）。典型病毒颗粒呈球状，直径为 80~120nm，有囊膜。囊膜上有许多放射状排列的突起糖蛋白，分别是红细胞血凝素（HA）、神经氨酸酶（NA）和基质蛋白 M_2。病毒颗粒内为核衣壳，呈螺旋状对称，直径为 10nm。为单股负链 RNA 病毒，基因组约为 13.6kb，由大小不等的 8 个独立片段组成。病毒对乙醇、碘伏、碘酊敏感；对热敏感，56℃，30 分钟可灭活。

（二）流行病学

1. 传染源　甲型 H1N1 流感患者为主要传染源。虽然猪体内已发现甲型 H1N1 流感病毒，但目前尚无证据表明动物为传染源。

2. 传播途径　主要通过飞沫或气溶胶经呼吸道传播，也可通过口腔、鼻腔、眼睛等处黏膜直接或间接接触传播。接触患者的呼吸道分泌物、体液和被病毒污染的物品亦可能造成传播。

3. 易感人群　人群普遍易感。

（三）临床表现

本病潜伏期一般为 1~7 日，多为 1~4 日。临床表现为流感样症状，包括发热（腋温≥37.5℃）、流涕、鼻塞、咽痛、咳嗽、头痛、肌痛、乏力、呕吐和（或）腹泻。可发生肺炎等并发症。少数病例病情进展迅速，出现呼吸衰竭、多脏器功能不全或衰竭。患者原有的基础疾病亦可加重。

（四）实验室检查

1. 外周血象　白细胞总数一般不高或降低。

2. 病原学检查

（1）病毒核酸检测：以 RT-PCR（最好采用 real-time RT-PCR）法检测呼吸道标本（咽拭子、口腔含漱液、鼻咽或气管抽取物、痰）中的甲型 H1N1 流感病毒核酸，结果可呈阳性。

（2）病毒分离：呼吸道标本中可分离出甲型 H1N1 流感

病毒。合并病毒性肺炎时肺组织中亦可分离出该病毒。

3. 血清学检查 动态检测血清甲型 H1N1 流感病毒特异性中和抗体水平呈 4 倍或 4 倍以上升高。

4. 其他辅助检查 可根据病情行胸部影像学等检查，合并肺炎时肺内可见斑片状炎性浸润影。

（五）诊断要点

本病的诊断主要结合流行病学史、临床表现和病原学检查，早发现、早诊断是防控与治疗的关键。

1. 疑似病例 符合下列情况之一即可诊断为疑似病例。

（1）发病前 7 日内与甲型 H1N1 流感疑似或确诊病例有密切接触（在无有效防护的条件下与患者共同居住、暴露于同一环境，或直接接触患者的气道分泌物或体液），出现流感样临床表现。

（2）发病前 7 日内曾到过甲型 H1N1 流感流行（出现病毒的持续人间传播和基于社区水平的流行和暴发）的国家或地区，出现流感样临床表现。

（3）出现流感样临床表现，甲型流感病毒检测阳性，但进一步检测排除既往已存在的亚型。

2. 确诊病例 出现流感样临床表现，同时有以下一种或几种实验室检测结果。

（1）甲型 H1N1 流感病毒核酸检测阳性（可采用 real-time RT-PCR 和 RT-PCR）。

（2）分离到甲型 H1N1 流感病毒。

（3）血清甲型 H1N1 流感病毒的特异性中和抗体水平呈 4 倍或 4 倍以上升高。

3. 临床分类处理原则

（1）疑似病例：安排单间病室隔离观察，不可多人同室。同时行甲型 H1N1 流感病毒特异性检查。及早给予奥司他韦治疗。

（2）确诊病例：由定点医院收治。收入甲型 H1N1 流感病房，可多人同室。给予奥司他韦治疗。

【治疗】

（一）一般治疗

休息，多饮水，密切观察病情变化；对高热病例可给予退热治疗。

（二）抗病毒治疗

应及早应用抗病毒药物。初步药敏试验提示，此甲型 H1N1 流感病毒对奥司他韦（Oseltamivir）和扎那米韦（Zanamivir）敏感，对金刚烷胺和金刚乙胺耐药。奥司他韦应尽可能在发热 48 小时内使用（36 小时内最佳），疗程为 5 日。奥司他韦的成人用量为 75mg，每日 2 次。1 岁及以上年龄的儿童患者应根据体重给药：体重不足 15kg 者，予 30mg，每日 2 次；体重 15 ~ 23kg 者，45mg，每日 2 次；体重 23 ~ 40kg 者，60mg，每日 2 次；体重 > 40kg 者，75mg，每日 2 次。对于吞咽胶囊有困难的儿童，可选用奥司他韦混悬液。

（三）其他治疗

（1）如出现低氧血症或呼吸衰竭的情况，应及时给予相应的治疗措施，包括吸氧、无创机械通气或有创机械通气等。

（2）出现其他脏器功能损害时，给予相应支持治疗。

（3）对病情严重者（如出现感染中毒性休克合并急性呼吸窘迫综合征），可考虑给予小剂量糖皮质激素治疗。不推荐使用大剂量糖皮质激素。

（4）合并细菌感染时，给予相应抗菌药物治疗。

（四）中医辨证治疗

1. 毒袭肺卫

（1）症状：发热、恶寒、咽痛、头痛、肌肉酸痛、咳嗽。

（2）治法：清热解毒，宣肺透邪。

（3）参考方药：炙麻黄、杏仁、生石膏、柴胡、黄芩、牛蒡子、羌活、生甘草。

（4）常用中成药：莲花清瘟胶囊、银黄类制剂、双黄连口服制剂。

2. 毒犯肺胃

（1）症状：发热或伴有恶寒、恶心、呕吐、腹痛、腹泻、头痛、肌肉酸痛。

（2）治法：清热解毒，化湿和中。

（3）参考方药：葛根、黄芩、黄连、苍术、藿香、姜半夏、苏叶、厚朴。

（4）常用中成药：葛根芩连微丸、藿香正气制剂等。

3. 毒壅气营

（1）症状：高热、咳嗽、胸闷憋气、喘促气短、烦躁不安，甚者神昏谵语。

（2）治法：清气凉营。

（3）参考方药：炙麻黄、杏仁、瓜蒌、生大黄、生石膏、赤芍、水牛角。

必要时可选用安宫牛黄丸以及痰热清、血必净、清开灵、醒脑静脉注射射液等。

第六节　人感染高致病性禽流感

人感染高致病性禽流感是甲型（A型）流感病毒某些亚型（H5N1、H5N2、H7N7、H9N2等）引起的一种人禽共患的急性呼吸道传染病，又称"禽流感"。人感染后可引起呼吸系统症状，临床特征为发热、咳嗽、肺炎的表现，严重者出现急性呼吸窘迫综合征、感染性休克、多脏器功能衰竭、Reye综合征等。人类对上述禽流感病毒普遍缺乏免疫力，尤其是H5N1亚型禽流感病毒感染人体后病情较重、进展较快，可引起全身多脏器功能衰竭，病死率较高。

【诊断依据】

（一）流行病学

1. 传染源 主要为患禽流感或携带禽流感病毒的鸡、鸭、鹅等禽类。野禽在禽流感的自然传播中起到重要作用。目前尚无人与人之间传播的确切证据。

2. 传播途径

（1）禽类传播给人：大多数患者有直接接触家禽的病史，如取病禽内脏、斗鸡、与家禽玩耍、饮用无症状感染的鸭血或者食用未熟的禽类都与感染禽流感病毒（H5N1）相关。

（2）人传播给人：人与人之间传播流感病毒（H5N1）也有报道，仅发生在几个家庭聚集性发病，还有一例出现明显的儿童向母亲的传播。

（3）环境传播给人：至于通过环境传播给人类有几个理论假设，比如游泳时误饮入受污染水或者通过不同途径直接感染受污染的水等。

经呼吸道传播，也可通过密切接触感染的家禽分泌物、排泄物、受病毒污染的物品和水等感染，直接接触病毒毒株也可被感染。

3. 易感人群 人类对禽流感病毒并不易感，但任何年龄均可被感染，在感染病例中，13 岁以下儿童所占比例较高，病情较重。从事家禽养殖业者、接触禽流感病毒感染材料的实验室工作人员、与感染或疑似感染禽流感家禽密切接触者为高危人群。

4. 人感染禽流感的风险 因为病毒主要存在于禽类并且通常不传染给人，大多数人患禽流感的风险一般很低。但当禽流感在家禽中暴发时，与病禽或与被病禽分泌物污染的表面接触者可能具有风险。迄今为止，H5N1 病毒的人至人传播尚为罕见，并且传播不超过一个人以上。

1997年5月9日香港一名3岁男童出现发热、头痛、干咳等症状，出现呼吸急促症状，X线检查有明显的肺部感染，病情不断加重，最终死于包括急性呼吸窘迫综合征和Reye综合征在内的多种并发症，荷兰和美国疾病预防控制中心（CDC）先后确诊该男童的死亡原因是由H5N1禽流感病毒感染引起的，这是全球第一例由H5N1禽流感病毒引起的人间病例。同期在香港报道了18例患者诊断为禽流感（H5N1）病毒感染，死亡6例。世界卫生组织（WHO）公布的最新资料显示，自2003年至2005年10月24日，在越南共有91人感染禽流感，其中41人死亡，成为受害最大的国家。泰国有19人感染，13人死亡，柬埔寨有4人感染，4人死亡；印度尼西亚有7人感染，4人死亡，我国2003年福建省也曾出现过2人感染H5N1禽流感病毒，其中1人死亡。人感染禽流感的报道在不断增加。虽目前尚无人与人之间传播的确切证据，但是因为流感病毒都具有变异的能力，一旦病毒能够有效地在人与人传播，世界就可能会出现流感大流行。

（二）临床表现

潜伏期：一般为3日左右（1～7日），任何年龄均可发病。

急性起病，早期表现类似普通流感，发热畏寒，体温以稽留热和不规则热型多见，大多在39℃以上，伴有头痛、腹泻，为稀水便，部分患者可有咽痛、肌肉酸痛、全身不适、恶心、腹痛等症状，出现呼吸急促及明显肺炎的表现，约半数患者肺部有实变体征，可闻及干、湿啰音。

重症患者可持续高热，病情进展快，有明显的出血征象，咳嗽痰中带血，血压明显下降、休克，肺部炎症进行性加重，血氧饱和度、氧分压下降，血氧指数异常，可出现肺出血、胸腔积液、急性呼吸窘迫综合征（ARDS）、全血细胞减少、肾功能衰竭、败血症、休克、Reye 综合征及多脏器功能衰竭等。

（三）检查

1. 实验室检查 外周血象：血白细胞、淋巴细胞计数不高或降低，重症患者白细胞及淋巴细胞减少，并可有血小板降低（出血征象者血小板降低，ALT、AST 可异常）。病毒抗原及基因检测：患者呼吸道标本采用免疫荧光或酶联免疫检测甲型流感病毒核蛋白抗原（NP）、禽流感病毒 H 亚型抗原。也可用 RT-PCR 法检测禽流感病毒亚型特异性 H 抗原基因。病毒分离：患者呼吸道标本中分离禽流感病毒。血清学检测：患者发病初期和恢复期血清禽流感病毒亚型毒株抗体滴度呈 4 倍或以上升高，可作为回顾性诊断指标。

2. 影像学检查 胸部 X 线片可显示单侧或双侧肺内片状影。重症患者病变进展迅速，呈大片毛玻璃样影及肺实变影，可出现胸腔积液。

（四）诊断要点

结合流行病学史、临床表现、实验室、影像学和病原学检查，可做出人禽流感的诊断。

1. 医学观察病例 曾到过疫点或与家禽及人感染高致病性禽流感患者有密切接触史，1 周内出现流感临床表现者。对于医学观察病例，应及时报告当地疾病预防控制机构，并对其进行 7 日的医学观察。

2. 疑似病例 有流行病学接触史和临床表现，患者血清甲型流感病毒和血清 H 亚型病毒抗原阳性。

3. 临床诊断病例 被诊断为疑似病例，但无法进一步取得实验室检查证据，而与其有共同接触史的人被诊断为确诊病例，而又能排除其他诊断者。

4. 确诊病例 有流行病学史和临床表现，从呼吸道标本（咽拭子、鼻咽或气管吸出物，痰或肺组织）或相关组织标本中分离到特定病毒；检测禽流感病毒亚型特异抗原或核酸检查阳性；发病初期和恢复期双份血清禽流感病毒特异性亚型抗体滴度 4 倍或以上升高。应注意有些患者可无流行病学接触史，诊断主要依靠病原学检查。

（五）鉴别诊断

人感染高致病性禽流感应注意与流感、普通感冒、肺炎、传染性非典型肺炎、传染性单核细胞增多症、巨细胞病毒感染、军团菌肺炎，衣原体、支原体肺炎鉴别。主要依靠病原学检测。

【治疗】

1. 对症支持治疗 对人感染高致病性禽流感目前无特异治疗方法，主要是综合性对症支持治疗。注意休息、多饮水、注意营养，密切观察病情变化；可应用解热药、止咳祛痰药等。对高热、体温超过 39℃ 者，应每日拍胸片、查血气。重症病例可给予糖皮质激素治疗，甲泼尼龙：成人 160 ~ 320mg/d，儿童 5mg/（kg·d）；面罩吸氧，无创和有创呼吸机辅助通气治疗，注意加强支持治疗。

2. 抗病毒治疗 应在发病 48 小时内应用抗病毒药物，可试用奥司他韦（达菲），达菲是一种神经氨酸酶抑制剂，对流感病毒可能有抑制作用，成人剂量 150mg/d，分两次服用，疗程 5 日。儿童用药，15kg 以内者，每次给药 30mg，16 ~ 23kg 每次给药 45mg，24 ~ 40kg 每次给药 60mg，40kg 以上则同成人。也可试用金刚烷胺和金刚乙胺，金刚烷胺和金刚乙胺为离子通道阻滞剂，可抑制禽流感病毒株的复制，早期应用可阻止病情发展、减轻病情、改善预后。金刚烷胺成人剂量 100 ~ 200mg/d，疗程 5 日，儿童 5mg/（kg·d），分 2 次口服，肾功能受损者酌减剂量。

3. 中医治疗 可根据患者的主证辨证施治，采用不同的治疗方案，在综合治疗基础上应用中西医结合治疗，可能提高疗效。

4. 抗生素 应在继发细菌感染明确时应用，可选用氟喹诺酮类或大环内酯类抗生素。

5. 重症患者的治疗 加强血氧监测，对经氧疗低氧血症不能纠正者，及时进行机械通气，按急性呼吸窘迫综合征治疗；防治继发细菌感染；出现多脏器功能衰竭时，采取相应治疗措施。

第七节 传染性非典型肺炎 (SARS)

传染性非典型肺炎 (infectious atypical pneumonia, IAP) 是由新型人冠状病毒 (coronavirus) 感染引起的一种以肺部病变为主、侵袭多脏器的新型急性呼吸道传染病，又称"严重急性呼吸综合征 (severe acute respiratory syndrome, SARS)"。临床特征是起病急、发热、干咳、气促、肺实变体征、外周血白细胞 (WBC) 不高或降低、胸片有炎症性改变等。传染性非典型肺炎具有较强的传染性和较高的病死率，我国已将传染性非典型肺炎定为乙类法定传染病。

【诊断依据】

（一）流行病学

SARS 是一种新发的传染病，表现有明显的流行病学特征。

1. 传染源 患者是 SARS 的主要传染源。急性期患者体内病毒含量高，且症状明显，以咳嗽、打喷嚏等方式经呼吸道分泌物排出大量病毒，可传播至易感者，特别是重症患者，频繁咳嗽、使用呼吸机通气、呼吸道分泌物中大量排毒是本病的主要传染源。

超级传染源 (supper spreader) 是本病传播中的一个重要现象，在 SARS 流行期间个别患者造成数十甚至数百个与其接触过的易感者感染。WHO 把 SARS 患者曾传播感染 10 名或 10 名以上其他人者，称之为超级传染源。

资料表明，潜伏期患者与病愈出院的康复者不引起本病的传播。至于隐性感染者是否存在以其作为传染源的意义，迄今尚无足够依据。

研究表明从果子狸、貉等野生动物体内分离的与人 SARS 病毒基因属序列高度同源的冠状病毒，提示这些动物有可能是 SARS 病毒寄生宿主和本病的传染源。

2. 传播途径

（1）飞沫传播：短距离的飞沫传播，是本病的主要传播途径。SARS 冠状病毒存在于患者呼吸道黏液或纤毛上皮脱落细胞里。当患者咳嗽、打喷嚏或大声讲话时，飞沫直接或形成气溶胶颗粒，被易感者吸入而感染。飞沫在空气中停留的时间短，移动的距离约 1 米，故只能近距离传播本病。

（2）接触传播：易感者通过直接接触患者的呼吸道分泌物、消化道排泄物或其他体液，或者接触被患者污染的物品，均可导致感染。

在某些特定的环境因素影响下，患者的腹泻物中的病毒可经住宅建筑中的污水排放系统和排气系统造成环境的污染，导致较大量的易感者感染。以 2003 年 3 月 14 日~4 月 15 日香港陶大花园 SARS 共感染了 321 例。调查显示仅 4% 患者有 SARS 患者接触史。这些患者 66% 有腹泻史，由于原有高载量病毒的粪排泄物污染下水道、排气道，造成环境污染，在这次暴发中起十分重要的作用。偶见实验室人员因接触 SARS 标本而感染本病。

3. 易感性和免疫力　人群普遍易感。发病者大多数为青壮年，儿童和老年人较少见。患者家庭成员和收治本病的医务人员属高危人群。本病康复后尚无再次发病报道，提示病后可获得一定程度的免疫力。

4. 流行特征

（1）一般特征：地区分布。集中于城市，农村甚少发病。时间为冬春季，我国 5 月 ~ 11 月均有流行高峰，有的城市可出现 2 次流行高峰。年龄以青壮年为主，儿童很少感染，老年感染者病死率高。

（2）迅速传播，波及面广：患者作为主要传染源，经飞沫传播，在当今交通工具发达的时代，在新发传染病流行早期防备不足，以迅速、跨地区、跨国传播为其特征。2003 年 8 月我国卫生部公布传染性非典型肺炎在 24 个省市，266 个县市流行，共有 5327 例患者，治愈 4959 例，死亡 349 例。WHO 公布资料，截至 2003 年 8 月全球约 32 个国家和地区出现疫情，累计病例 8422 例，其中医务人员 1725 例，死亡 916 例。

（3）聚集性发病：有明显的家庭和医院聚集性发病现象，社区以散发为主，偶见点状暴发流行。如广东第 2 例 SARS 病例先后导致 8 个医务人员和家属感染。越南首发病例导致 20 名医务人员群体发病。

（二）临床表现

本病潜伏期为 1 ~ 16 日，常见 3 ~ 5 日。根据病情轻重可分为轻型、普通型和重型。

1. 普通型 病程经过可分为四期。

（1）前驱期：2 ~ 3 日。起病急骤，发热为首发症状，多数超过 38℃，伴头痛、肌肉酸痛、全身乏力等症状，常无鼻塞、流涕等上呼吸道症状，部分患者可有腹泻。

（2）进展期：4 ~ 9 日。发热、乏力、肌肉酸痛等中毒症状加重。体温可在 2 ~ 3 日内高达到 39℃以上，常伴干咳、少痰，偶有血丝痰，可有胸闷，肺部体征不明显，部分患者可闻及少许湿性啰音。胸片肺部阴影在发病 2 ~ 7 日出现，部分患者可有肝、脾大及肝区叩痛，肝功能异常。

（3）极期：10~14日。持续高热，体温多在39.5℃以上，也可在退热后再次发热，中毒症状加重。呼吸困难十分明显，动则出现气喘、胸闷、心悸、出汗、频繁咳嗽，约5%患者可见出现呼吸窘迫综合征。部分患者可出现心、肝、肾多脏器损害也可导致多脏器功能衰竭（MODS），多数为可逆性。听诊可闻及广泛湿性啰音，胸片示炎症阴影常迅速发展为多叶性病变。此期易发生继发感染。

（4）恢复期：病程15~21日，发热渐退，呼吸道症状与体征减轻，逐渐消失。肺部炎症改变的吸收与恢复较为缓慢，可在体温正常后2周左右肺部炎症才完全吸收。

2. 轻型　病情轻，仅有低热、轻度干咳，无气促和呼吸困难，血气分析无低氧血症的表现，肺部可有局限性斑片状影，一般2~3日可吸收，无肺纤维化等后遗症。

3. 重型　病情重，进展迅速，出现呼吸衰竭，符合下述标准之一即可诊断为重型SARS：①呼吸困难，呼吸频率>30次/分；②低氧血症，动脉血氧分压（PaO_2）<70mmHg，或动脉血氧饱和度（SpO_2）<93%，或氧合指数<300，可诊断为急性肺损伤（ALI）或急性呼吸窘迫综合征；③多叶病变且病变范围超过1/3或X线胸片显示48小时内病灶进展>50%；④休克或多器官功能障碍综合征；⑤具有严重基础疾病或合并其他感染性疾病，或年龄>50岁。

4. 儿童SARS的特点　多见于3~12岁儿童，临床症状轻，一般起病急，多以发热为首发症状，体温一般>38℃，多无寒战、胸痛、肌肉酸痛等，但咳嗽、咳痰发生率较成人高，预后多良好。

5. 老年SARS的特点　多合并基础疾病或有并发症，呼吸道症状较成年人重，病情进展快，早期可出现咳嗽、咳痰、胸闷、气短及呼吸困难，易发生继发感染，病死率高。

6. SARS的合并感染　肺部细菌感染包括大肠埃希菌、

金黄色葡萄球菌、凝固酶阴性葡萄球菌、B 族链球菌等。真菌感染以白色念珠菌、热带念珠菌为多见。偶见败血症，继发感染可与大剂量皮质激素治疗有关，老年伴基础疾病者合并感染亦多见。

（三）检查

1. 一般检验

（1）血常规：白细胞计数正常或下降，淋巴细胞多数减少，部分患者血小板亦下降。T 淋巴细胞亚群 CD_3^+、CD_4^+ 及 CD_8^+ T 淋巴细胞均显著减少，且与疾病严重性有一定相关性。上述变化进入恢复期均能复常。

（2）血液生化：肝功能中 ALT 与 AST 可升高，LDH 与 CK 可明显升高。

2. 病原学检查

（1）抗体检验：IFA（被感染细胞的免疫荧光玻片）和 ELISA 与患者血清发生特异、高水平反应，可从潜伏期（早期）阴性转为阳性或 4 倍滴度的升高。一般认为 IgM 抗体在 7 日出现，而 IgG 抗体在 14 日后出现，抗体效价可持续升高，在病后第 3 个月仍保持很高的滴度。抗体试验阳性结果提示该患者受到 SARS 病毒的感染。

（2）分子诊断：以逆转录聚合酶链反应，检查患者血液、呼吸道分泌物、大便等标本中 SARS-Cov 的 RNA。PCR 检测阳性结果表明被检标本中存在 SARS 病毒的遗传物质（核酸），具有早期诊断价值。在判断 PCR 结果时应注意：①采用严格的标准来对待阳性结果，需要对原始标本重复进行 PCR 检验或同一标本在合作实验室进行交叉检验；②若 PCR 为阴性，不能排除 SARS，因受采集方法、样品保存、运输等因素影响。

（3）病毒分离：将患者呼吸道分泌物、血液、粪便悬液等接种到 Vero 细胞，可出现早期致细胞病变效应，可用间接免疫荧光抗体试验显示其 SARS-Cov 的存在。

3. 影像学诊断 多数患者在起病早期即有胸部 X 线检查异常，多呈斑片状或网状改变。起病初期常呈单灶病变，短期内病灶迅速增多，常累及双肺或单肺多叶，部分患者进展迅速，呈大片状阴影，双肺周边区域累及较为常见，而胸腔积液、空泡形成以及肺部淋巴结增大等表现则少见。对于胸片无病变而临床又怀疑是该病的患者，1～2 日内要复查胸部 X 线检查。肺部阴影吸收、消散缓慢，肺部阴影改变有时可与临床症状、体征不平行。胸部 CT 早期表现为毛玻璃样阴影、胸膜下灶性实变，伴支气管充气征，通常见于中、下叶后区。有特征性的外周肺泡不透明阴影，类似于闭塞性细支气管炎的影像学改变。

（四）诊断要点

1. 诊断依据

（1）流行病学资料

①与发病者有密切接触史或属受传染的群体发病者之一，或有明确传染他人的证据。

②发病前 2 周内曾到过或居住于报道有传染性非典型肺炎患者并出现继发感染疫情的区域。

（2）症状与体征：起病急，以发热为首发症状，体温一般 >38℃，偶有畏寒；可伴头痛、关节酸痛、肌肉酸痛、乏力、腹泻；常无上呼吸道卡他症状；可有咳嗽，多为干咳、少痰，偶有血丝痰；可有胸闷，严重者出现呼吸加速、气促或明显呼吸窘迫。肺部体征不明显，部分患者可闻及少许湿啰音或有肺实变体征。有少数患者不以发热为首发症状。

（3）实验室检查：外周血白细胞计数一般不升高或降低，常有淋巴细胞数减少。

（4）胸部 X 线检查：肺部有不同程度的片状、斑片状浸润性阴影或呈网状改变，部分患者进展迅速，呈大片阴影；常为多叶或双侧改变，阴影吸收消散较慢；肺部阴影与症状、体征可不一致。若检查结果阴性1~2日后应予复查。

（5）抗菌药物治疗无明显效果。

2. 诊断标准

（1）疑似诊断病例：符合上述诊断依（1）① +（2）+（3）条，或（1）② +（3）+（4）条，或（2）+（3）+（4）条。

（2）临床诊断病例：符合上述（1）① +（2）+（4）条及以上，或（1）② +（2）+（3）+（4）条，或（1）② +（2）+（4）+（5）条。

（3）医学观察病例：符合上述（1）② +（2）+（3）条。

3. 重症诊断标准　在上述诊断基础上，符合下列标准中任何一项，可诊断为重症病例。

（1）肺多叶病变或X线胸片48小时内病灶进展＞50%。

（2）呼吸困难：呼吸频率＞30次/分。

（3）低氧血症：吸氧3~5L/min条件下，血氧饱和度（SaO_2）＜93%，或氧合指数＜300mmHg。

（4）休克、ARDS或多器官功能不全综合征（MODS）。

（五）鉴别诊断

注意排除其他病原体引起的肺炎、肺结核、肺部肿瘤、非感染性肺间质性疾病、肺水肿、肺不张、肺栓塞、肺嗜酸粒细胞浸润症、肺血管炎等临床表现类似的肺部疾病，并与上呼吸道感染、流行性感冒等进行鉴别诊断。

【治疗】

1. 一般治疗　住院隔离；卧床休息；注意水、电解质平衡，适当补充液体和维生素。密切观察病情变化（多数患者在发病14日内都有可能属于进展期），应定期复查胸片（病情未稳定时1~2日复查1次，稳定后2~4日1次）和心、肝、肾功能等。对出现气促，PaO_2 ＜70mmHg或SpO_2 ＜93%者，给予氧疗，一般给予持续鼻导管或面罩给氧，流量为 3 ~ 5L/min；对伴有胸闷、呼吸困难或达到重症诊断标准者，应进行末梢血 SaO_2 监测。

2. 心理治疗　鉴于传染性非典型肺炎是一种新型传染病，患者有恐惧心理，应加强 SARS 患者的心理疏导，建立良好的医患关系。

3. 肾上腺糖皮质激素　肾上腺糖皮质激素应用不当可引起严重后果，包括抑制机体免疫功能，引起病情加重和严重的继发性感染。重症患者可考虑使用肾上腺糖皮质激素，减轻肺的渗出、损伤和后期的肺纤维化。应用指征为：①有严重中毒症状，高热不退；②达到重症病例诊断标准者。可根据病情选择相当于甲泼尼龙 80 ~ 320mg/d 的剂量，待病情缓解或胸片有吸收后逐渐减量停用，切忌减量过快，易引起病情反复。儿童患者慎用。

4. 抗病毒治疗　目前尚无肯定疗效的抗新型人冠状病毒的药物，根据具体病情可选用利巴韦林、α-干扰素等，可试用蛋白酶类抑制剂如洛匹那韦、利托那韦。体外研究发现甘草甜素具有很强的抗新型人冠状病毒的作用。

5. 对症治疗

（1）体温 >38.5℃时，可予物理降温，可酌情使用解热镇痛药。

（2）咳嗽患者在干咳频繁的情况下，应给予镇咳药。

（3）腹泻为水泻时，应给予蒙脱石散口服止泻。

6. 继发感染治疗　传染性非典型肺炎病程中可发生继发感染，如衣原体、支原体、细菌等，可采用大环内酯类、喹诺酮类药物治疗，并可根据获得的细菌和药敏试验结果调整用药。

7. 增强免疫制剂的应用　因为传染性非典型肺炎的发病机制不清楚，目前没有明确证据表明免疫调节剂在传染性非典型肺炎患者的治疗中具有肯定作用。恢复期患者血清可能有助于病情的恢复。

8. 防治真菌及二重感染

（1）合理应用抗生素及肾上腺糖皮质激素。

（2）定期监测尿常规和痰、粪培养及真菌涂片，加强口腔护理。

9. 无创、有创呼吸机的应用 无创、有创正压通气呼吸机的应用，应在呼吸科或监护病房（ICU）专科医生的指导下或者经过严格培训的医生指导下使用。高度重视不规范使用呼吸机可能带来的严重后果。气管插管或气管切开需请专科人员操作。临床研究发现一氧化氮（NO）吸入具有一定的治疗效果。

（1）无创正压人工通气：无创正压人工通气（NPPV）可以改善呼吸困难症状，改善肺的氧合功能，有利于患者度过危险期，减少患者气管插管通气的需要。

①应用指征：a. 有明显的胸闷和呼吸困难；b. 呼吸次数 >30 次/分；c. 吸氧 5L/min 条件下 SaO_2 <93%。

②禁忌证：a. 有危及生命而需要紧急气管插管的情况；b. 气道分泌物多和排痰能力障碍；c. 不配合和不耐受 NIPPV 治疗；d. 血流动力学不稳定和有 MODS。

（2）有创人工通气：临床经验表明，适时进行有创人工通气是减少 SARS 病死率的重要措施。

①应用指征：a. 严重呼吸困难；b. 吸氧 5L/min 条件下 SaO_2 <90% 或氧合指数 <200mmHg；c. 使用无创正压通气，患者不能耐受，或呼吸困难无改善，或病情显示恶化趋势；d. 有危及生命的临床症状或出现 MODS。

②人工气道建立的途径、方法：应根据每个医院的经验和具体情况来选择鼻气管插管、经口气管插管或气管切开。

10. 中医治疗 可根据不同时期及患者的主证采用不同的治疗方案，在综合治疗基础上应用中西医结合治疗，可能提高疗效。

第八节 流行性腮腺炎

流行性腮腺炎（mumps）是一种由腮腺炎病毒所引起的急性呼吸道传染病，主要发生在儿童和青少年。腮腺炎病毒除侵犯腮腺外，尚能引起脑膜炎、脑膜脑炎、睾丸炎、卵巢炎和胰腺炎等。

【诊断依据】

（一）流行病学

1. 传染源 早期患者和隐性感染者为传染源。患者的唾液、血液、尿及脑脊液中均可含有病毒，自腮腺肿大前 7 日至肿大后 9 日均有传染性。无腮腺肿大的其他器官感染者亦能从唾液和尿中排出病毒。

2. 传播途径 主要通过飞沫传播。

3. 流行情况 本病为世界性疾病，人群普遍易感，感染后一般可获较持久的免疫力。全年可发病，以冬、春季为主。

（二）临床表现

本病潜伏期为 14～25 日，平均 18 日。多数患者无前驱症状，部分患者可有短暂的前驱期，表现为发热，以低热为主、倦怠、食欲不振、头痛、全身不适，部分幼儿可能先以耳痛为主诉。1～2 日颧骨弓或耳部疼痛，腮腺逐渐肿大，体温上升可达40℃。腮腺的肿胀多为双侧性，一般先见于一侧，1～2 日后波及对侧，两侧肿大的亦不少见。肿大的腮腺以耳垂为中心向周围蔓延，向前、后下发展，使下颌骨边缘不清，2～3 日达高峰，上缘可达颧骨弓，后缘达胸锁乳突肌，下缘延至颌骨下而达颈部，以致脸面变形，同时伴有周围组织水肿，局部皮肤紧张发亮，具有弹性感，表面灼热并有触痛但不化脓。因腮腺管发炎部分阻塞，故进酸性食物促使腺体分泌而疼痛加剧。腮腺管口（位于上颌第二臼齿旁颊黏膜上）常红肿。颌下腺及舌下腺亦可先后受累，少数患儿仅有颌下腺、舌下腺肿胀而无腮腺肿胀。腮腺的高度肿大持续 4 ~ 5 日，以后逐渐减退，整个过程 1 ~ 2 周。

（三）并发症

1. 神经系统并发症 脑膜炎、脑膜脑炎为儿童腮腺炎中最常见的并发症。发生率约 15%。一般在腮腺肿胀 3 ~ 10 日出现症状，也可在腮腺肿大前 1 ~ 2 周或迟至腮腺肿大后 2 ~ 3 周发病，或与腮腺肿胀同时发生。临床表现和脑脊液变化与其他病毒性脑炎相同，脑脊液主要是淋巴细胞增高，白细胞计数在 $2.5 \times 10^7/L$ 左右。少数患者脑脊液中糖降低。腮腺炎脑炎的预后一般良好，绝大多数在其病后 10 日左右痊愈。本病也可并发多发性神经根炎、脊髓炎、三叉神经炎、偏瘫、上行性麻痹等。脑膜炎或脑炎患者，常有高热、谵妄、抽搐、昏迷，重症者可致死亡，流行性腮腺脑炎的病死率为 0.5% ~ 2.3%。可遗留耳聋、视力障碍等后遗症。

2. 生殖系统并发症 腮腺炎病毒多侵犯成熟生殖腺体，成年男性可并发睾丸炎，多在腮腺肿胀后 1 周左右，腮腺肿大开始消退后再次出现高热、睾丸肿大、疼痛。常合并附睾炎、鞘膜积液和阴囊水肿，常为单侧，约 1/3 的病例为双侧受累。急性症状 3 ~ 5 日，持续 10 日左右消退，部分患者睾丸炎后会发生不同程度的睾丸萎缩，这是腮腺炎病毒引起睾丸细胞破坏引起，但很少引起不育症。5% 成年女性可发生卵巢炎，表现为下腹痛，右侧卵巢炎患者可酷似阑尾炎，有时可触及肿大的卵巢。一般不影响生育力。

3. 急性胰腺炎 儿童少见，常发生在腮腺肿大后 3 ~ 7 日，主要症状为体温骤升、恶心、呕吐、上腹剧痛，一般在一周左右恢复。

4. 肾炎、心肌炎、乳腺炎、甲状腺炎、关节炎、胸膜

炎等也偶有发生

（四）检查

1. 血常规 白细胞总数大多正常或稍减，淋巴细胞相对增加。有并发症时，白细胞总数及中性多型核细胞可有增加。合并有睾丸炎者白细胞可以升高。

2. 淀粉酶检查 90%患者在疾病早期血清淀粉酶和尿淀粉酶的含量都明显增高，且与腮腺肿胀程度成正比，无腮腺肿大的脑膜炎患者，血和尿中的淀粉酶也可升高。测定淀粉酶可与其他原因的腮腺肿大或其他病毒脑膜炎相鉴别。血脂肪酶明显的增高，提示胰腺炎的诊断。

3. 血清免疫学检查 应取急性期及痊愈期（病后2~3周）血标本各一份以作对照。若效价递增，即为阳性。常用以下方法。

（1）补体结合反应：恢复期血清中抗体效价较急性期增高4倍，即为阳性。在病后1个月达最高效价，3个月后逐渐降至较低水平，可维持多年。

（2）血凝抑制试验：受病毒感染的鸡胚，可使鸡的红细胞凝集。腮腺炎患者恢复期血清虽经稀释后仍可抑制这种凝集作用。如恢复期血清发生此种凝集抑制反应的效价比疾病初期的血清增加4倍，即为阳性。

（3）抗体检查：近年来用酶联免疫吸附法或间接荧光免疫检测IgM抗体，可做早期诊断。

（4）抗原检查：近年来有应用特异性抗体或单克隆抗体来检测腮腺炎抗原，可做早期诊断。应用多酶聚合反应（PCR）技术检测腮腺炎病毒RNA，可大大提高可疑患者的诊断。

4. 病毒分离及其他早期诊断 可用猴肾等组织细胞从早期患者的唾液、血、尿中或并发脑膜炎者的脑脊液中分离病毒。快速诊断可用直接荧光抗体检测唾液腺中的病毒。

（五）诊断

1. 临床表现及流行病学史 主要根据有发热和腮腺或颌下腺肿大，结合当地和单位有流行性腮腺炎流行或发病前2~3周有流行性腮腺炎患者接触史，即可做出临床诊断。

2. 实验室检查 90%的患者发病早期有血清和尿淀粉酶升高。应用ELISA方法检测血清中腮腺炎病毒的IgM抗体，可做出近期感染的诊断。亦可采用补体结合试验和血凝抑制试验检测抗体，如恢复期抗体效价较急性期增高4倍或4倍以上，亦可诊断。此外，应用特异性抗体或单克隆抗体检测腮腺炎病毒抗原或RT-PCR法检测腮腺炎病毒RNA，可大大提高诊断的阳性率，并可用作早期诊断。

（六）鉴别诊断

1. 化脓性腮腺炎 常常是一侧性腮腺肿大，挤压腮腺时有脓液自腮腺管口溢出；不伴睾丸炎或卵巢炎；末梢血白细胞计数和中性粒细胞明显增高。

2. 其他病毒性腮腺炎 其他病毒如流感A病毒、肠道病毒中的柯萨奇A组病毒及淋巴细胞脉络丛脑膜炎病毒等感染人体后可以引起腮腺炎，临床上不易区分，需根据血清学检查和病毒分离进行鉴别。

3. 其他原因的腮腺肿大 腮腺导管阻塞、糖尿病、结节病、营养不良均可引起腮腺肿大，局部常无明显疼痛和压痛。

4. 过敏性腮腺炎 如口服碘化物、硫氧嘧啶、胍乙啶等可引起腮腺和其他唾液腺肿大，根据病史和腺体分泌物中有嗜酸粒细胞可鉴别。

5. 颈和耳部淋巴结炎 能触及坚硬的淋巴结，边缘清楚，且肿大不是以耳垂为中心。

【治疗】

（1）一般治疗和对症治疗：注意卧床休息，一般给予流质饮食，免进酸性食品，保持清洁口腔。头痛和腮腺胀痛可应用镇痛药。

（2）抗病毒治疗：发病早期可试用利巴韦林 15～30 mg/（kg·d），分 3～4 次口服，疗程 5～7 日。

（3）中药治疗：主要为清热解毒、软坚消痈。

（4）肾上腺皮质激素的应用：重症或并发脑膜脑炎、心肌炎患者，可静脉滴注地塞米松，每日 5～10mg，3～5 日，一般患者不宜应用。

（5）并发症的处理

①脑膜炎、脑膜脑炎：同其他病毒性脑炎，出现剧烈头痛、呕吐疑为颅内高压的患者，可应用 20% 甘露醇 250ml 静脉快速滴注，每 4～12 小时一次。

②睾丸炎：睾丸胀痛可用棉花垫和丁字带托起。

③其他并发症：如心肌炎、胰腺炎按相应疾病处理。

（6）患者应按呼吸道传染病隔离至临床症状消失止。由接诊医师填报传染病卡。

（7）目前国内外应用减毒活腮腺炎疫苗，进行皮内、皮下接种，亦可采用喷鼻或气雾方法。90% 以上可产生抗体，有很好预防效果。

第九节　麻疹

麻疹（measles，rubeola）是由麻疹病毒引起的急性呼吸道传染病，临床特征为发热、咳嗽、流涕、眼结膜炎、特殊的口腔麻疹黏膜斑，又称科普利克斑（Koplik's spots）及皮肤斑丘疹。自从国内外广泛应用麻疹减毒活疫苗以来，已有力地控制了该病的流行。

【诊断依据】

（一）流行病学

1. 传染源　急性麻疹患者是最主要的传染源，发病前 2

日（潜伏期末）至出疹后5日内具有传染性，前驱期传染性最强，出疹后迅速降低，疹退时已无传染性。传染期患者的口、鼻、咽、眼结膜分泌物、痰、尿、血液内均含有病毒。无症状带病毒者和隐性感染者较少，传染性也较低。恢复期不带病毒。

2. 传播途径 主要经呼吸道传播，当患者咳嗽、说话、打喷嚏时，病毒随排出的飞沫经口、咽、鼻部或眼结膜侵入易感者，密切接触者也可经被病毒污染的手传播。通过第三者或衣物、用具等间接传播的机会极少。

3. 人群易感性 普遍易感，传染性极强，易感者接触患者后90%以上发病，病后可获得持久免疫力。成人多因幼儿时患过麻疹或接种过麻疹疫苗而获免疫力，6个月内婴儿可受到母体抗体的保护，很少得病，故易感人群主要集中在6个月至5岁小儿。目前成年麻疹病例的报道增加，主要原因是幼时接种过麻疹疫苗，以后未再复种，也未遇到麻疹患者而致免疫力逐渐下降而成为易感者。另外，未计划免疫或免疫失败的青少年也已成为易感者而使其发病率有增加趋势。

4. 流行特征 麻疹疫苗在扩大免疫接种前全球各地均有麻疹流行，我国在未接种麻疹疫苗前，每隔一年就出现一次流行，发病率及病死率均很高。麻疹疫苗普及接种后，麻疹发病率及病死率显著下降。

（二）临床表现

本病潜伏期6~18日，平均10日左右。严重感染或输血感染者可短至6日；曾接受被动或主动免疫者可延至3~4周。

1. 典型麻疹 潜伏期6~18日，多数为10~14日，曾接受主动免疫或被动免疫者可延长3~4周。

（1）前驱期：一般3~4日（1~8日）。主要表现为上呼吸道及眼结膜炎症，有发热、咳嗽、喷嚏、流涕、流泪、畏光、结膜充血、眼睑水肿，并有浆液脓性分泌物。于病程 2 ~ 3 日，约 90% 的患者在口腔两侧正对第一白齿的颊黏膜出现麻疹黏膜斑，持续 2 ~ 3 日即消失，为早期诊断的重要依据。

（2）出疹期：发热 3 ~ 5 日后，当呼吸道症状及体温达高峰时开始出现皮疹，初见于耳后、发际，渐及额、面、颈、躯干及四肢，最后达手掌与足底，2 ~ 5 日达高峰。皮疹初为淡红色斑丘疹，继而增多，呈鲜红色，以后逐渐融合成暗红色、形状不规则的斑丘疹，疹间皮肤正常。皮疹为充血性，压之褪色，少数病例皮疹呈出血性。出疹时全身中毒症状加重，体温高达 40℃ 左右，精神萎靡、咳嗽频繁、声音嘶哑、畏光、结膜红肿、眼睑水肿。重者可有谵妄、抽搐。出疹期为 3 ~ 5 日。

（3）恢复期：出疹 3 ~ 5 日达高峰后，体温开始下降，于 12 ~ 24 小时内，降至正常，全身情况迅速改善，呼吸道症状减轻，结膜炎症迅速消失。皮疹按出疹先后顺序消退，皮疹消退后有糠麸样脱屑及浅褐色色素沉着，以躯干为多，经 1 ~ 2 周消失。无并发症者病程为 10 ~ 14 日。

2. 非典型麻疹 根据麻疹病毒强弱、进入人体数量多少、患者年龄大小、健康状况、营养优劣、免疫力高低等，麻疹的临床发展过程可呈以下非典型表现。

（1）轻型麻疹：大多因体内对麻疹病毒有部分免疫力所致，如 6 个月以下婴儿尚留存来自母体的被动免疫抗体、以往接种麻疹减毒活疫苗者或第二次患麻疹者。感染麻疹后临床症状较轻，潜伏期可长至 3 ~ 4 周，前驱期较短，发热及上呼吸道症状均较轻，麻疹黏膜斑不典型或不出现，皮疹稀疏，病程短，较少并发症。

（2）重型麻疹：大多由于患者体弱、营养差、免疫力低或继发细菌感染等并发症而使麻疹病情加重。起病急骤，高热40℃以上，出现严重中毒症状：谵妄或昏迷，反复抽搐，呼吸急促，唇指发绀，脉细速，皮疹密集，呈暗红色且融合成片（中毒性麻疹）；有时皮疹呈出血性，形成紫斑，伴内脏出血（出血性麻疹）；有时皮疹呈疱疹样，可融合成大疱（疱疹性麻疹）；皮疹少或皮疹突然隐退，遗留少数皮疹呈青紫色，面色苍白或青灰色，大多因心功能不全或循环衰竭引起（休克性麻疹）。此类患者病情危重，病死率高。

（3）异型麻疹：急起高热、头痛、肌痛、乏力等，多数无麻疹黏膜斑，2～3日后出现皮疹，但从四肢远端开始，逐渐及躯干与面部，皮疹为多形性，有斑丘疹、疱疹、紫癜或荨麻疹，一般可同时见到2～3种皮疹形态。

（4）成人麻疹：全身症状较小儿为重，麻疹黏膜斑往往与皮疹同时出现或迟于皮疹出现，皮疹多密集，青年人麻疹中70%～80%有继发性肝功能异常，但并发细菌感染者少见。孕妇患麻疹可发生死胎。

3. 并发症

（1）肺炎：麻疹病毒感染常波及肺部，多见于5岁以下的小儿，大多发生在出疹期，全身中毒症状严重，有高热、咳嗽、气急、唇指发绀。肺部啰音增多，X线检查可见大片融合病灶。金黄色葡萄球菌感染尤易并发肺脓肿、脓胸或脓气胸、心包炎等，病程常迁延不愈，可导致支气管扩张症。

（2）喉炎：麻疹病程中的轻度喉炎，为麻疹的自身症状之一，预后良好。继发性喉炎多由金黄色葡萄球菌或溶血性链球菌引起，有声嘶、犬吠样咳嗽、吸气性呼吸困难（可见三凹征：胸骨上窝、锁骨上窝、肋间隙内陷）。严重者有面色苍白、发绀、气促、烦躁，如不及时抢救，可因喉梗阻引起窒息而死亡。

（3）心血管功能不全：多见于2岁以下小儿，表现为气急、烦躁、面色苍白、发绀、四肢厥冷、脉细速、心音低钝。肝脏可急剧肿大，心电图检查有低电压、T波改变、传导异常等。少数患者有心肌炎或心包炎。

（4）脑炎及亚急性硬化性全脑炎（subacute sclerosing panencephalitis，SSPE）：①麻疹脑炎的发生率为0.01%~0.5%，主要为儿童，多见于出疹后2~6日，表现为高热、头痛、呕吐、嗜睡、昏迷、惊厥及强直性瘫痪等。脑膜刺激征和病理反射征阳性，脑脊液白细胞数增加（多为单核细胞），蛋白质增加，糖正常。少数脑脊液亦可正常。病死率约15%，多数经1~5周恢复，部分患者留有智力障碍、瘫痪、癫痫、失明、耳聋等后遗症。②亚急性硬化性全脑炎，很少见，潜伏期2~17年，是麻疹的远期并发症，表现为亚急性进行性脑组织退变。脑组织中能分离出麻疹病毒，血清和脑脊液的麻疹抗体持续强阳性。③因接种麻疹活疫苗后而发生者则潜伏期较短，平均3.3年。患者逐渐出现智力减退、性格异常、运动不协调、各类癫痫发作和视觉、听觉及语言障碍，最后出现去大脑强直而死亡。

（5）其他并发症：营养不良，如维生素A缺乏症可出现角膜软化，导致穿孔、失明；B族维生素缺乏可致口腔炎。结核病复发或扩散引起粟粒性肺结核及结核性脑膜炎等。

4. 体格检查 典型皮疹，淋巴结、肝、脾大。发生肺、心、脑等并发症时有相应发现。

（三）检查

1. 一般检查 血白细胞总数减少，白细胞计数为$(4.0 \sim 6.0) \times 10^9$/L，淋巴细胞相对增高。如果白细胞数增加，尤其是中性粒细胞增加，提示继发细菌感染；淋巴细胞严重减少，提示预后不良。

2. 血清学检查 酶联免疫吸附试验（ELISA）测定血清

特异性 IgM 和 IgG 抗体，敏感性和特异性好，具有诊断价值。发病后 2 日，IgM 抗体即开始出现，5～20 日最高，1 个月后明显下降或转阴，故采血时间为病后 3～25 日为最适宜，测定血清麻疹 IgM 抗体是早期诊断麻疹的标准方法；麻疹 IgG 抗体恢复期较早期 4 倍以上增高即为阳性，具有诊断价值。取早期和恢复期血清各 1 份做血凝抑制试验、中和试验或补体结合试验，抗体效价呈 4 倍以上升高亦为阳性。血清抗体检测主要用于麻疹诊断、人群抗体水平调查及疫苗免疫效果观察。

3. 病原学检查

（1）病毒分离：取早期患者眼、鼻、咽分泌物，血、尿标本接种于原代人胚肾细胞，分离麻疹病毒，因取材的时间很有限且培养技术复杂，不作为常规检查。

（2）蛋白水平检查：取早期患者鼻咽分泌物、血细胞及尿沉渣细胞，用免疫荧光或免疫酶法检查麻疹病毒抗原，如阳性，可做出早期诊断。

（3）核酸检测：采用逆转录－聚合酶链反应（RT-PCR）从临床标本中扩增麻疹病毒 RNA，是一种非常敏感和特异的诊断方法，用于麻疹的早期诊断，尤其适用于免疫力低下而不能产生特异抗体的麻疹患者。

（四）诊断要点

根据流行病学史和临床特点，典型病例即可临床确诊。非典型患者难以诊断，可根据病原学及血清抗体检查结果确诊。

（五）鉴别诊断

1. 风疹　前驱期短，全身症状和呼吸道症状轻，无麻疹黏膜斑，发热 1～2 日即出疹，皮疹主要见于面部、颈部及躯干，为稀疏的斑丘疹，色稍淡，1～2 日消退，无色素沉着和脱屑，常伴耳后、枕后、颈部淋巴结肿大，常无并发症。

2. 幼儿急疹 多发于婴幼儿，急起高热，持续 3~5 日骤降，热退时或热退后出疹，为散在的玫瑰色斑丘疹，以躯干为多，1~3 日皮疹褪尽，褪后不脱屑，上呼吸道症状轻。

3. 猩红热 前驱期发热，发病后 1~2 日全身出现针尖大小的红疹，隆起于皮肤表面，疹间皮肤充血，压之褪色，面部无皮疹，口周苍白圈，咽痛明显，扁桃体肿大，可见杨梅舌，皮疹持续 4~5 日随热降而褪，出现大片脱皮。血白细胞总数增高显著，以中性粒细胞为主。咽拭子培养可获 A 族 β-溶血性链球菌。

4. 药物疹 有近期服药史，低热或无热，皮疹多样伴痒感，无黏膜斑和卡他表现，血嗜酸粒细胞可增多，停药后皮疹不再发展而逐渐消褪。

5. 其他 麻疹应与败血症、斑疹伤寒、过敏性皮疹等疾病所致皮疹鉴别。可根据临床表现、皮疹特点结合流行病学史做出鉴别，难以鉴别者做免疫血清学检查。

【治疗】

本病的治疗主要为支持和对症治疗，加强护理和防治并发症。

1. 一般治疗 卧床休息，保持室内安静、通风，温度适宜。保持眼、鼻、口腔清洁，鼓励多饮水，给易消化和营养丰富饮食。

2. 对症治疗 高热以物理降温为主，可酌用小量退热剂，应避免急骤退热而致虚脱。咳嗽用去痰止咳药。体弱病重患儿可早期肌内注射丙种球蛋白，0.2~0.6ml/kg，肌内注射，每日 1 次，共 2~3 次。

3. 并发症治疗

（1）支气管肺炎：主要为抗菌治疗，常选用青霉素（3~5）万 U/（kg·d）治疗，肌内或静脉注射，也可根据痰菌药敏试验结果选用抗生素。高热中毒症状严重者，可短期应用氢化可的松 5~10mg/（kg·d）静脉滴注，2~3 日好转后即可停用。

（2）心肌炎：有心力衰竭者，宜及早静脉注射毒毛花苷 K 或毛花苷 C。重症者同时用肾上腺皮质激素治疗。有循环衰竭按休克处理。注意水、电解质平衡。

（3）急性喉炎：应尽量使患儿安静，蒸汽吸入稀释痰液，选用抗生素，重症者用肾上腺皮质激素以缓解喉部水肿。出现喉梗阻者应及早行气管切开术或气管插管。

第十节 风疹

风疹（rubella，German measles）是由风疹病毒引起的急性呼吸道传染病。其临床特征为上呼吸道轻度炎症、低热、红色斑丘疹和耳后、枕后与颈部淋巴结肿大。孕妇早期感染风疹后易引起胎儿先天性畸形。

【诊断依据】

（一）流行病学

1. 传染源 患者是唯一的传染源，成人亚临床型或隐性感染者比显性感染者多，因此是易被忽略的重要传染源。传染期在发病前 5~7 日和发病当日、发病后 3~5 日传染性最强。患者口、鼻、咽部分泌物以及血液、大小便等中均可分离出病毒。

2. 传播途径 一般儿童与成人风疹主要由飞沫经呼吸道传播，也可通过人与人之间密切接触传播。孕妇，特别是妊娠头 3 个月感染的风疹病毒，可通过胎盘屏障感染胎儿，引起流产、死产、早产，或有多种先天畸形的先天性风疹。胎内被感染的新生儿，特别是咽部可排病毒数周、数月甚至 1 年以上，因此通过污染的奶瓶、奶头、衣被、尿布及直接接触等感染缺乏抗体的医务人员、家庭成员或引起婴儿室内传播。

3. 易感人群 本病一般多见于 5 ~ 9 岁的儿童。在经济和卫生条件较差的国家，发病年龄以 1 ~ 5 岁为最多。据血清流行病学调查，风疹抗体的阳性率在幼年时期迅速上升，青少年期达高峰。近年用血凝抑制抗体检测法测风疹抗体，杭州报道小儿和成人中抗体阳性率为 98%，21 岁以上女性 100%；育龄妇女风疹抗体阳性率上海为 97.5%，北京为 99.28%。风疹较多见于冬、春季，近年来春夏发病较多，可在幼儿园、学校、军队中流行。上海市 1993 年春夏风疹暴发流行，发病率高达 451.57/10 万，其中 10 ~ 14 岁最高，次之为 5 ~ 9 岁。流行期中青年成人和老人中发病也不少见，6 个月以下小儿因母体来的被动免疫故很少患病。一次患病后大多有持久免疫。20 世纪 80 年代以来日本、美国、印度、墨西哥、澳大利亚等均有较大的流行。英国 1978 ~ 1979 年流行高峰时孕妇流产也最多，对该次流行中分娩的婴儿较长期随访，发现有些症状于生后 2 ~ 3 年时才表现出来。

（二）临床表现

1. 典型风疹

（1）前驱期：发病前 1 ~ 2 日内可有低热或中度发热，伴头痛、食欲减退、乏力、咳嗽、喷嚏、流涕、咽痛和结膜充血等轻微症状；偶有呕吐、腹泻、鼻出血、齿龈肿胀等。部分患者在咽部和软腭可见玫瑰色或出血性斑疹。

（2）出疹期：发热第 1 ~ 2 日后出疹，皮疹初见于面颈部，1 日内布满躯干及四肢，但手掌和足底无皮疹。皮疹为淡红色细点状斑疹、斑丘疹或丘疹，直径 2 ~ 3mm。面部、四肢远端皮疹较稀疏，部分融合后类似麻疹。躯干、背部皮疹密集，融合成片，类似猩红热皮疹。皮疹一般持续 3 日消退。出疹期常伴低热、轻度上呼吸道感染症状及耳后、枕后和颈后淋巴结肿大，肿大淋巴结有轻度压痛；可有轻度脾大。疹褪时体温恢复正常，全身症状消失，而脾脏及浅表肿大的淋巴结变小较慢，常持续 3~4 周。皮疹消褪后一般不留色素沉着，亦不脱屑。

2. 无皮疹性风疹　是指部分风疹患者只有发热、上呼吸道症状及淋巴结肿大而无皮疹。感染风疹病毒后亦可无任何症状和体征，仅血清学检查时风疹抗体阳性，即所谓隐性感染或亚临床感染。

3. 先天性风疹综合征　是指孕妇患风疹后（尤以妊娠 3 个月内），风疹病毒经胎盘传给胎儿，引起先天性风疹。除可发生死胎、流产和早产外，大多数婴儿出生时即有各种畸形或多种脏器损害表现，先天畸形以心血管畸形、白内障、小头畸形、智力障碍、骨发育障碍为多见，或表现为巨细胞性肝炎，肝、脾、淋巴结肿大，间质性肺炎，再生障碍性贫血，脑炎、脑膜炎或血小板减少性紫癜等。

4. 并发症　风疹并发症很少见，少数患者可并发脑炎、关节炎、中耳炎、支气管炎、肺炎、心肌炎、血小板减少性紫癜、肾病综合征等。

（三）检查

1. 周围血象　白细胞总数减少，淋巴细胞增多，并可出现异型淋巴细胞及浆细胞。

2. 快速诊断　近来采用直接免疫荧光法查咽拭子涂片脱落细胞中风疹病毒抗原，其诊断价值尚需进一步观察。

3. 病毒分离　一般风疹患者取鼻咽部分泌物，出疹前 4~5 日至疹后 1~2 日取标本，阳性率最高。先天性风疹患者取鼻咽部分泌物、尿、眼泪、脑脊液、血液、骨髓等标本分离病毒。

4. 病毒核酸检测　PCR 检测病毒 RNA，方便快捷、灵敏度高。

5. 血清抗体测定　如红细胞凝集试验、中和试验、补体结合试验和免疫荧光、双份血清抗体效价增高 4 倍以上为阳性，其中以红细胞凝集抑制试验最常用，因其具有快速、简便、可靠的优点，此抗体在出疹时即出现，1~2 周迅速上升，4~12 个月后降至开始时水平，并可维持终身。风疹特异性分泌型 IgA 抗体于鼻咽部可查得，有助诊断。

风疹抗体 IgM 阳性，表示患者近期感染。因此，测定血清中风疹 IgM 抗体，对于风疹早期诊断以及决定孕妇患者是否要终止妊娠非常重要。如果在新生儿期考虑先天性风疹时，最好同时检测母亲和婴儿的标本，并做动态观察以判断新生儿期的感染指标是来自母体的被动获得性抗体时，风疹抗体随年龄增长逐渐下降，如随访中风疹抗体逐渐升高即为婴儿已被感染，为此最好多观察几项指标。

（四）诊断要点

本病主要依据流行病学史，如风疹患者接触史结合临床表现，即可做出临床诊断。

1. 临床表现　有发热、特征性分布的风疹及浅表淋巴肿大等特点。新生儿出现先天性缺陷及畸形时，应注意考虑先天性风疹感染的可能。

2. 实验室检查

（1）病毒分离：可取患者鼻咽部分泌物或先天性风疹患儿的血液及体液标本做组织分离培养、免疫荧光法鉴定。结果有助于确诊及流行病学调查。

（2）血清抗体测定：无论采用何种血清免疫试验，均要求双份血清抗体效价增高 4 倍以上，可判定为阳性。如检测特异性 IgM 抗体阳性亦有诊断价值，尤其是对疑诊为先天性风疹的婴儿意义较大。

（五）鉴别诊断

风疹需注意与麻疹、猩红热等进行鉴别诊断，也应与肠道病毒感染、药物疹、传染性单核细胞增多症等相鉴别。先天性风疹综合征还需与宫内感染的弓形虫病、巨细胞病毒感染、单纯疱疹病毒感染相鉴别。此三种胎内感染与先天性风疹有相似症状。

【治疗】

风疹尚无特效药物治疗。

1. 一般治疗　患者应注意休息，对高热、头痛或咳嗽可予对症治疗。

2. 并发症治疗　风疹感染的主要并发症为脑炎及出血倾向。前者可按高热、昏迷、惊厥等症状给予对症处理。有明显出血倾向者可试用肾上腺皮质激素治疗，必要时输新鲜血或血小板控制出血。先天性风疹引起的缺陷及畸形，应给予必要的关怀和护理，尽可能采取手术及矫治畸形的方法处理。

第十一节　水痘

水痘（varicella，chickenpox）是由水痘－带状疱疹病毒引起的急性传染病，临床表现以皮肤黏膜上分批出现的斑疹、丘疹、水痘和疱疹为主要特征，而全身症状较轻。本病多见于儿童，主要通过飞沫和接触传播，一般呈自限性，但少数患者可合并水痘脑炎、水痘肺炎，继发细菌感染，重者危及生命。

【诊断依据】

（一）流行病学

1. 传染源　水痘患者是唯一的传染源。接触水痘虽可引起带状疱疹，但接触带状疱疹后发生水痘则少见，更不会发生带状疱疹。在水痘病程中，病毒存在于鼻咽分泌物、病变黏膜、皮肤组织、疱液和血液中。一般自出疹前1日至出疹后5日或至皮疹全部结痂后、干燥前均有传染性。

2. 传播途径 水痘传染性极强。主要通过飞沫经呼吸道传播；亦可经直接接触传播，被病毒污染的衣物、玩具、生活用具等都具有传染性；潜伏期的供血者可通过输血传播病毒；同样存在母婴垂直传播。

3. 易感人群 人类普遍易感，以学龄前儿童感染率高，且易发病，10岁以下患儿占患者总数的90%以上。6个月以内婴儿因获得母体抗体，极少发病。一次患病，终身免疫。水痘呈全球性分布，全年均可发生，但以冬、春季节更为多见。发病无性别和种族差异。带状疱疹多见于成人，90%见于50岁以上的老年人。

（二）临床表现

潜伏期10~24日，一般为13~17日。

1. 典型水痘 典型水痘者，皮疹不多，全身症状亦轻。

（1）前驱期：成人于皮疹出现前1~2日可先有发热、头痛、咽痛、四肢酸痛、恶心、呕吐、腹痛等症状。小儿则皮疹和全身症状多同时出现，而无前驱期症状。

（2）出疹期：皮疹先见于躯干、头部，逐渐延及面部，最后达四肢。皮疹分布以躯干为多，面部及四肢较少，呈向心性分布，皮疹发展快是本病特征之一。数小时内变为丘疹，再经数小时变为水痘，从斑疹、丘疹、水疱、开始结痂，短者仅6~8小时，水疱稍呈椭圆形，2~5mm大小，水疱基部有一圈红晕，当水疱开始干时红晕亦消褪，皮疹往往很痒。水痘初呈清澈水珠状，以后稍浑浊，疱疹壁较薄易破。水痘皮损表浅，按之无坚实感，数日后从水疱中心开始干结，最后成痂，经1~2周脱落。无继发感染者结痂脱落后不留瘢痕。因皮疹分批出现，故在病程中可见各期皮疹同时存在。水痘疹也可出现在口腔、咽部或外阴黏膜，早期为红色小丘疹，迅速变为水疱，随之破裂成小溃疡。有时眼结膜、喉部亦有同样皮疹。重症者水痘密布全身甚至累及内脏（如肺部), 全身症状亦重, 热度高, 热程长。成人水痘常属重型。

2. 不典型水痘 少见, 可有以下类型。

(1) 出血性、进行性 (病程长达 2 周以上) 和播散性水痘: 主要见于应用肾上腺皮质激素或其他免疫抑制剂治疗的患者中, 疱疹内有血性渗出或正常皮肤上有瘀点、瘀斑。

(2) 先天性水痘综合征和新生儿水痘: 若母亲于产前 4 日以内患水痘, 新生儿出生后 5 ~ 10 时发病者, 易形成播散性水痘, 甚至因此引起死亡。先天性水痘综合征表现为出生体重低、瘢痕性皮肤病变、肢体萎缩、视神经萎缩、白内障、智力低下等, 易患继发性细菌性感染。

(3) 大疱型水痘: 疱疹融合成为大疱。皮疹处皮肤及皮下组织坏死而形成坏疽型水痘。

3. 并发症 一般不多见, 主要并发症有以下几种。

(1) 继发性细菌性感染: 包括局部皮疹化脓性继发感染、蜂窝织炎、急性淋巴结炎、丹毒、败血症等。

(2) 水痘脑炎: 1000 ~ 10000 个病例中有 1 例发生脑炎。多发生在病程第 3 ~ 8 日, 少数见于出疹前 2 周或出疹后 3 周。病情轻重不一, 症状和脑脊液所见与一般病毒性脑炎相仿, 病死率为 5% ~ 25%。其他少见的神经系统并发症有横断性脊髓炎、周围神经炎、视神经炎等。

(3) 原发性水痘肺炎: 多见于成人水痘患者和免疫受损者。轻者可无症状或只有干咳, 重者有咯血、胸痛、气急、发绀和发热等。严重者可致命, 尤其在妊娠中后期感染危险性更大。体征不明显, 肺炎症状多见于出疹后 2 ~ 6 日, 亦可见于出疹前或出疹后 10 日, 诊断主要依靠 X 线检查。

(4) 其他: Reye 综合征常发生于水痘后期, 伴呕吐、不安和激惹, 可进展到脑水肿。有认为可能与应用阿司匹林有关。心肌炎、肾炎、关节炎、肝炎等均少见。

（三）检查

1. 一般检查 白细胞总数正常或稍增高。并发脑膜炎时脑脊液呈病毒感染性改变。

2. 电镜检查 取新鲜疱疹内液体做电镜检查，可见到疱疹病毒颗粒，能快速和天花病毒相鉴别。

3. 血清学检查 如补体结合试验。水痘患者于出疹后1~4日血清中即出现补体结合抗体，2~6周达高峰，6~12个月后逐渐下降；亦可采用间接荧光抗体法检测。

4. PCR 方法检测 鼻咽部分泌物 VZV-DNA，是敏感和快速的早期诊断方法。

5. 其他 在起病3日内，取疱疹内液体接种人胚羊膜组织，病毒分离阳性率较高。

（四）诊断要点

1. 临床诊断 冬春季发病，既往未患过水痘，近2~3周内接触过水痘患者，并有典型的临床表现即可诊断。

2. 病原诊断 对临床诊断有困难的可选用以下方法协助诊断。

（1）疱疹组织刮片：刮取新鲜疱疹基底组织涂片，用瑞氏染色可检查到多核巨细胞，核内有包涵体。

（2）免疫学检查：取疱疹基底组织刮片或疱疹液，直接荧光染色查病毒抗原；取血清做补体结合试验、中和抗体试验、ELISA 法检测抗体，双份血清抗体效价4倍升高可做诊断；用聚合酶链反应（PCR）检查患者呼吸道上皮细胞和外周血白细胞中 VZV-DNA，方法敏感、简便可靠。

（五）鉴别诊断

1. 脓疱疮 好发于鼻唇周围或四肢暴露部位，初为疱疹，继成脓疱，然后结痂，无分批出现的特点，不见于黏膜处，无全身症状。

2. 丘疹样荨麻疹 系梭形水肿性红色丘疹，如花生米大小，中心有针尖或粟粒大小的丘疱疹或水疱，较硬，痒感明显。分布于四肢或躯干，不累及头部或口腔，不结痂。

3. 带状疱疹 疱疹沿身体一侧的周围神经呈带状分布，不对称，不超过躯干的中线，局部有显著的灼痛。

4. 天花 重症水痘与轻型天花相似，后者成人、儿童发病无分别，中毒症状重，皮疹进展慢，呈离心性分布，愈后遗留瘢痕。

5. 其他病毒感染 单纯疱疹病毒感染也可引起水痘样皮损，这类播散性的单纯疱疹病毒感染常继发于异位皮炎或湿疹等皮肤病，确诊需依赖病毒分离结果。肠道病毒，尤其是柯萨奇病毒 A 组可引起广泛的水痘样皮疹，通常发生于肠道病毒高发的夏末和初秋时，常伴有咽部、手掌和足底部皮损，这一点有助于水痘与肠道病毒感染的鉴别。

【治疗】

（1）水痘一般全身症状轻，呈自限性；主要是对症处理，加强护理即可。发热期应卧床休息，体温高者可予退热剂，但禁用阿司匹林，给予易消化的饮食和充足的水分。防止抓破水疱，保持皮肤清洁。皮肤瘙痒较著者，可给予抗组胺药物。疱疹基底破裂者，可涂以 1% 龙胆紫，有继发感染者可局部应用消炎药。

（2）一般禁用肾上腺皮质激素。因其他疾病原已服用激素的水痘患者，如情况许可，应尽快减至生理剂量。

（3）抗病毒治疗。发热较高，全身症状较重者，可试用阿糖腺苷（ARA-A）或阿昔洛韦（无环鸟苷，Acyclovir）治疗；也有报道采用干扰素或转移因子治疗者。

（4）患者应呼吸道隔离至全部疱疹干燥、结痂为止。集体机构中，对接触患者的易感者应观察 3 周（可自接触后第 11 日起观察）。被患者呼吸道分泌物或皮疹内容物污染的空气、被服和用具，应利用通风、紫外线照射、暴晒、煮沸等方法消毒。由接诊医师填报传染病卡。

(5) 对免疫缺陷、孕妇和母亲现患水痘的新生儿可应用水痘特异性免疫球蛋白（VZIG）做预防用药。

第十二节　传染性软疣

传染性软疣是由一种痘病毒群中的传染性疣病毒感染引起的疣样皮肤病。本病主要见于儿童和青年。软疣主要通过接触患者的病变部位直接传播，还可能因皮肤外伤，感受病毒或搔抓而自身传播，但也有少数人通过使用不干净的衣服，与患者同用器具而间接传播。另有部分患者通过性交接触传播。痘病毒主要侵犯接触部位的皮肤，使表皮高度增生而形成疣体。

【诊断依据】

（一）流行病学特征

有与软疣患者接触史或不洁性交史，本病的潜伏期为1～6个月，平均2～3个月。

（二）典型症状与体征

全身症状常缺如，局部可有痒感。皮损特点：好发于额、面、躯干、四肢、阴囊等处，初起为米粒大的半球状丘疹，渐增至绿豆大，中央呈脐窝状凹陷，表面有蜡样光泽。顶端挑破后可挤出白色乳酪样物质，称软疣小体。常疏散分布，数目不等，经过徐缓，愈后不留疤痕。对免疫功能正常的宿主，皮损数一般为10～20个，也可为1～100个，免疫功能受损的患者可达数百个。最常见的并发症包括刺激反应、炎症反应和继发感染。

（三）相关检查

病原学检查：组织病理显示特征性的嗜酸性包涵体即软疣小体。可应用荧光抗体法检测 MCV 抗原或通过电镜检测显影大量病毒性颗粒。

（四）鉴别诊断

1. 软痣　米粒至豌豆大小的结节，中心无脐窝，亦无白色乳酪样物质。

2. 汗腺瘤　为针头至米粒大小的小结节，数目多而密集，色黄褐，中央无脐状凹陷。

3. 肛门梅毒　肛门周围可见扁平疣瘰隆起，呈乳白或灰白色，奇臭，分泌物大量外溢，有梅毒史。

【治疗】

以局部治疗为主，一般不需内服药。

（1）将疣体用镊子夹破，挤出角栓（即疣小体），外涂碘酒或0.1%维A酸酒精或40%硝酸银溶液，压迫止血即可，此法简便有效。

（2）用棉签蘸50%三氯醋酸酸溶液涂抹皮损处，至皮损处发白（一般几秒钟后）为止，局部可有一种烧灼感，皮损约经几天可结痂、脱落及痊愈。

（3）对儿童、成年生殖器皮损和晚期HIV患者，刮除法是最有效的。在刮除前用氯乙烷麻醉，再用腐蚀剂如1%碘酒、足叶草脂或三氯醋酸刮除。

（4）如有感染的软疣不宜用外用药，待消炎后再用。此外，应用冷冻疗法、激光疗法亦有效。

（5）治疗中要保证防止自体接种或密切接触引起的病毒传播。

第十三节　狂犬病

狂犬病（rabies）是由狂犬病病毒所致的急性传染病，为人畜共患传染病。人类多因病畜咬伤而感染。临床表现主要有恐水、怕风、咽肌痉挛和进行性瘫痪等，病死率极高。

因恐水症状突出，故本病又称为恐水症。

狂犬病是所有传染病中最凶险的病毒性传染病之一，一旦发病，预后极差，病死率可高达100%。

【诊断依据】

(一) 流行病学

本病广泛存在于世界各地，其中东南亚国家的发病率尤高。近年来我国养宠物者增多，狂犬病所致死亡人数在法定传染病中已跃居首位或第二位。在我国，病犬是狂犬病的主要传染源，由其传播者占80%～90%，其次是猫、猪及牛、马等家畜和野狼等温血动物。许多食肉野生动物如狐、獾、浣熊、臭鼬等引起的人狂犬病不断发生，南美洲还有带病毒的吸血蝙蝠，是当地狂犬病的重要传染源。一般来说，狂犬病患者不是传染源，不形成人与人之间的传染，这是因为人唾液中病毒数量相当少，但2005年初德国报道有数人因移植感染狂犬病毒者的器官而发生狂犬病。值得注意的是近年来有多起报道健康带毒动物，如猫或犬抓咬人后，引起人发病，而伤人动物仍健康存在。

狂犬病毒主要通过咬伤传播，也可由带病毒唾液经各种伤口和抓伤、舔伤的黏膜和皮肤而入侵。此外还通过宰杀病犬、剥皮等过程被感染。偶因吸入蝙蝠群居洞中含病毒气溶胶而感染。

人对狂犬病病毒普遍易感，狩猎者、兽医及饲养动物者更易感染。该病全年均可发生，患者男多于女，以农村青少年居多，与其接触动物的机会较多有关。人被病犬咬伤后的平均发病率为15%～20%，被病狼咬伤后为50%～60%（均指未做预防处理者）。发病与否与下列因素有关：①咬伤部位，头、面、颈、手指等处的发病机会多，其中咬伤头面部的发病率为40%～80%，咬伤手和臂部为15%～40%；②创伤程度，伤口深大者发病率高，头面部深伤者的发病率可达80%左右；③局部处理情况，咬伤后迅速彻底清洗者的发病机会较少；④衣着厚薄，冬季衣着厚，受染机会少；⑤注射疫苗情况，及时、全程、足量注射狂犬病疫苗的发病率低。国内报道全程注射后的发病率为0.15%（国外为0.016%~0.48%），未注完全程者为13.93%。

（二）临床表现

本病潜伏期长短不一，大多在3个月内发病。超过1年以上者约占1%，个别病例可达20年以上。影响潜伏期的因素为年龄（儿童较短）、伤口部位、伤口深浅、病毒入侵数量及毒株的毒力、受伤后是否及时进行了正规扩创和接种狂犬病疫苗等，其他如外伤、受寒、过累均可使发病提前。

1. 前驱期　低热、头痛、食欲不振，少数有呕吐、恶心、全身不适，类似感冒，对痛、声、光、风等刺激开始敏感，并有咽喉紧缩感。具有重要诊断意义的早期症状是已愈合的伤口部位及其神经支配区域有麻木、发痒、刺痛或虫爬、蚁走等感觉异常，约发生于80%的病例，此症状可持续数小时至数日。本期持续2~4日。

2. 兴奋期　表现为高度兴奋，极度恐怖（有大难临头的感觉），并对流水声、光、风等刺激非常敏感，引起发作性咽肌痉挛，讲话吐字不清。恐水是本病的特殊症状。典型者饮水、见水、闻流水声或提及饮水时，均可引起咽喉肌痉挛。患者渴极而不敢饮，即使饮也不敢下咽。但这种典型症状并非每例都会出现。

由于交感神经兴奋，患者大汗、流涎、体温升高、心率快、瞳孔扩大，但多神志清楚，少数患者可出现精神失常、幻视、幻听等。本期持续1~3日。

3. 麻痹期　痉挛停止，进入全身弛缓性瘫痪，患者由安静进入昏迷状态，最后因呼吸、循环衰竭而死亡。本期持续6~18小时。

(三) 检查

1. 一般检查

(1) 血常规：白细胞总数轻至中度增多，中性粒细胞占 80% 以上。

(2) 脑脊液检查：脑脊液细胞及蛋白质可稍增多，葡萄糖及氯化物正常。

2. 病毒抗体检测 现 WHO 和美国 CDC 推荐用快速荧光焦点抑制试验检测血清或脑脊液（CSF）中和抗体。方法快捷，特异性和敏感性均较高。当血清中和抗体阳性但不足以做出诊断时可测 CSF 中和抗体来确认。

国内多采用 ELISA 检测血清中特异性中和抗体或荧光抗体测定，对未注射过疫苗、抗狂犬病血清或免疫球蛋白者有诊断价值。

3. 抗原检查 应用荧光抗体检查脑组织涂片、角膜印片、冷冻皮肤切片中找病毒抗原，发病前即可获得阳性结果，方法简便，数小时内可完成。

4. 病原学检查

(1) 病毒分离：取患者的唾液、脑脊液接种鼠脑分离病毒，1 周后可获结果。

(2) 内基小体检查：均于死后进行，取动物或死者脑组织做切片、染色，镜检找内基小体，阳性可明确诊断。

(3) 用 RT-PCR 检测狂犬病毒核酸。

(4) 可取角膜印片、发根皮肤组织或脑组织通过免疫荧光抗体技术检测病毒抗原，阳性率可达 98%。

(四) 诊断要点

根据流行病学史和临床特点做出临床诊断。确诊有赖病原学实验室检查的阳性结果（包括病毒分离、内基小体检查、病毒核酸和抗原检测）。

1. 流行病学史 有被狂犬或病兽如狼、猫等咬伤或抓伤史。

2. 临床特点 出现典型症状如恐水、怕风、咽喉痉挛或怕光、怕声、多汗、流涎和咬伤处出现麻木、感觉异常等。

3. 实验室检查

（1）周围血象及脑脊液检查：外周血白细胞总数轻至中度增多，中性粒细胞占80%以上。脑脊液细胞数及蛋白质可稍增多，糖及氯化物正常。

（2）病毒抗原抗体检测：①检测狂犬病毒抗原，可取角膜印片、发根皮肤活检组织或脑组织，通过免疫荧光抗体技术检测抗原，阳性率可达98%；②应用 ELISA 检测血清中特异性抗体，阳性时有助狂犬病的诊断。

（3）病毒分离：取患者的唾液、脑脊液、泪液接种鼠脑分离病毒。至少需1周才有结果。

（4）内基小体检查：均于死后进行，取动物或死者的脑组织作切片染色，镜检找内基小体，阳性时可确诊。

（5）病毒核酸检测：可取脑组织应用逆转录－聚合酶链反应（RT-PCR）检测狂犬病毒核酸，阳性时可确诊。

（五）鉴别诊断

狂犬病需与破伤风、病毒性脑膜炎、脊髓灰质炎等鉴别。破伤风的潜伏期短，有牙关紧闭及角弓反张而无恐水症状。脊髓灰质炎无恐水症状，肌痛较著，瘫痪时其他症状大多消退。病毒性脑膜脑炎有严重神志改变及脑膜刺激征、脑脊液表现、免疫学试验及病毒分离等均有助于鉴别。

值得注意的是狂犬病早期由于临床症状多不典型，常有误诊。有些患者因狂躁、言语错乱、思维混乱而到精神病院就诊，诊为精神分裂症。有些疑为各种脑炎和周围神经炎，因呼吸困难就诊呼吸内科，因喉肌痉挛伴吞咽困难疑为急性咽喉炎及食管痉挛症而就诊于耳鼻喉科。当出现不同程度的恐水、恐风、恐声和发作性喉肌痉挛等症状时应想到此病。

【治疗】

本病发病后无特效治疗，而且病死率极高，重点在于预防。

（一）狂犬病的治疗

以对症和支持治疗为主。

（1）单室严格隔离患者，防止唾液污染，尽量保持患者安静，减少光、风、声等刺激。

（2）狂躁时用镇静剂，如地西泮、苯巴比妥等。

（3）加强监护治疗，包括给氧，必要时气管切开，纠正酸中毒，维持水、电解质平衡。有心动过速、心律失常、高血压等，可用 β-受体拮抗药或强心剂。有脑水肿时给予脱水剂。

（二）犬咬伤后的处理

1. 伤口处理 挤出污血，伤口应尽快用 20% 肥皂水或 0.1% 新洁尔灭（季胺类消毒液）反复冲洗至少半小时，力求去除带有狂犬病毒的狗涎。季胺类与肥皂水不可合用。冲洗后用 70% 酒精擦洗及浓碘酒反复涂拭，伤口一般不予缝合或包扎，以便排血引流。如有抗狂犬病免疫球蛋白或免疫血清，则应在伤口底部和周围行局部浸润注射。

2. 预防接种

（1）疫苗接种：国内主要采用狂犬病毒的地鼠肾细胞疫苗，咬伤后应尽早进行狂犬病毒地鼠肾细胞疫苗的预防注射。疫苗共接种 5 次，每次 2ml，于第 0、3、7、14 和 30 完成。如严重咬伤，可全程注射 10 针，于当日至第 6 日每日 1 针，随后于第 10、14、30、90 日各注射 1 针。

（2）免疫球蛋白注射：有马或人源性抗狂犬病毒免疫球蛋白和免疫血清，以人抗狂犬病毒免疫球蛋白（HRIG）最佳，HRIG 用量为 20U/kg；马抗狂犬病毒免疫血清（简称马抗血清）为 40U/kg，总量一半在伤口进行局部注射，剩余剂量做臀部肌内注射。为避免马血清的过敏反应，注射前应做皮肤过敏试验，过敏者可用脱敏注射。

3. 预防破伤风及细菌感染

第十四节　肾综合征出血热

肾综合征出血热（hemorrhagic fever with renal syndrome，HFRS）亦称流行性出血热（epidemic hemorrhagic fever，EHF），是由流行性出血热病毒（EHFV）引起的一种自然疫源性急性传染病。鼠类为其传染源和病毒贮存宿主。临床以急性起病、发热、出血、低血压及肾脏损害为特征。

【诊断依据】

（一）流行病学

1. 传染源　鼠类是主要传染源。亚洲地区的主要传染源是黑线姬鼠，欧洲地区的主要传染源是欧洲棕背鼠。在国内农村的主要传染源是黑线姬鼠和褐家鼠。东北林区的主要传染源是大林姬鼠。城市的主要传染源是褐家鼠，实验室动物的主要传染源是大白鼠。此外，黄胸鼠、小家鼠、巢鼠、普通田鼠等亦可为本病的传染源。

2. 传播途径　本病的传播途径可能有动物源传播、虫媒传播和垂直传播三种。

（1）动物源传播：国外研究证实老鼠感染后从第 10 日起通过唾液、尿液和粪便等排泄物可排出病毒，会传播本病。

①呼吸道传播：在春夏之交和秋冬之交的干燥季节，带毒的排泄物易形成气溶胶，人经呼吸道吸入后可能引起发病。

②消化道传播：污染的食物或水引起发病者已有报道，也有进同一食物而引起人大批发病的事例。有实验表明用带

毒鼠的血、尿、粪悬液经消化道感染健康鼠，仅在消化道有破损时可造成感染，故有病毒可通过破损的口腔黏膜进入体内引起发病的观点。

③接触传播：有研究表明微量病毒可通过微小的皮肤破损即可引起感染。由感染鼠的排泄物或患者血标本污染破损皮肤、黏膜而感染引起发病的报道已引起重视，但此种感染机会毕竟较少，不是主要传播途径。

（2）虫媒传播

①革螨：我国学者发现寄生在黑线姬鼠身上的优势寄生虫即革螨体内可分离到 HFRS 病毒，可在鼠间传播，并可经卵传 2~3 代。日本学者将革螨制成悬液注射人体，可产生典型的流行性出血热临床表现，故提出革螨是传播本病的媒介之一。

②恙螨：中国学者在恙螨和被叮刺的乳鼠体内均分离到病毒，且恙螨是专性吸血虫螨，是本病的传播媒介。

（3）垂直传播：在患病孕妇的流产死婴的肝、肾、肺等脏器内分离到病毒，说明本病毒可经胎盘垂直传播。鼠间病毒垂直传播对保持自然疫源地有一定意义，但在人间其流行病学的意义较小。

3. 易感人群　人类对本病毒并非普遍易感，感染后发病与否与感染病毒的型别有关。本病多见于青壮年，儿童发病者极少见。近年研究，观察到野鼠型和家鼠型流行性出血热病毒感染后仅少数人发病，多数人呈隐性感染状态，家鼠型隐性感染率比野鼠型较高。发病后血清抗体在 2 周可达高峰，持续时间较长，感染后可获终身免疫。

4. 流行特征和疫区分型　本病流行有一定的地区性，但可扩展而产生新疫区。病例多呈散发性，也有局部地区爆发，多发生在集体居住的工棚及野营帐篷中。感染与人群的活动、职业等有一定关系。我国流行季节有双峰和单峰两种类型。双峰型系指春夏季（5～6月）有一小峰，秋冬季（10～12月）有一流行高峰。单峰型只有秋冬一个高峰。野鼠型以秋冬季为多，家鼠型以春季为多。除季节性流行外，一年四季均可散发。

国内分为：①野鼠型，主要分布于农村；②家鼠型，主要分布于城市和农村；③混合型，指同一疫区兼有野鼠型和家鼠型流行性出血热流行。近年疫情趋势家鼠型逐年增多，疫区逐渐趋向混合型。

（二）临床表现

本病潜伏期为4～60日，一般为2～3周。多数患者起病急，无明显前驱症状。10%～20%的患者起病较缓，有前驱症状，表现为上呼吸道卡他症状或胃肠道功能失调。

临床上可分为发热期、低血压期、少尿期、多尿期、恢复期等五期，但也有交叉重叠。

1. 发热期 本期持续5～6日。

（1）发热：起病急骤，先畏寒，体温急骤上升，一般在39～40℃，热型以弛张型为多，少数呈稽留型或不规则型，一般1日左右达到高峰。热程大多为3～5日，最长达13日。体温越高，热程越长，则病情越重，预后越差。

（2）全身中毒症状：50%～70%表现为食欲不振、恶心、呕吐，部分出现腹痛、腹泻，重症患者可出现呃逆、疲劳、嗜睡，或失眠、谵妄、神志恍惚等。

（3）出现头痛、腰痛、眼眶痛，称为"三痛"，伴全身酸痛或腹痛。头痛是因为颅内毛细血管损伤，通透性增加，造成脑膜脑实质充血水肿，颅内压增高引起。部位在额颞部或全额痛；腰痛是由于肾组织充血、水肿和渗出及后腹膜渗出性胶胨样水肿引起，多有肾区叩击痛；眼睛周围软组织水肿和颅内压增高引起眼眶痛、畏光、视力模糊。

（4）发病2～3日颜面、颈和上胸部皮肤明显潮红充血，称为"三红"。颜面和眼眶区有明显充血，似酒醉貌。上胸部潮红、球结膜水肿、充血，有出血点或出血斑。软腭、腋下可见散在针头大小的出血点，有时呈条索状或抓痕样。严重者有腔道出血；严重者可出现胸腔积液、肺水肿、心包积液和脑水肿等，出现胸闷、气急、呼吸困难等症状；蛋白尿，多在两个加号以上，严重者出现尿中膜状物和血凝块。

2. 低血压休克期 于热退时或热退后出现，时间为发病后 2 ~ 8 日。持续时间长短与治疗是否及时和措施是否得当有关。轻者血压略有波动。重者血压骤然下降，甚至不能测出。休克时（除晚期者外）可有烦躁不安、谵语等，重者有狂躁、精神错乱、皮肤潮红、温暖、出汗多、口渴、呕吐加重、尿量减少等。休克的主要原因是血管内大量液体流向组织间隙，造成有效血容量骤减。

休克的判断标准：

①低血压倾向：收缩压≤13.3kPa（100mmHg），或血压波动不稳定，或较基础血压降低 2.7kPa（20mmHg），脉压≤3.5kPa（90mmHg）。

②低血压：收缩压≤12.0kPa（90mmHg），脉压≤3.5kPa（26mmHg）。此时血红蛋白可达 150g/L 以上，球结膜水肿中等程度以上。

③休克：收缩压≤9.3kPa（70mmHg），脉压≤2.7kPa（20mmHg），甚至血压测不到，并出现组织器官灌注不足的表现。

④难治性休克：血压和脉搏测不到达 4 小时以上，或血压升而复降，仍低于 9.3/8.0kPa 达 12 小时以上；神志半昏迷或兴奋、烦躁不安；明显渗出，输液 6000ml 以上时血液仍明显浓缩，血红蛋白 >170g/L，血细胞比容 >0.55；伴有明显渗出性水肿，或有明显的胸腔积液、腹腔积液、心包积液；伴有明显消化道出血；伴有呼吸功能障碍。

⑤晚期休克：血压和脉搏测不到达 8 小时以上，或血压升而复降，仍低于 9.3/8.0kPa 达 24 小时以上；合并脑水肿或脑出血、神志昏迷或惊厥、肢体瘫痪；严重渗出，输液 8000ml 以上时血液仍明显浓缩，血红蛋白 >190g/L，血细胞比容 >0.6；伴有严重渗出性水肿，或有严重的胸腔积液、腹腔积液、心包积液；伴有严重消化道出血。

3. 少尿期 多出现于病程第 5 ~ 7 日。临床表现如下。

（1）急骤少尿或无尿：为肾前性肾功能衰竭。尿量明显减少（24 小时 <500ml），或甚至发生尿闭（24 小时尿量 <50ml）。

（2）消化道症状：有呃逆、顽固性呕吐、腹痛、腹泻、口渴等。

（3）出血症状：皮肤瘀点、瘀斑。如呕血、便血、咯血和阴道出血，严重者有脑实质出血、蛛网膜下隙出血和硬膜外出血等。

（4）神经系统症状：轻者嗜睡、精神萎靡或不安；重者神志恍惚、谵语、幻觉，发生率约33%。

（5）渗出性水肿：表现为球结膜水肿加重，面部、颈部和四肢水肿。可出现高血容量综合征，引起心力衰竭、肺水肿等。

（6）高血压：血压升高，脉压增大。持续 1 日 ~ 1 月余病情严重者可出现尿毒症、酸中毒、高钾血症等。

（7）水电解质和酸碱平衡紊乱

①水中毒：全身水肿，血液稀释，呈贫血状态。

②高血容量综合征：表现为头痛、头晕、恶心、呕吐、血压升高、球结膜高度水肿、脉搏洪大、呼吸加深，第一心音亢进，股动脉可闻及枪击音，此为急性心力衰竭和肺水肿的先兆，应及时处理。

③代谢性酸中毒：血 pH 下降，二氧化碳结合力降低。

临床上表现为神疲乏力、呼吸加快，严重者呈潮式呼吸，可加重高血钾、诱发 DIC 等。

④高血钾：因组织细胞分解、酸中毒和肾衰排出减少引起。表现为烦躁、心动过缓、心律不齐、血压下降，甚至心脏骤停，心电图改变比血清钾测定更敏感，表现为 T 波高尖，Q－T 间期延长，重者 QRS 波增宽，P 波消失，使心电图呈正弦波形。

⑤高镁血症：表现为肌肉无力、深反射减退。

4. 多尿期 多出现于病程第 10～12 日。每日可排出 3000～6000ml 低比重的尿液，甚至可达 10000ml 以上。全身症状明显好转。由于尿液大量排出，可出现失水和电解质紊乱，特别是低钾血症。在多尿初期，代谢紊乱和氮质血症可十分显著。由于循环血量增加，肾小球滤过功能改善，肾小管上皮细胞逐渐修复，但再吸收功能仍差；加上少尿期在体内潴留的尿素等代谢产物的排泄，构成渗透性利尿的物质基础，故出现多尿和夜尿症。

5. 恢复期 一般在病程的第 4 周，尿量逐渐恢复正常，夜尿消失，尿浓缩功能恢复。一般情况好转，无明显自觉症状。

（三）临床分型

按病情轻重本病可分为四型。

1. 轻型 ①体温在 38℃ 左右，中毒症状轻；②血压基本在正常范围；③除皮肤和（或）黏膜有出血点外，其他处无明显出血现象；④肾脏损害轻微，尿蛋白在 +～++，没有明显少尿期。

2. 中型 ①体温 39～40℃、全身中毒症状较重，有明显的球结膜水肿；②病程中收缩压 < 12kPa（90mmHg），或脉压 < 3.45kPa（26mmHg）者；③皮肤、黏膜及其他部位有明显出血现象；④肾脏损害明显，尿蛋白可达"+++"，

有明显的少尿期。

3. 重型　①体温≥40℃，全身中毒症状及外渗现象严重或出现中毒性精神症状者；②病程中收缩压＜9.3kPa（70mmHg）或脉压＜2.6kPa（20mmHg），并呈现临床休克过程者；③出血现象较重，如皮肤瘀斑、腔道出血；④肾脏损害严重，少尿持续在5日以内或尿闭2日以内者。

4. 危重型　在重型基础上，出现以下任何严重症群者：①难治性休克；②出血现象严重，有重要脏器出血；③肾脏损害极为严重，少尿期超过5日或尿闭2日以上或尿素氮超过1200mg/L；④心力衰竭、肺水肿；⑤中枢神经系统并发症；⑥严重继发感染；⑦其他严重并发症。

（四）检查

1. 发热期　外周血象白细胞一般约15×10^9/L，少数患者有类白血病反应；分类中淋巴细胞增多，有异常淋巴细胞，血小板减少。尿中有蛋白质、红细胞、白细胞及管型。

2. 低血压期　外周血象白细胞总数及分类中异常淋巴细胞增多，红细胞总数和血红蛋白量上升，血小板明显减少；尿变化显著；血中尿素氮轻度滞留；纤维蛋白原、凝血酶原时间、凝血酶时间、白陶土部分凝血活酶时间、鱼精蛋白副凝试验、纤维蛋白（原）降解产物等可有不同程度的异常。

3. 少尿期　实验室检查：尿中深褐色或红色，有大量蛋白质、红细胞和管型，可排出膜样组织。血中尿素氮显著升高，二氧化碳结合力降低，血钾升高，血钙和钠降低。纤维蛋白原降低，鱼精蛋白副凝试验阳性，纤维蛋白（原）降解产物增高。

4. 多尿期　实验室检查：各项化验逐步恢复正常，但尿比重仍低，血钾偏低。

5. 恢复期　实验室检查都恢复正常。

（五）诊断

依据患者的流行病学史、临床表现及实验室检查结果的综合判断进行诊断，确诊须有血清学或病原学检查结果。

1. 流行病学史　发病在疫区及流行季节，或病前 2 个月内有疫区旅居史，或病前 2 个月内有与鼠类或其排泄物（尿、粪）或分泌物（唾液）直接或间接接触史。

2. 临床表现

（1）典型症状和体征：全身乏力，呈衰竭状；发热（38℃以上）；面、颈、上胸部充血潮红，呈酒醉貌；眼睑水肿，结膜充血水肿；上腭黏膜呈网状充血，点状出血；腋下皮肤有簇状出血点；头痛、腰痛、眼眶痛。

（2）有发热期、低血压期、少尿期、多尿期和恢复期 5 期。

3. 实验室检查

（1）血常规：早期白细胞数低或正常，后明显增多，杆状核细胞增多，出现较多的异型淋巴细胞；血小板明显减少。

（2）尿常规：尿蛋白阳性，伴血尿、管型尿。

（3）血清特异性 IgM 抗体阳性。

（4）恢复期血清特异性 IgG 抗体比急性期有 4 倍以上增高。

（5）从患者血液白细胞或尿沉渣细胞检查到汉坦病毒（或 EHF）抗原或病毒 RNA。

（六）鉴别诊断

本病早期应与上呼吸道感染、流行性感冒、败血症、伤寒、钩端螺旋体病相区别。有皮肤出血斑者应与血小板减少性紫癜区别，蛋白尿应与急性肾盂肾炎、急性肾小球肾炎相区别。腹痛应与急性阑尾炎、急性胆囊炎相区别。消化道出血应与溃疡病出血相区别，咯血应与支气管扩张、肺结核咯血相区别。本病有典型临床表现和独特的病期经过以及血清学检测等，均有助于鉴别。流行性出血热传播途径复杂多样，病程演进迅速，可导致严重的肾功能衰竭，所以要求诊断准确及时，这直接关系到患者的治疗和预后。

【治疗】

治疗原则包括早发现、早治疗和早治疗；由接诊医师填报传染病卡，患者应隔离至急性症状消失为止；并针对各期病理生理进行相应治疗。

1. 发热期 主要是一般和对症治疗。

（1）高热：以物理降温为主。

（2）中毒症状者可短期使用氢化可的松 100～200mg/d 或地塞米松 5～10mg/d。

（3）抗病毒治疗：病初可每日用利巴韦林 1000mg 溶于葡萄糖液中静脉滴注，5～7 日。

2. 低血压休克期

（1）补充血容量：可用葡萄糖、盐水，液体总量每日不超过 3000ml，密切观察血压。后期血浆外渗减少，输液不宜过快、过多，以防发生肺水肿、心力衰竭等。给予 5% 碳酸氢钠纠正酸中毒。

（2）调整胶体渗透压：可输血浆或白蛋白。

（3）血管活性药物：常用间羟胺（阿拉明）10mg 加入 100ml 葡萄糖液内，多巴胺 10～20mg/100ml 液体中静脉滴注或用酚妥拉明 0.1～0.2mg/kg 静脉滴注。

（4）必要时应用强心剂。

3. 少尿期

（1）补液量：按出量加 500ml。①早期少尿，可用呋塞米每次 20～300mg 静脉推注；或口服丁脲胺，每日 1～3 次，每次 0.5～1mg，或静脉滴注每次 0.5～1mg。②晚期少尿，给 20% 甘露醇 250～300ml 分次口服导泻，如效果不显著可加 50% 硫酸镁 40ml 同服；或芒硝 15g、大黄 30g 泡水后冲服；无尿 1 日经以上处理无利尿反应者，并有高血钾、高血容量综合征等，可用腹膜或血液透析。

（2）出血：出血明显输鲜血、血浆、凝血因子和血小板。

（3）抽搐：脑水肿颅内高压，应用甘露醇静脉快速滴入。地西泮 10mg 缓慢静脉注射，可迅速停止发作，反复发作可用盐酸氯丙嗪、盐酸哌替啶各 25mg 加入葡萄糖液中静脉滴注。

（4）继发感染：多为呼吸道和泌尿系感染，根据致病菌种及其药物敏感试验结果，选用抗生素；对急性肾衰者应选用对肾无毒或毒性低的抗生素。

（5）成人呼吸窘迫综合征：可参考相应疾病的处理。

4. 多尿期　要补充足量液体及电解质等，以口服为主，静脉输液为辅，注意防止电解质紊乱。

5. 恢复期　无须特殊治疗，加强营养，充分休息，逐步恢复活动。

第十五节　登革热

登革热（Dengue fever，DF）和登革出血热（Dengue hemorrhagic fever）是由登革病毒引起，经蚊虫传播的急性传染病。登革热的主要临床特征为发热、头痛、全身肌肉、骨关节疼痛、皮疹、淋巴结肿大和白细胞减少。而登革出血热主要表现为发热、肝大、出血、血小板明显减少及休克。

【诊断依据】

（一）流行病学

1. 传染源　登革病毒的自然宿主是人、低等灵长类动物和蚊。患者和隐性感染者为主要传染源，未发现健康带病毒者。患者在发病前 6~8 小时至病程第 6 日，具有明显的病毒血症，可由伊蚊叮咬受染。流行期间，轻型患者数量为典型患者的 10 倍，隐性感染者为人群的 1/3，可能是重要传染源。

2. 传播途径 已知 12 种伊蚊可传播本病，但最主要的是埃及伊蚊和白伊蚊。广东、广西多为白纹伊蚊传播，而雷州半岛、广西沿海、海南省和东南亚地区以埃及伊蚊为主。伊蚊只要与有传染性的液体接触一次，即可获得感染，病毒在蚊体内复制 8~14 日后即具有传染性。因在捕获伊蚊的卵巢中检出登革病毒颗粒，推测伊蚊可能是病毒的储存宿主。

3. 易感人群 在新疫区普遍易感。1980 年在广东流行中，最小年龄 3 个月，最大 86 岁，但以青壮年发病率最高。在地方性流行区 100% 的 20 岁以上居民在血清中能检出抗登革病毒的中和抗体，因而发病者多为儿童。感染后对同型病毒有免疫力，并可维持多年，对异型病毒也有 1 年以上免疫力。同时感染登革病毒后，对其他 B 组虫媒病毒，也产生一定程度的交叉免疫，如登革热流行后，乙型脑炎发病率随之降低。

4. 流行特征

（1）地方性：凡有伊蚊孳生的自然条件及人口密度高的地区，均可发生地方性流行，在城市中流行一段时间之后，可逐渐向周围的城镇及农村传播，在同一地区，城镇的发病率高于农村。

（2）季节性：发病季节与伊蚊密度、雨量相关。在气温高而潮湿的热带地区，蚊媒常年繁殖，全年均可发病。我国广东、广西为 5~10 月，海南为 3~10 月。

（3）突然性：流行多突然发生，不少国家在本病消匿十余年之后突然发生流行，我国 20 世纪 40 年代在东南沿海曾有散发流行，至 1978 年在广东佛山突然流行。

（4）传播迅速，发病率高，病死率低：疫情常由一地向四周蔓延。如1978年5月广东省佛山市石湾镇首先发生登革热，迅速波及几个市、县。1980年3月海南省开始流行，很快席卷全岛，波及广东内陆几十个省、市。病死率0.016%~0.13%。本病可通过现代化交通工具远距离传播，故多发生在交通沿线及对外开放的城镇。

（二）临床表现

潜伏期5~8日。平均为4日，其长短与侵入的病毒量有一定关系。发病时主要表现为发热和分散的斑疹和丘疹。

1. 登革热 典型病程可分为侵袭期、缓解期和出疹期。

（1）侵袭期（发热期）：多数患者起病急骤，少数患者可有短暂的前驱症状如头痛、背痛、疲倦、食欲不振等。体温迅速上升至39℃以上，伴畏寒、严重头痛以及背痛、肌肉关节疼痛（均极剧烈，因此本病曾有"断骨热"之称）、眼眶痛、眼球后痛（转动眼球时尤甚）等。颜面和眼结膜显著充血、颈及上胸皮肤潮红。全身淋巴结可有轻度肿大，脾刚可触及、质软，肝也有肿大，甚至有感觉过敏、恶心、呕吐、腹痛、胃纳不佳等症状，腹泻和便秘均有所见，可有相对缓脉。少数病例在起病24~48小时内出现一过性全身针尖样细小斑疹，主要见于四肢的肘、膝及面部，压之褪色。本期持续2~4日。

（2）缓解期：多数出现于第4病日，本期1~2日。一般症状减轻，体温也降至正常。但各次流行情况可有很大差别，多数病例并无缓解期，发热持续无下降趋势。

（3）出疹期：皮疹于发病后2~5日出现，初见于掌心、脚底，或先发生于躯干及腹部，渐次延至颈和四肢，部分患者面部出疹。皮疹相当明显，多数呈麻疹样，少数呈猩红热样，或介于两者之间；稍有瘙痒，压之褪色。皮疹会扩散为红斑，在扩散区呈现所谓"红海中的白岛"。体温已下降者此时又上升，呈马鞍型热，全身症状也随之加重。第二次发热可较第一次为高，常骤然下降。皮疹于 1 ~ 5 日（平均 3 日）内消失，一般与体温同时消退，但也有体温下降后皮疹反见明显者。也有在发热最后 1 日或在热退后，于脚腿背后、踝部、手腕背面、腋窝等处出现细小瘀斑，压之不褪色；1 ~ 3 日内消退，并短暂遗留棕色斑。

相对缓脉在本期相当明显。重症患者可有出血倾向如鼻出血、瘀点、胃肠道出血等。整个病程 5 ~ 7 日。病后患者常感虚弱无力和抑郁，完全恢复常需数周。

2. 登革出血热 本病病程可分为发热期、休克期和恢复期。

（1）发热期：本期的主要症状有发热、上呼吸道症状、头痛、呕吐、腹泻等。起病急骤，体温迅速上升，可达 40℃ 以上，也有起病较慢而有 2 ~ 4 日的前驱症状如低热、头痛、恶心、厌食等，颜面潮红，咽部充血伴干咳。瘀点出现于第 2 ~ 3 病日，常见于面部前额或四肢远端，斑丘疹少见。束臂试验在瘀点出现前即呈阳性，可伴有严重腹痛及腹部有压痛。

（2）休克期：严重患者突然出现休克，常发生于第 4 病日（2 ~ 5 病日），持续 12 ~ 24 小时。出现烦躁不安、四肢厥冷、体温下降、呼吸快而不规则、脉搏细弱，部分患者出现胃肠道大出血，皮肤大片瘀斑等，偶有昏迷。少数患者可并发支气管肺炎、脑水肿、颅内出血等。

（3）恢复期：经及时抢救，患者可于休克、出血控制后 1 ~ 2 日好转，恢复迅速而完全，无软弱或抑郁现象；偶有心动过缓、期前收缩等。

（三）临床分型

按世界卫生组织标准分为典型登革热、登革出血热和登革休克综合征 3 型。我国近年来所见的登革热可分为典型登革热、轻型登革热和重型登革热。

1. 典型登革热

（1）典型登革热

①发热：所有患者均发热。起病急，先寒战，随之体温迅速升高，24小时内可达40℃。一般持续5~7日，然后骤降至正常，热型多不规则，部分病例于第3~5日体温降至正常，1日后又再升高，称为双峰热或鞍型热。儿童病例起病较缓、热度也较低。

②全身毒血症状：发热时伴全身症状，如头痛、腰痛，尤其骨、关节疼痛剧烈，似骨折样或碎骨样，严重者影响活动，但外观无红肿。消化道症状可有食欲下降、恶心、呕吐、腹痛、腹泻。脉搏早期加快，后期变缓。严重者疲乏无力呈衰竭状态。

③皮疹：为斑丘疹或麻疹样皮疹，也有猩红热样皮疹、红色斑疹，多于病程3~7日出现，重者变为出血性皮疹。皮疹分布于全身、四肢、躯干和头面部，多有痒感，皮疹持续5~7日。疹退后无脱屑及色素沉着。

④出血：25%~50%病例有不同程度出血，如牙龈出血、鼻出血、消化道出血、咯血、血尿等。

⑤其他：多有浅表淋巴结肿大。约1/4病例有肝大及血清ALT升高，个别病例可出现黄疸，束臂试验阳性。

（2）轻型登革热：表现类似流行性感冒，短期发热，全身疼痛较轻，皮疹稀少或无疹，常有表浅淋巴结肿大。因症状不典型，容易误诊或漏诊。

（3）重型登革热：早期具有典型登革热的所有表现，但于3~5日突然加重，剧烈头痛、呕吐、谵妄、昏迷、抽搐、大汗、血压骤降、颈强直、瞳孔散大等脑膜脑炎表现。有些病例表现为消化道大出血和出血性休克。

2. 登革出血热 分为两型：即较轻的登革出血热和较重的登革休克综合征。

（1）登革出血热：开始表现为发热、肌痛、腰痛等典型症状，但骨、关节痛不显著，而出血症状严重，常常表现鼻出血、呕血、咯血、尿血、便血等。一般有两个以上器官出血，出血量 >100ml。同时血液浓缩，血细胞比容增加 20%以上，血小板计数 < 100×10^9/L。有的病例出血部位位于脑、心脏、肾上腺等重要脏器而危及生命。

（2）登革休克综合征：除了发热、头痛、恶心、肌痛等典型登革热的表现；在病程中或退热后，病情突然加重，表现为皮肤湿冷、脉快而弱、脉压进行性缩小，血压下降甚至测不到，常常因为明显出血倾向伴周围循环衰竭危及患者生命。

（四）检查

1. 外周血 白细胞数减少，一般在 4×10^9/L 左右。中性粒细胞减低。血小板减少，一般在 100×10^9/L 左右。登革出血热患者血小板明显减少，一般在 100×10^9/L 以下，甚至可减低至（$1 \sim 50$）$\times 10^9$/L。

2. 病毒分离 取急性期（病期 3 日以内）患者的血清接种于乳鼠（小白鼠）脑内或白纹伊蚊细胞株（C6/36 细胞株）中，可分离出登革病毒。后者接种的阳性率高于前者。

3. 血清学检查 有实验室条件时可用以下方法：①采用单克隆抗体免疫荧光法、ELISA 和放射免疫法检测血清病毒抗原。②取急性期及恢复期患者双份血清做补体结合试验或血凝抑制试验、中和试验，可检测病毒抗体。其中单份血清补体结合试验抗体滴度≥1:32；血凝抑制试验抗体滴度≥1:1280；中和试验的中和抗体滴度 >1:50，可判为阳性。双份血清检测中恢复期抗体滴度增高 4 倍以上有辅助诊断意义。亦可用 ELISA 检测血清特异性 IgM 抗体，可作为早期和现症患者的诊断。③可用登革病毒 cDNA 作探针的 cDNA-RNA 杂交技术和逆转录 PCR 检测登革病毒 RNA，是一种敏感、特异的病原学诊断方法。

(五) 诊断

1. 流行病学史 注意患者发病的季节 (夏、秋季), 于发病前 3 日至 2 周内是否曾到登革热流行区、曾被伊蚊叮咬等。

2. 典型临床表现 急性起病、高热、全身疼痛、皮疹、出血和淋巴结肿大。若有典型的登革热临床表现, 有明显的大出血现象, 血小板在 $100 \times 10^9/L$ 以下, 血细胞比容增加 20% 以上者, 可诊断为登革出血热。若同时伴有休克者, 则可诊断为登革休克综合征。

3. 实验室检查

(1) 血常规检查: 外周血白细胞总数、血小板常显著减少。

(2) 血清学检测: 血清特异性 IgM 抗体阳性或双份血清中恢复期特异性 IgG 抗体阳性, 滴度比急性期升高 4 倍或 4 倍以上者, 可以确诊。

(3) 分子生物学检测: 用逆转录 – 聚合酶链反应 (RT-PCR) 检测登革病毒 RNA, 阳性者有助于诊断。

(4) 登革病毒分离: 于发病早期, 将患者的血清接种于白纹伊蚊胸肌 C6/36 胞株做组织培养、分离登革病毒, 阳性者可确诊。

【治疗】

1. 典型登革热的治疗

(1) 一般治疗: 急性期应卧床休息, 给予流食或半流食。患者应进行防蚊隔离。由接诊医师填报传染病卡。

(2) 对症治疗: ①降温, 发热时首先采用物理降温, 慎用退热药, 以免引起大量出汗, 加重血液浓缩及诱发休克。对持续高热和有明显中毒症状者, 可每日静脉滴注氢化可的松 100 ~ 200mg 或地塞米松 5 ~ 10mg, 一般治疗 2 ~ 3 日。②对持续高热、中毒症状明显或频繁呕吐, 不能喝水、进食而有脱水者，应及时静脉补液和补充电解质。

2. 登革出血热的治疗

（1）积极止血治疗：可用各种止血药如肾上腺色腙片、酚磺乙胺、云南白药及维生素 K、维生素 C 等。消化道出血者，可用去甲肾上腺素 10mg 加入冷生理盐水 100ml 中口服或凝血酶 500～2000U 加入水或牛奶 20～40ml 中每 2 小时口服一次。子宫出血者可用垂体后叶素等子宫收缩剂止血；亦可输入新鲜血、凝血因子如凝血酶原复合物、纤维蛋白原和血小板，有良好的止血效果。有 DIC 者应按 DIC 治疗。

（2）休克治疗。

（3）出现呼吸衰竭者，可用洛贝林、尼可刹米等呼吸兴奋剂。出现呼吸骤停者，应做气管插管或气管切开，使用人工呼吸机辅助呼吸。

第十六节 传染性单核细胞增多症

传染性单核细胞增多症（infectious mononucleosis）是由 EB 病毒（Epstein-Barr virus，EBV）所致的急性自限性传染病，是一种急性的单核－吞噬细胞系统增生性疾病。其临床特征为不规则发热，咽喉炎，肝、脾、淋巴结肿大，外周血淋巴细胞显著增多，并出现异常淋巴细胞、嗜异性凝集试验阳性，血清中可测得抗 EBV 抗体。

【诊断依据】

（一）流行病学

1. 传染源 患者和 EBV 携带者为本病的传染源。健康人群中带毒率约为 15%。病后病毒可从口咽部排出持续数周至数月。

2. 传播途径 80% 以上患者鼻咽部有 EB 病毒存在，恢复后 15%～20% 可长期咽部带病毒。经口鼻密切接触为主要传播途径（口—口），也可经飞沫及输血传播。

3. 易感人群　人群普遍易感，但儿童及青少年患者更多见。6岁以下幼儿患本病时大多表现为隐性或轻型发病。15岁以上感染则多呈典型发病。病后可获持久免疫，第二次发病罕见。

（二）临床表现

本病潜伏期5~15日，一般为9~11日。起病急缓不一，半数患者有前驱症状，历时4~5日，如乏力、头痛、纳差、恶心、稀便、畏寒等，本病的症状虽多样化，但大多数可出现较典型的症状。

1. 发热　高低不一，多为38~40℃。热型呈弛张热、不规则热、稽留热。热程自数日至数周，甚至数月。可伴有寒战和多汗。中毒症状多不明显。

2. 淋巴结肿大　见于70%以上的患者。以颈淋巴结肿大最为常见，腋下及腹股沟部次之。肿大的淋巴结直径1~4cm，中等硬度，光滑，不粘连，无明显压痛、不化脓、双侧不对称等为其特点。消退较慢，需数周至数月。肠系膜淋巴结肿大引起腹痛及压痛。

3. 咽痛　有半数患者主诉咽痛，可见咽、腭垂、扁桃体充血、水肿，少数患者咽部有溃疡及伪膜形成，可见出血点。齿龈也可肿胀或有溃疡。喉和气管的水肿和阻塞少见。

4. 肝脾大　仅10%患者出现肝大，肝功能异常者则可达2/3。少数患者可出现黄疸，但转为慢性和出现肝功能衰竭少见。50%以上患者有轻度脾大，偶可发生脾破裂。检查时应轻按以防脾破裂。

5. 皮疹　约10%的病例在病程1~2周出现多形性皮疹，为淡红色斑丘疹，亦可有麻疹样、猩红热样、荨麻疹样皮疹，多见于躯干部，一周内消退，无脱屑。

6. 其他　神经系统症状见于少数严重的病例。可表现为无菌性脑膜炎、脑干脑炎及周围神经炎等。脑脊液改变与其他病毒性脑膜脑炎相似，但可见异常淋巴细胞。预后良好，尚有肺炎、心包炎、心肌炎、肾炎、胃肠道出血等。病程多为 2～3 周，少数可长至数月。偶有复发，复发时病程短，病情轻。本病预后良好，病死率仅为 1%～2%，多系脾破裂、心肌炎、脑干脑炎、继发感染所致。

（三）检查

1. 血象　早期白细胞总数正常或偏低，也有高达 $(10～20)×10^9/L$ 者，单个核细胞（淋巴细胞、单核细胞及异型淋巴细胞）可达 60% 以上，具有诊断意义的是异型淋巴细胞增多，可在 10%～30%，其细胞形态可分为泡沫型、不规则型、幼稚型。

2. 嗜异性凝集试验　嗜异性凝集试验，其原理为患者血清中常含有属于 IgM 的嗜异性抗体可与绵羊或马红细胞凝集。该试验在病程早期即呈阳性，阳性率约为 40%，第二、三周分别可达 60% 及 80% 以上，恢复期迅速下降。正常人、血清病患者、淋巴网状细胞瘤、单核细胞白血病及结核病等患者，血清中也可出现嗜异性抗体，可用豚鼠肾和牛红细胞吸收试验加以鉴别，一般认为经豚鼠肾吸收后的滴定效价在 1:64 以上者具有诊断意义。

（四）诊断要点

1. 流行病学史　应注意当地流行状况，是否曾赴流行地区出差旅游。周围有无类似患者，以便协助诊断。

2. 临床表现　主要为发热、咽痛、颈部及其他部位淋巴结肿大、肝脾大，多形性皮疹，但本病临床表现变异较大，散发病例易误诊，尤其在无实验室检查条件的情况下，诊断困难较大。

3. 实验室检查

（1）血象：白细胞总数正常或稍低，单个核细胞（淋巴细胞、单核细胞及异型淋巴细胞）可达 60% 以上，其中异型淋巴细胞可在 10% 以上。

（2）嗜异性凝集试验：其原理为患者血清中常含有属于 IgM 的嗜异性抗体，可与绵羊或马红细胞凝集。该试验在病程早期即呈阳性，约为 40%，第二、三周阳性率分别可达 60% 及 80% 以上，恢复期迅速下降。正常人、血清病患者、淋巴网状细胞瘤、单核细胞白血病及结核病等患者，血清中也可出现嗜异性抗体，可用豚鼠肾和牛红细胞吸收试验加以鉴别，一般认为经豚鼠肾吸收后的滴定效价在 1:64 以上者具有诊断意义。

（3）EB 病毒抗体检测：抗 EBV 有对 VCA、EA、EBNA 的抗体及补体结合抗体、中和抗体等。其中以抗-VCA IgM 和 IgG 较为常用，前者出现早、消失快、灵敏性与特异性高，有早期诊断价值，后者出现时间早，滴度较高且可持续终身，宜用于流行病学调查。

（4）EB 病毒的检测：较为困难，且在健康人及其他疾病患者中亦可检出病毒，故很少用于临床诊断。

（五）鉴别诊断

1. 急性淋巴细胞性白血病　可以有发热、血象异常，骨髓细胞学检查有确诊价值。

2. 白喉、疱疹性咽炎、扁桃体炎　除出现发热、咽痛外，前两者可以有其他特殊症状，如咽喉部白色假膜、疱疹，后者血象白细胞升高，中性粒细胞增多明显可以区别。

3. 巨细胞病毒感染所致的单核细胞增多　常出现肝脾大、气管炎、皮疹，发病年龄一般 4 岁以下，嗜异性凝集试验阴性，明确鉴别依据血清学和病毒学检查。

【治疗】

本病患者大多能自愈。无特异性治疗，以对症治疗为主。急性期应卧床休息。当并发肝损伤时按病毒性肝炎治疗。当并发细菌感染如咽部、扁桃体的 β-溶血性链球菌感染时，可选用青霉素、红霉素等抗生素，有人认为使用甲硝唑（灭滴灵）0.6～1.2g/d 或盐酸克林霉素（0.45～0.9g/d）5～7日也有一定效果。95%的患者应用氨苄西林或羟氨苄西林可出现多形性皮疹，故本病患者忌用。

肾上腺皮质激素可用于重症患者，如咽部、喉头有严重水肿，出现神经系统并发症、血小板减少性紫癜、心肌炎、心包炎等，短程应用可改善症状，消除炎症。用法为泼尼松第 1 日 80mg，随后逐渐减量，疗程 1 周。

阿糖腺苷、阿昔洛韦、干扰素、疱疹净等抗病毒药物可能对本病有效。

第十七节 艾滋病

艾滋病全称为获得性免疫缺陷综合征（acquired immunodeficiency syndrome，AIDS），是由人类免疫缺陷病毒（human immunodeficiency virus，HIV）感染引起的一种慢性传染病。其特征是 HIV 病毒特异性地侵犯 CD_4^+ T 淋巴细胞，造成 CD_4^+ T 淋巴细胞数量和功能的进行性破坏，免疫功能缺陷，进而出现感染和癌变。临床初始表现为无症状病毒感染，继之出现发热、消瘦、腹泻、鹅口疮和全身淋巴结肿大，最后并发各种严重的机会性感染和机会性肿瘤，成为艾滋病。艾滋病病死率极高，如不予特殊治疗，几乎 100% 的艾滋病患者在发病后的 2 年内死亡。

从 1981 年美国发现首例艾滋病至今全世界已有约 6000 万艾滋病患者和 HIV 感染者，并已造成 1390 万人死亡。我国截至 2007 年 10 月 31 日，已有约 22.35 万感染者，其中艾滋病患者约 62838 例，已死亡 2 万例。

【诊断依据】

（一）流行病学

1. 传染源 HIV 感染者和艾滋病患者是唯一的传染源。HIV 广泛存在于人体各组织中，如精液、阴道宫颈分泌液、乳汁、血淋巴细胞、淋巴结、脑小胶质细胞、树突状滤泡细胞、骨髓、脑脊液、胸腔积液、腹腔积液、心包积液、关节腔积液等处。

2. 传播途径 HIV 传播主要有三种途径：性接触传播、血源性传播和母婴传播。世界各地因传播方式不同而出现不同的流行特征。

（1）性接触传播：是目前全世界最主要的传播途径，分为同性、异性和双性接触，其中肛交的危险性最大。欧洲和美国一半的 AIDS 是同性恋，其中 80% 是性传播造成，而发展中国家以异性恋为主，如非洲加勒比地区几乎完全是异性恋引起。性传播的影响因素有：性交方式、性伴数、保护措施、是否伴有性病、有无生殖器溃疡、维生素 A 缺乏等。引起生殖器溃疡的性病能使 HIV 传播加剧。

（2）血源性传播：HIV 直接进入血液而传染。

①静脉吸毒：吸毒者交叉使用未经消毒的同一个针头或针筒。欧洲南部和邻近的美国部分地区，东南亚（如泰国）以吸毒传播为主。法国 30%~40% 的吸毒者使用已被污染的针头或针筒。意大利和西班牙 60% 的 AIDS 是吸毒者。越南吸毒者中 HIV 阳性率从 1992 年的 0 上升至 1995 年的 45%。

②输注血制品：血友病患者或其他患者输用被污染的血制品。日本、法国都曾发生过因输血而造成的 HIV 小流行。但目前因已了解 HIV 可被高温灭活及对供血者加强了 HIV 检测，已使输血引起 HIV 感染的机会大大减少。

③卖血：因使用未经消毒的器械为卖血者采血、单采浆血细胞回输，已经造成我国河南及其他地区大量的 HIV 感染

者和艾滋病患者的出现，现已得到控制。

④意外血暴露：医务人员工作中的意外 HIV 阳性血暴露。据估计经皮肤的意外血暴露：针头误刺引起的 HIV 感染危险性是 0.32%，而相比之下引起乙肝病毒感染的危险性在患者 HBeAg（－）时为 2%～10%，在 HBeAg（＋）时为 10%～40%。

⑤伤口接触：因意外接触患者破损皮肤黏膜而引起的 HIV 感染危险性是 0.03%。在这些 HIV 意外血暴露中护士和实验人员占 48%。

（3）母婴传播：HIV 阳性的育龄妇女可通过胎盘、产道和乳汁将 HIV 传给下一代，在产前、产中及产后均可传播。在没有干预的前提下，HIV 母婴传播率约 25%（13%～45%）。孕妇病毒载量高或 CD_4^+ T 细胞低（CD_8^+ T 细胞高）、羊膜破裂超过 4 小时、胎儿早熟、母乳喂养等均会增加母婴传播的危险性，而剖宫产可降低危险性。握手、拥抱、礼节性亲吻、同吃同饮、共用厕所和浴室、共用办公室、公共交通工具、娱乐设施等日常生活接触不会传播艾滋病。

3. 易感人群 人群普遍易感，静脉吸毒者、曾接受可疑的血或血制品输注者、接受未经筛查的器官移植或骨髓移植患者、卖血者、意外暴露者、性乱者（同性或异性）、卖淫嫖娼者、与 HIV 感染者有过性接触者、HIV 阳性母亲的子女都是本病的高危险群体，在高发区还包括文身、穿耳孔等会造成皮肤破损的活动。

（二）临床表现

1. 分期 临床有多种不同的分类标准，最常用的是按照机体的免疫状态和临床表现来划分。

（1）急性感染期：为 HIV 侵入人体时产生的临床表现。潜伏期平均是 6 日～6 周，通常是 2～4 周。见于 50%～

70%的病例。主要表现为皮肤、神经系统和全身性的症状。大多数的急性感染者症状轻微而且短暂，一般持续1~3周恢复正常，易被误认为感冒或单核细胞增多症，所以临床上大都不能得到确诊。临床表现以发热最为常见，可伴有咽痛、盗汗、恶心、呕吐、腹泻、皮疹、关节痛、淋巴结肿大及神经系统症状。淋巴结肿大、脾大、发热和肌肉酸痛有时会持续几个月。初步的研究资料表明，患有急性感染综合征的患者，其疾病进程较无症状者发展更迅速。

此期在血液中可检出 HIV – RNA 和 P24 抗原，而 HIV 抗体则在感染后数周才出现。血浆病毒载量先高后低，而 CD_4^+ T 淋巴细胞计数先低后高，呈一过性减少，一般在 500 ~ 1000/mm^3。

（2）无症状期：通常 6~8 年，有 5% 左右的 HIV-1 感染者能维持正常免疫状态、没有任何临床症状达 12 年以上，称之为长期生存者。时间长短与感染病毒的数量、型别，感染途径，机体免疫状况的个体差异，营养条件及生活习惯等因素有关。一般认为经血传播感染者无症状期较短（几个月至 5 年，平均 2 年），而性传播感染者较长（6~10 年，平均 8 年）。此期内，HIV 每日大量的复制，T 淋巴细胞也被不断的感染和破坏，以平均每年 40~60/mm^3 的速度缓慢下降，最终导致免疫缺陷。一般 CD_4^+ T 淋巴细胞计数 > 500/mm^3。这一期的患者是 HIV 的最大传染源。

（3）艾滋病期：为感染 HIV 后的终末阶段。患者 CD_4^+ T 淋巴细胞计数明显下降，多小于 200/mm^3，HIV 血浆病毒载量明显升高。此期主要临床表现为 HIV 相关症状、各种机会性感染及肿瘤。

①HIV 相关症状：主要表现为持续一个月以上的发热、盗汗、腹泻；体重减轻 10% 以上。有的患者表现为神经 – 精神症状，如记忆力减退、精神淡漠、性格改变、头痛、癫痫

及痴呆等。可出现不明原因的持续性淋巴结肿大（PGL），称为艾滋病相关表现（AIDS-related complex，ARC）。PGL的诊断标准是：a. 除腹股沟以外两个或两个以上淋巴结肿大；b. 淋巴结直径≥1cm，无压痛和粘连；c. 持续 3 个月以上；d. 除外其他病因。

②各种机会性感染及肿瘤

a. 呼吸系统：卡氏肺孢子虫肺炎（PCP）、肺结核、复发性细菌、真菌性肺炎。

b. 中枢神经系统：隐球菌脑膜炎、结核性脑膜炎、弓形虫脑病、各种病毒性脑膜脑炎。

c. 消化系统：白色念珠菌食管炎及巨细胞病毒性食管炎、肠炎；沙门菌、痢疾杆菌、空肠弯曲菌及隐孢子虫性肠炎。

d. 口腔：鹅口疮、舌毛状白斑、复发性口腔溃疡、牙龈炎等。

e. 皮肤：带状疱疹、传染性软疣、尖锐湿疣、真菌性皮炎和甲癣。

f. 眼部：巨细胞病毒性及弓形虫性视网膜炎。

g. 肿瘤：恶性淋巴瘤、卡波西肉瘤等。

③中期：通常持续 5 年以内。临床上以非致命的感染、肿瘤或间歇症状为特点，如单纯疱疹、带状疱疹、口腔毛状黏膜白斑病、口腔或阴道白念珠菌感染、结核、卡波西肉瘤、非霍奇金 B 淋巴瘤、脂溢性皮炎、瘙痒性皮炎或手足癣等。CD_4^+ T 淋巴细胞计数 $200\sim500/mm^3$。

④晚期：通常持续时间不超过 3 年。出现严重的致命的感染或肿瘤，如卡氏肺孢子虫肺炎、弓形虫病、巨细胞病毒感染、组织胞浆菌病等。CD_4^+ T 淋巴细胞计数 $50\sim200/mm^3$。

⑤终末期：持续时间 1 年左右。因严重的机会性感染而死亡，如非典型分枝杆菌病、隐球菌性脑膜炎、巨细胞病毒

视网膜炎、曲菌病或全身扩散性的组织胞浆菌病。CD_4^+ T 淋巴细胞计数 $0 \sim 50/mm^3$。

2. 分型 美国 CDC 于 1993 年修订了新的分型标准。将临床表现分为 A、B、C 三种类型。而且这个分类法是等级制的，即一旦归入 B 类或 C 类后，不论症状消失与否，都不能再回到 A 类或 B 类。

(1) A 类：①无症状 HIV 感染；②长期淋巴结肿大；③原发感染症状。HIV 感染的成人或青少年具有以上一条或一条以上，且从未有 B 组和 C 组表现者。

(2) B 类：成人或青少年 HIV 感染者有临床症状，符合下列病症之一，但不属于 C 组者。

①由 HIV 感染引起或已明确有免疫功能缺陷。

②临床症状有加重趋势或需要进行治疗。主要有（不局限于下列情况）：杆菌性血管瘤，口腔咽部念珠菌病，慢性、复发或治疗反应差的阴部念珠菌病，宫颈不典型增生（中度或重度），原位癌。全身症状：发热（>38.5℃）或持续腹泻 >1 个月，舌毛状黏膜白斑病，带状疱疹发作两次以上或皮损多于一处，非特异性血小板减少性紫癜，盆腔炎尤其是合并有输卵管卵巢脓肿、周围神经炎等。

(3) C 类：出现本分类下述疾病中的任何一种，且 HIV 抗体阳性者，即可诊断为 AIDS。分别有：支气管、气管或肺白色念珠菌病，食管白色念珠菌病，宫颈浸润性肿瘤，肺外或播散性球孢子虫病，肺外新型隐球菌病，上消化道隐孢子虫病持续 1 个月，CMV 感染（除肝、脾、淋巴结以外），CMV 视网膜炎（伴视力下降），HIV 脑病，单纯疱疹病毒所致慢性溃疡 1 个月以上或气管、肺、食管感染，肺外或播散性组织胞浆菌病，慢性肠道孢子球虫病 1 个月以上，卡波西肉瘤，非洲淋巴瘤，免疫原性淋巴瘤，原发性脑淋巴瘤，鸟结核分枝杆菌或堪萨斯分枝杆菌肺外或播散性感染，肺或肺外结核分枝杆菌感染，确诊或未经确诊的肺外或播散性分枝杆菌病，反复性细菌性肺病，进行性多灶性脑白质脑病，反复性非伤寒杆菌性沙门菌败血症，脑弓形虫病，HIV 引起的消瘦综合征。美国和欧洲对艾滋病的定义有所不同。在美国出现的 C 类病症或 CD_4^+ T 细胞计数 $< 200/mm^3$ 的患者均可诊断为艾滋病。而欧洲国家只在出现 C 类病症才诊断为艾滋病。

3. 儿童 HIV 感染　HIV 感染儿童可分为快速进展型（20%～25%）和缓慢进展型（75%～80%）。前者多为宫内感染（26%～38%），在孕程前 1/3 即可在绒毛膜 Hofbauer 细胞和胎儿组织中发现 HIV-1。产程感染占 65%～74%，这些未经母乳喂养的新生儿产后 1 周内做 HIV 培养，HIV-DNA 或 RNA-PCR 检测均为阴性，而在 7～90 日内出现阳性。母乳喂养占 12%～14%，这是贫困地区普遍采用的喂养方式。

与成人相比，儿童的 HIV 相关的主要和次要表现有所不同。生长迟缓、神经系统发育延缓，如小头畸形是 HIV 感染儿童的主要表现。心肌病变、肾病、小肠病变等都是常见的表现；而腮腺肿大，淋巴间质性肺炎，肝、脾、淋巴结肿大等都可能是 HIV 感染后免疫应答的结果。严重的机会性感染包括卡氏肺孢子虫肺炎、肺炎链球菌和流感嗜血杆菌 B 引起的复发性严重的细菌感染及白念珠菌食管炎和分枝杆菌病。成人中常见的隐球菌、弓形虫感染、全身性真菌感染、组织胞浆菌病和球孢子菌病在儿童中很少见。最常见的肿瘤包括淋巴瘤、平滑肌瘤和卡波西肉瘤，但总体来说癌症的发生远不如成人多。

4. 机会性感染　随着 CD_4^+ T 淋巴细胞数量降低和功能的减退为主要表现的细胞免疫功能的下降，引起各种致病性和非致病性微生物的易感性明显增加，从而造成机体各个系统的疾病。

（1）细菌性感染：肺部感染，主要致病菌有肺炎杆菌、金黄色葡萄球菌、肺炎链球菌、流感嗜血杆菌和铜绿假单胞菌等，典型的肺实变症状，且较重，难治疗，易复发。肺炎和其他部位感染常伴有菌血症，静脉毒品注射和动静脉插管是重要诱因，常见菌有金黄色葡萄球菌、表皮葡萄球菌和铜绿假单胞菌。菌血症和静脉毒品注射，使得感染性心内膜炎的发生增加，常累及三尖瓣膜，常见菌为金黄色葡萄球菌和钢绿假单胞菌。杆菌性血管瘤病（bacillary angiomatosis）与汉氏巴尔通体有关，表现为皮肤红色血斑、皮下结节或色素斑，或累及肌肉、中枢神经、肺、肝等部位，易破溃出血，需做活检与卡波西肉瘤和化脓血性肉芽肿鉴别。

（2）念珠菌感染：念珠菌感染中以白念珠菌最常见（占90%），好发于口腔、食管、阴道，在口腔和阴道以假膜性无痛白斑最常见，而食管炎多表现为溃疡和糜烂。

曲菌感染最常见的是熏烟色曲菌，另有黑曲菌、黄曲菌等10余种，可表现为肺炎或菌血症。隐球菌感染最常见的是新型隐球菌，多表现为亚急性脑膜炎或表现为肺炎（间质性、弥漫性粟粒样浸润）和皮肤感染。

球孢子菌病多由粗球孢子菌引起，以肺部感染为最常见，若经血行播散可引起淋巴结肿大、皮肤结节溃疡、腹膜炎和脑膜炎等。

组织胞浆菌病由荚膜组织胞浆菌和杜氏组织胞浆菌引起，多表现为播散性感染，50%患者有肺部感染或累及肝、脾、结肠和皮肤等处。

（3）分枝杆菌感染：由结核分枝杆菌、鸟 - 胞内复合菌（MAI）、堪萨斯分枝杆菌、海鱼分枝杆菌和新发现的嗜血分枝杆菌引起。结核分枝杆菌多经呼吸道传播，MAI多经消化道感染，而海鱼和嗜血分枝杆菌由皮肤进入。临床上肺部感染的特征是局部病灶反应轻，多为多发性肺内灶而很少空洞，还可引起淋巴结核、结核性胸膜炎和肾、膀胱、皮肤感染；MAI 一般造成肺部感染，但在艾滋病患者中可表现为血行扩散，累及消化道、骨髓、肝脾、淋巴结等。

（4）病毒感染：巨细胞病毒感染（CMV）最常见于视网膜，造成视力障碍、视野缺损和视敏度降低，临床诊断多依据眼底镜发现血管周围黄色渗出物及眼底出血，CMV 还可引起溃疡性食管炎、结肠炎、间质性肺炎、肾上腺炎、肝炎和脑膜脑炎等。

单纯疱疹病毒（HSV）感染多表现为皮肤黏膜交界处的多个痛性水疱，并融合溃破，经久不愈或引起支气管炎、肺炎、脑炎、食管炎等。

带状疱疹病毒（VZV）感染的特征是复发性或超过 2 处皮区及神经痛，也可造成 Ramsay-Hunt 综合征（面瘫、耳病和外耳道疱疹）和脑炎。

（5）寄生虫感染

①弓形虫病：由猫粪便经消化道传播，最常见的是脑炎、肺炎及睾丸炎，心、眼部感染也有报道。脑炎表现为头前部疼痛、低热、意识模糊和定向力障碍及癫痫、脑卒中症状，最终昏迷、死亡。即使用目前最有效的治疗药物，患者一般也在诊断后 1 年内死亡。诊断主要依赖 MRI 在 T_2 加权时见到局限的高度信号异常，抗体阳性可作为参考，活检发现胞外或胞内滋养体可确诊，用抗原虫药物治疗 10～14 日后如果影像学检查有改善，也可以证实为弓形虫感染。

②卡氏肺孢子虫肺炎（PCP）：艾滋病患者的 PCP 起病较缓，为数周到数月，表现为发热、咳嗽无痰、气促、发绀，血气分析氧分压显著降低。胸片呈双侧弥漫性浸润，间质性肺炎，CT 呈毛玻璃样改变，严重者可出现空洞。确诊靠涂片检查，雾化引导痰液涂片阳性率达 50%～90%，支气管-肺泡灌洗液阳性率达 90% 以上。或用复方磺胺嘧啶诊

断性治疗。

③隐孢子虫病：是艾滋病患者腹泻的最主要原因之一（另一个是 CMV）。感染部位主要在近端小肠，表现为大量非血性水样便和严重痉挛性腹痛，大肠感染时可排血便，多数患者于 2 周内自行好转，少数患者腹泻、便秘交替。消化道外可累及肺、肝、胆囊、胰腺等。确诊靠活检涂片染色。

④组织胞浆菌病：经肺吸入感染，艾滋病患者中可发展为进行性扩散性组织胞浆菌病（PDH）。通常发病时 CD_4^+ T 淋巴细胞 $< 50/mm^3$，表现为发热、体重下降（95%）、呼吸道症状（50%~60%）、肝、脾、淋巴结肿大（20%~40%）、神经系统病变（18%~20%）、败血症（10%）和皮肤黏膜损害（2%~5%）。诊断可通过血培养、活检染色在巨噬细胞中发现组织胞浆菌、抗体检测（缺点是不能区分过去感染和现症感染）、血清或尿液的抗原检测（目前最好的检测方法）。

5. 艾滋病相关肿瘤

（1）卡波肉瘤：可能与 HSV-8 型病毒感染有关。多见于男性同性恋和非洲人群。特点是多发性，可累及皮肤或黏膜的任何部位，色紫黯，斑块状隆起，口腔黏膜也常被累及，肺、肝、胃肠、胰腺、睾丸等内脏都有病变报道。诊断依赖于病理检查。

（2）淋巴瘤：约 3% HIV 感染者在病程各个阶段出现淋巴瘤，比普通人群高 60 倍。表现为发热、消瘦、盗汗、脾大、淋巴结部位包块等淋巴结外常见部位有中枢神经系统、胃肠道、肝脏、骨髓、脑膜，甚至口腔、心脏、心包膜和胆总管等。CT、MRI、病理活检、骨髓穿刺、脑脊液和其他体液检查、放射性核素扫描等有助于诊断。根据 1982 年美国国家癌症研究所的分类方案，几乎所有的艾滋病相关的非霍奇金淋巴瘤可被归类于 B 细胞型，分高、中、低度恶性型。

临床分期仍沿用 Ann Arbor 分期系统，但因艾滋病相关的淋巴瘤在确诊时多已属于晚期，故此分期系统对治疗方案选择的指导意义不大。根据病变范围大小，可将非霍奇金淋巴瘤分为四个期和两个亚型：A 型无全身系统症状。B 型：①确诊前 6 个月内有原因不明的体重减轻 >10%；②原因不明发热 >38℃；③夜间盗汗。

除了分期以外，还应考虑 CD_4^+ T 淋巴细胞计数、病毒载量、其他机会性感染的过去史、重要脏器的功能等。典型的艾滋病相关淋巴瘤发现时往往已有累及淋巴结外器官或其他组织的广泛浸润。伯克特淋巴瘤多侵犯骨髓，免疫母细胞和大细胞性淋巴瘤多侵犯淋巴结外器官，如胃肠道。

（3）阴道癌和宫颈癌：与 HPV 感染有关，是女性艾滋患者中较常见的肿瘤。60% HIV 感染妇女有明显的子宫颈发育不良，应定期做细胞学筛查以便早期发现。与 HIV 阴性妇女相比，HIV 阳性妇女的宫颈癌病变要广泛得多，且较难治愈，治疗后复发率高。

6. HIV 相关的消瘦和营养不良　消瘦综合征指的是体重下降超过基础体重的 10%，可伴有发热或腹泻 >30 日。10% 的患者伴有其他可定义 AIDS 的病症。临床评估 HIV 相关的消瘦综合征可直接从营养不良的诊断得到确认。

营养状况评估的最直接的方法，是比较患者发病前的体重或理想体重。体重指数（body mass index，BMI）的计算可用于对营养不良分级。

$$BMI = 体重（kg）÷高度的平方（m^2）$$

营养不良的分级为：Ⅰ 级，$< 18.5kg/m^2$；Ⅱ 级，$< 17kg/m^2$；Ⅲ 级，$<16kg/m^2$。Ⅲ 级营养不良被认为有生命危险。消瘦可以是各种机会性感染所引起的，也可以不伴有其他可解释的病因。因此，实验室检查的目的是找出消瘦的原因，包括：

①血常规：可能发现贫血的原因是吸收不良。

②血生化检查：血白蛋白降低可能与营养不良有关，雄激素降低可能与性腺功能减退有关。

③微生物学检查：血培养和三次大便培养是必做项目。

④病毒学检查：定期的 HIV 病毒载量和 CD_4^+ T 淋巴细胞计数。

⑤影像学检查：X 线胸片可能发现淋巴瘤、PCP、结核，超声波检查可能发现异常淋巴结肿大或肝脾肿等。

⑥其他：如胃镜、肠镜、组织活检等。

（三）检查

HIV 的检测对临床诊断、筛查、治疗随访、药效考核等均有重要的意义。HIV 的感染标志可分为三大类：免疫标志、病毒标志和相关标志。免疫标志指 HIV 感染后产生的抗原抗体等免疫物质。病毒标志指 HIV PCR 检测、病毒载量和病毒培养等。而相关标志指与 HIV 感染进程密切相关的一些生化或免疫物质，如 CD_4^+ T 淋巴细胞等。

1. HIV 免疫标志检测

（1）HIV 抗体检测：HIV 抗体是最易检出，也是持续时间最长的免疫标志物。检测方法大多简单、经济，易于推广，是目前发现 HIV 患者最常用的方法。

①初筛试验：大多数实验室用于筛查 HIV-1 和 HIV-2 抗体的方法都是酶联免疫吸附试验和快速试验，后者采用含有两种 HIV-1B 亚型（LAI 和 MN 株）和 HIV-2A 亚型（ROD 株）的免疫原性抗原决定簇的可溶性或人工合成蛋白质来检测抗体。目前，ELISA 方法中又加入了能检测 HIV-1 的 O 组变异株（ANT70 或 MVP5180 株）的特异性抗原。

a. 间接法：用酶标记的抗人 IgG 球蛋白连接患者的抗体和抗原。由于使用了可溶性抗原而较少受到抗原决定簇的影响。但不能检测非 G 型病毒，且特异性不够。

b. 夹心法：患者抗体和包被抗原间的反应由另一种酶

标记抗原结合到抗体游离部位而显现。其特异性非常高,而且对 B 亚型的 HIV 在血清转换期的抗体敏感性最好。但对非 B 亚型敏感性较差,O 组变异株感染时会出现假阴性。这是目前最常用于献血筛查的检测方法。

c. 捕捉法:患者的免疫球蛋白被固相中的抗 Fc 球蛋白抗体结合复合物的游离 Fab 部位再与酶标记的 HIV 抗原结合。这种方法能检测到尿液或唾液中的抗体,但在血清转换期中,其敏感性仍稍逊于第三代试剂。

d. 竞争法:原理基于患者抗 HIV 抗体和酶标记的抗 HIV 抗体同 HIV 抗原间的亲和力不同。商用竞争性 ELISA 只采用了 HIV-1 的 M 组抗原。其特异性极高。对 HIV-1 的 M 组感染有非常好的敏感性,但对 HIV-2 和 O 组 HIV 感染较少,甚至不能被检测到。

e. 快速法:用 HIV-1 和 HIV-2 抗原包被于一张膜上,通常用于血清的筛查。不需要特殊的设备,30 分钟内可得出结果,适用于发展中国家,但因其价格高、敏感性和特异性均较不尽如人意而限制了它的应用。

②确认试验:是确定 HIV 感染的检验手段。国内一般都采用蛋白印迹试验(Western blot,WB)。

a. WB:电泳后的 HIV-1 或 HIV-2 的 9 种主要抗原被转移到硝酸纤维薄膜上,按分子量大小展开,分 env、gag 和 pol 三个区域,然后再加入待测血清做 ELISA,设阳性对照,根据显色条带不同来判断阴阳性。其判断标准有多种,全世界最常用的是美国 CDC 的标准:阴性,无任何条带显色,或只有 p17 显色;阳性,在 P24/gp41/gp120 或 gp160 三组中任何二组条带显色;不确定(indeterminate 或 I-WB),不符合阳性或阴性标准的其他条带显色。对 I-WB 患者至少要随访 6 个月进行重复检测,或用其他方法(如病毒载量)检测。其中只有极少数是 HIV 的早期感染阶段,其余都是阴性。

b. 合成蛋白免疫印迹试验：采用重组或人工合成的 HIV 抗原多肽，操作方法与 WB 基本相同。由于含有不同基因组的蛋白质，因此可区分 HIV-1 和 HIV-2，比标准的 WB 更敏感、更简便，也更昂贵。由于受合成蛋白质数量的限制，对 HIV-1 变异株的诊断较为困难。

③IgM 抗体：出现时间最早，比 IgG 早出现 7~10 日。但一般仅持续 2~3 周。可用 ELISA 的间接法和捕捉法检测。由于可被 HIV 抗原和基因物质的检测等方法替代，所以目前少用。

④IgA 抗体：主要用于婴儿 HIV 感染的判断。婴儿体内 IgG 抗体可能是已感染母体通过胎盘传入，并维持长达 18 个月，所以无法用于早期确定婴儿的感染。IgM 和 IgA 都只能由婴儿自身产生，但 IgM 存在时间太短，无法精确把握。IgA 则可存在 6 个月以上，是判断 HIV-1 新生儿感染的理想指标。可用 ELISA 间接法测定，用 G 蛋白吸附血清中的 IgG 后结果更可靠。

⑤HIV 抗体测定的定式：由于 HIV 感染是一个敏感的疾病，对其诊断必须十分的谨慎。判断血清标本的结果是阴性还是阳性，全世界各个实验室有十余种不同的定式，但大都大同小异。但由于给出一个结果一般要做 3 次测定，其中有一次费用较高的确认试验，这在大多数发展中国家很难承担。因此世界卫生组织提倡用简单的 ELISA 试验，而免除确认试验。我国目前对一些边远贫困地区就采用二次 ELISA 来判断 HIV 的阳性结果。

⑥血清型的鉴别

a. HIV-1 和 HIV-2 鉴别：可通过检测 HIV-2 跨膜蛋白的特异性抗体来鉴别。但确认仍然靠 WB 试验。

b. HIV-1 型中的 M 组和 O 组：利用 M 组和 O 组的 V3 环

多肽及跨膜多肽，可确定之。

⑦非传统检测方法

a. 唾液、尿液 HIV 抗体检测：敏感性和特异性均可达99% 左右，已经美国 FDA 批准。优点是采集方法简单安全，尤其是尿液检测，更有助于判断母婴传播，且有发现某些 HIV 感染者血液 HIV 抗体阴性，而尿液 HIV 抗体阳性。但确诊仍需经血液检测验证。

b. 快速测定法：分为乳胶凝集试验（latex agglutination，LA）、斑点免疫结合试验（dot blot immunobinding assay，DIA）、固相捕捉免疫试验（solid-phase capture immuoassay，SCI）。这些方法都可在半个小时内得到结果，且操作简便，不需要特殊设备。

c. 多份血清混合测定法：由于外周血的 HIV 抗体滴度较高，多份血清混合一般不会影响 ELISA 法的灵敏度，也不会干扰结果的正确性。因此，多份血清混合测定多用于人群的流行病学调查，可大大节省开支和时间。

（2）HIV 抗原检测：由于 HIV 抗体产生时间晚于抗原，故单纯抗体检测会导致约万分之一的患者在窗口期漏检，这对献血员的筛查来说是非常严重的后果。因此，美国 FDA 在 1995 年 8 月推荐 HIV 抗原的检测，可减少 25% 的假阴性。

常用于临床检测的 HIV 抗原是 P24 抗原，用间接 ELISA 法测定。由于 P24 抗原可被抗体结合，故标本可先用 HCl 或甘氨酸预处理，使抗原 - 抗体复合物分离以增加抗原的浓度。为提高抗原检测的特异性，对阳性标本要求做中和试验。即用抗 HIV 抗体中和后再检测，如光密度值降低 50%以上，才可判定为阳性。P24 抗原检测可用于早期 HIV 感染新生儿 HIV 感染的确定，HIV 发展为 AIDS 病程的动态观察，HIV 脑炎的脑脊液检查，抗 HIV 药物疗效考核，HIV 细胞培养中的测定等。

2. HIV 病毒标志检测

(1) PCR 检测：是利用 DNA 多聚酶在实验室中完成生物体内的 DNA 增殖过程，是目前对已知序列的核酸测定中最敏感的方法。可以对血液、血细胞以及人体各种组织、组织液进行 HIV 检测。常用于窗口期和母婴传播的确诊、疑似患者的确诊以及病毒分型等。

(2) 病毒载量：病毒载量（viral load, VL）主要包括血浆中 HIV-RNA 定量检测、淋巴细胞中 cDNA 检测以及血浆（淋巴细胞）中病毒培养的定量检测。常用方法有 bDNA 法、NASBA 和动态实时定量 PCR 等。

① bDNA 法：与 PCR 法不同，bDNA 直接检测 HIV 的信号。方法是用多种针对各个基因组的形如刷子的探针的"柄"与待测核酸结合，再以"柄"上所连的"棕"——单链 DNA 为基础，与标记探针、反应底物等作用形成荧光，经测定计算后得出定量结果。这种方法的优点是没有扩增物的交叉污染问题，检测的失真程度容易控制，数十个探针覆盖面广，对变异株的检测较方便。缺点是灵敏度有待提高。

② NASBA：是转录式的核酸序列扩增法（nucleic acid sequence based amplification, NASBA）。方法是在一个系统中进行 DNA→RNA 的转录和 RNA→DNA 的逆转录，结果是产生很多的单链 RNA 和双链 DNA，最后对产物定量。优点是在一个温度下反应，是连续单一的过程，敏感性高，反应时间短。

③ 动态定量检测：动态实时定量 PCR（dynamic real time quantitative PCR），打破了定性与定量检测的界限，特点是在每一个 PCR 扩增周期后立即检测产物，使定量测定的精确度大大提高；可在单个封闭的系统内进行，最大限度地降低了交叉污染的机会。

3. HIV 相关标志检测　HIV 感染人体以后，由于免疫系统受到刺激，会导致体内一些非特异性的物质的量发生改变，如新蝶呤（neopterin）、β_2-微球蛋白（β_2-microglobulin, β_2-MG）、90kb 蛋白质等，会随着病变的进展呈上升趋势，在 HIV 感染后的预后预测中有一定的意义。T 细胞总数降低，CD_4^+ T 细胞减少；免疫球蛋白、β_2-微球蛋白可升高。

（四）诊断要点

1. 流行病学资料 有同性恋或其他婚外异性接触史；静脉药瘾者；输入未经抗 HIV 抗体检测的血液和血液制品；去过 HIV（AIDS）高危发病地区；配偶或父母有抗 HIV（+）。其他各种性病患者。

2. 临床表现 急性期患者一般很少见到，只有在随访同性恋、吸毒患者时才发现，临床症状不多；无症状 HIV 感染期一般无特殊症状；而 AIDS 患者有各种并发症的症状，常以发热为首发症状来院就医。

3. 实验室检查 抗 HIV（+）、HIV-RNA（+）、P24 抗原（+）三者中的一项阳性，加上临床症状即可诊断。但不同期有些区别。

（1）急性期：外周血 CD_4^+ 淋巴细胞数可有一过性减少，但总数可在正常或 0.5×10^9/L 左右。患者近期内有流行病学史和临床表现，结合实验室 HIV 抗体由阴性转为阳性即可诊断或仅实验室检查 HIV 抗体由阴性转为阳性即可诊断。

（2）无症状 HIV 感染期：CD_4^+ 淋巴细胞总数正常或减少，但 $>0.2 \times 10^9$/L，有流行病学史，结合 HIV 抗体阳性即可诊断或仅实验室检查 HIV 抗体阳性即可诊断。

（3）艾滋病期：CD_4^+ 淋巴细胞数 $<0.2 \times 10^9$/L，有各种并发症。诊断标准为有流行病学史、实验室检查 HIV 抗体阳性，加下述各项中的任何一项，即可诊为艾滋病。①原因不明的持续不规则发热38℃以上，>1 个月；②慢性腹泻次数多于每日3次，>1 个月；③6 个月之内体重下降10%以上；④反复发作的口腔白念珠菌感染；⑤反复发作的单纯疱疹病毒感染或带状疱疹病毒感染；⑥肺孢子虫肺炎（PCP）；⑦反复发生的细菌性肺炎；⑧活动性结核或非结核分枝杆菌病；⑨深部真菌感染；⑩中枢神经系统占位性病变；⑪中青年人出现痴呆；⑫活动性巨细胞病毒感染；⑬弓形虫脑病；⑭青霉菌感染；⑮反复发生的败血症；⑯皮肤黏膜或内脏的卡波西肉瘤、淋巴瘤。

HIV 感染需用 ELISA 法抗体两次阳性和确认试验 WB 阳性才能确定诊断。根据世界卫生组织 1993 年的分类诊断标准（表 1 - 1），按临床表现可分为 A、B、C 三类，结合 CD_4^+ 淋巴细胞计数，又可进一步分为 A_1、A_2、A_3、B_1、B_2、B_3、C_1、C_2、C_3 九个等级，A_3、B_3 和所有的 C 期患者为艾滋病患者。

表 1 - 1　HIV 感染分类标准

CD_4 细胞记数（cells/μl）	A 无症状 HIV 感染；长期淋巴结肿大；原发感染	B 除 A 和 C 组以外的 HIV 感染者	CAIDS
> 500	A_1	B_1	C_1
200 ~ 499	A_2	B_2	C_2
< 200	A_3	B_3	C_3

（五）鉴别诊断

由于 HIV 感染的临床表现大多是由免疫功能降低所导致的机会性感染和肿瘤引起，所以其鉴别诊断转变为各系统病变的鉴别诊断；或是各种临床症状如发热、腹泻、体重下降等之间的鉴别诊断；或是已经明确了机会性感染或肿瘤的诊断，需鉴别造成这种病况的原因，对于这一点，只要有典型的流行病史、高发年龄段，并排除了其他免疫低下的原因后，依靠准确的实验室检测，诊断是并不困难的，但还需与原发性 CD_4^+ 淋巴细胞减少症鉴别，原发性 CD_4^+ 淋巴细胞减少症患者 HIV 病原学检测阴性可资鉴别。

【治疗】

目前仍缺乏根治 HIV 感染的药物，多采用综合治疗：抗 HIV 病毒治疗、预防和治疗机会性感染、增加机体免疫功能、支持疗法以及心理方面的关怀，其中以抗病毒治疗最为关键。规范的抗病毒治疗可以显著延长患者的生存期。

（一）抗 HIV 治疗

目前的抗 HIV 治疗采用联合抗病毒治疗（HAART，俗称"鸡尾酒"疗法）。HAART 治疗能显著减少 HIV 感染者各种机会性感染的发生率和艾滋病患者的病死率，重建艾滋病患者的免疫功能。目前被美国 FDA 批准的抗 HIV 药物有 24 种，可分为核苷类逆转录酶抑制剂（NRTI）和非核苷类逆转录酶抑制剂（NNRTI）、蛋白酶抑制剂（PI）、进入和融合抑制剂（EI/FI）四大类，通常采用两种 HIV 逆转录酶抑制剂加一种 HIV 蛋白酶抑制剂。我国常用前三类。一线方案为 AZT 或 d4T + 3TC + NVP。

1. 核苷类逆转录酶抑制剂 NRTI 选择性抑制 HIV 逆转录酶，常用药物包括以下几种。

（1）齐多夫定（AZT，ZDV）：300mg/次，每日 2 次。可引起骨髓抑制、乳酸酸中毒、肌痛、肌病等。

（2）拉米夫定（3TC）：300mg/次，每日 1 次。与 AZT 合用有协同作用，不良反应较小。

（3）司他夫定（d4T）：30mg/次，每日 2 次。可引起周围神经病变、脂肪营养不良和胰腺炎等。

（4）去羟肌苷（ddI）：体重 >60kg 者，200mg/次，每日 2 次；体重 ≤60kg 者，125mg/次，每日 2 次。可引起周围神经病变、胰腺炎、乳酸酸中毒和肝脏脂肪变等。

（5）阿巴卡韦（ABC）：300mg/次，每日 2 次。可能出现超敏反应。

（6）替诺福韦（TDF）：300mg/次，每日 1 次。可引起肾功能不全、乳酸酸中毒和肝脏脂肪变等。

2. 非核苷类逆转录酶抑制剂 NNRTI 作用于 HIV 逆转录酶某位点使其失去活性。主要包括依非韦伦（EFV）和奈韦拉平（NVP），常与其他抗 HIV 药物联合使用。

3. 蛋白酶抑制剂 PI 抑制蛋白酶，阻断蛋白质合成。主要包括：阿扎那韦（ATV）、茚地那韦（IDV）和克力芝（洛匹那韦和利托那韦复合制剂）等。

4. 开始抗逆转录病毒治疗的指征和时机

（1）成人及青少年开始抗逆转录病毒治疗的指征和时机：对急性感染期患者，无论 CD_4 细胞计数为多少均应考虑治疗。对无症状感染期患者，CD_4 细胞计数 $>350/mm^3$，无论血浆病毒载量的值为多少，定期复查，暂不治疗；CD_4 细胞计数为 $200\sim350/mm^3$，应定期复查，出现以下情况之一即进行治疗：①CD_4 细胞计数 1 年内下降 $>30\%$；②血浆病毒载量 $>100000/ml$；③患者迫切要求治疗，且保证有良好的依从性。对艾滋病期患者，无论 CD_4 细胞计数为多少，均应进行治疗。

（2）婴幼儿和儿童开始抗逆转录病毒治疗的指征和时机：考虑到婴幼儿病情进展要比大龄的儿童和成人快，对于 <12 个月龄的婴幼儿，可不考虑病毒学、免疫学指标及是否伴有临床症状的改变，建议治疗。1 岁以上的儿童，艾滋病期或 CD_4^+ T 淋巴细胞的百分数 $<15\%$，建议治疗；如果 CD_4^+ T 淋巴细胞的百分数介于 $15\%\sim20\%$，推荐治疗；如果介于 $21\%\sim25\%$，建议延迟治疗、密切监测患者 CD_4^+ T 淋巴细胞百分数的变化。无临床症状，CD_4^+ T 淋巴细胞的百分 $>25\%$，建议延迟治疗、定期随访，监测临床表现、免疫学及病毒学指标的变化。

（二）机会性感染的治疗

1. 卡氏肺囊虫肺炎　见 PCP。

2. 弓形虫病

（1）首选治疗：乙胺嘧啶＋磺胺嘧啶，有效率可达80%～90%。使用方法是冲击期乙胺嘧啶 50～75mg（严重者首剂加倍），每日 1 次；磺胺嘧啶 4～6g/d，分 4 次口服，疗程至少 3 周，症状缓解后两药均改为半量长期维持。主要的不良反应有血液系统的毒性、发热、皮疹和血尿。为减少对血液系统的毒性，应同时加用叶酸 25mg/d。对磺胺药过敏者禁用。

（2）次选治疗：乙胺嘧啶＋盐酸克林霉素。使用方法是冲击期乙胺嘧啶 50～75mg，每日 1 次；盐酸克林霉素，600mg，每日 4 次，口服或静脉滴注，疗程至少 3 周，症状缓解后两药也改为半量长期维持。主要的不良反应有胃肠道反应和皮疹。

3. 巨细胞病毒感染　更昔洛韦（Ganciglovir）是治疗CMV 感染的首选药物，冲击期治疗是 10mg/（kg·d），分两次静脉滴注，平均疗程 3 周。主要不良反应是骨髓抑制，故治疗期间应监测血象。磷甲酸钠（Foscarnet）用于不能耐受更昔洛韦不良反应或更昔洛韦治疗无效的 CMV 感染，用法是 180mg/（kg·d），分两次静脉滴注，平均疗程 3 周，主要不良反应是肾脏损害，故需溶于 1000ml 的生理盐水缓慢静脉滴注。由于 CMV 感染复发率较高，故应长期维持用药，一般建议在冲击治疗后将更昔洛韦或膦甲酸钠减半量，终生维持。

4. 鸟分枝杆菌感染　治疗鸟分枝杆菌感染的一线药物有甲基红霉素、阿奇霉素、利福布汀，二线药物有乙胺丁醇、丁胺卡那、氯苯吩嗪和环丙沙星，选择以上药物中的两或三种联合使用，疗程同结核杆菌感染的治疗。需要注意的是，对结核杆菌有效的一线药物如利福平和雷米封对鸟分枝杆菌均无治疗效果。

第十八节 手足口病

手足口病是由肠道病毒［以柯萨奇 A 组 16 型（CoxA16）、肠道病毒 71 型（EV71）多见］引起的急性传染病，多发生于学龄前儿童，尤以 3 岁以下年龄组发病率最高。主要表现为发热，手、足、口腔等部位的斑丘疹、疱疹，少数重症病例可出现脑膜炎、脑炎、脑脊髓炎、肺水肿、循环障碍等。致死原因主要为重症脑干脑炎及神经源性肺水肿。

【诊断依据】

（一）流行病学

1. 传染源 人是肠道病毒的唯一宿主，患者和隐性感染者均为本病的传染源。

2. 传播途径 主要通过消化道粪－口途径、呼吸道飞沫和密切接触等途径传播。发病前数日，感染者咽部和粪便即可检出病毒，发病后 1 周传染性最强。患者粪便、疱疹液和呼吸道分泌物及其污染的手、毛巾、牙杯、玩具、食具、奶具、床上用品及医疗器具等均可造成本病传播。

3. 易感人群 人对肠道病毒普遍易感，显性感染和隐性感染后均可获得特异性免疫力，但病毒各型间无交叉免疫。各年龄组均可发病，尤以 3 岁以下儿童多见。手足口病为全球性传染病，世界大部分地区均有此病流行的报道。我国 1981 年在上海首次报道此病，而后北京、河北、天津、福建、吉林、山东、湖北、青海和广东等十几个省份均有本病的报道。手足口病流行无明显地区性，一年四季均可发病，但以夏秋季多见，冬季发病较少见。

（二）临床表现

1. 普通病例表现　急性起病，主要表现为发热，口腔黏膜出现散在疱疹，手、足和臀部出现斑丘疹、疱疹，疱疹周围可有炎性红晕，疱内液体较少，疱疹液清亮。可伴有咳嗽、流涕、食欲不振等症状，部分病例仅表现为皮疹或疱疹性咽峡炎，而无发热等表现，预后良好。

2. 重症病例表现　少数病例可出现脑膜炎、脑炎、脑脊髓炎、肺水肿、循环障碍等，病情凶险，可致死亡或留有后遗症。多为 EV71 感染引起。

（1）神经系统：精神差、嗜睡、易惊；头痛、呕吐；肢体肌阵挛、眼震、共济失调、眼球运动障碍；无力或急性弛缓性麻痹；惊厥。查体可见脑膜刺激征、腱反射减弱或消失；危重病例可表现为昏迷、脑水肿、脑疝。

（2）呼吸系统：呼吸浅促、呼吸困难或节律改变，口唇发绀，口吐白色、粉红色或血性泡沫液（痰）；肺部可闻及湿啰音或痰鸣音。

（3）循环系统：面色苍灰、皮肤发花、四肢发凉，指（趾）发绀；出冷汗；心率增快或减慢，脉搏浅速或减弱甚至消失；血压升高或下降。

（三）检查

1. 血常规　普通病例白细胞计数正常，重症病例白细胞计数可明显升高，少数患者可出现血小板降低。

2. 血生化检查　部分病例可有轻度 ALT、AST、CK-MB 升高，重症病例可有肌钙蛋白 I（cTnI）、血糖升高。CRP 一般不升高。

3. 脑脊液检查　神经系统受累时可有以下异常：外观清亮，压力增高，白细胞增多，蛋白正常或轻度增多，糖和氯化物正常。

4. 病原学检查　咽、气道分泌物、疱疹液、粪便等标本肠道病毒（CoxA16、EV71 等）特异性核酸阳性或分离到肠道病毒。

5. 血清学检查 急性期与恢复期血清 EV71、CoxA16 或其他肠道病毒中和抗体有 4 倍以上的升高。

6. 物理学检查

（1）X 线胸片：可表现为双肺纹理增多，网格状、斑片状阴影，重症病例可出现肺水肿、肺出血征象，部分病例以单侧为著。

（2）磁共振：神经系统受累者可有异常改变，以脑干、脊髓灰质损害为主。

（3）脑电图：部分病例可表现为弥漫性慢波，少数可出现棘（尖）慢波。

（4）超声心动图：左室射血分数下降，左室收缩运动减弱，二尖瓣或者三尖瓣反流。

（5）心电图：无特异性改变。可见窦性心动过速或过缓，Q-T 间期延长，ST-T 改变。

（四）诊断要点

根据流行病学史，学龄前儿童，流行季节发病，有典型表现：发热伴手、足、口、臀部斑丘疹及疱疹，部分病例可无发热。重症病例可出现神经系统受累、呼吸及循环功能障碍等表现，实验室检查可有外周血白细胞增高、脑脊液异常、血糖增高，脑电图、脑脊髓磁共振、胸部 X 线、超声心动图检查可有异常。即可做出临床诊断。确诊病例需要病原学及血清学检测结果，具备下列情况之一即可确诊。

（1）肠道病毒（CoxA16、EV71 等）特异性核酸检测阳性。

（2）分离出肠道病毒，并鉴定为 EV71、CoxA16 或其他可引起手足口病的肠道病毒。

（3）急性期与恢复期血清 EV71、CoxA16 或其他可引起手足口病的肠道病毒中和抗体有4倍以上的升高。

（五）鉴别诊断

1. 普通病例 需要与其他儿童发疹性疾病鉴别，如疱疹性荨麻疹、水痘、不典型麻疹、幼儿急疹以及风疹等鉴别。根据流行病学特点、皮疹形态、部位、出疹时间以及有无淋巴结肿大等可加以鉴别，以皮疹形态及部位最为重要。

2. 重症病例 以神经系统表现为主者，需要与其他中枢神经系统感染鉴别，可根据皮疹特点，结合病原学或血清学检查做出诊断；以弛缓性麻痹为主要症状者应该与脊髓灰质炎鉴别。重症手足口病可发生神经源性肺水肿，应与重症肺炎鉴别。前者咳嗽症状相对较轻，病情变化迅速，早期呼吸浅促，晚期呼吸困难，可出现白色、粉红色或血性泡沫痰，胸片为肺水肿表现。循环障碍为主要表现者应与暴发性心肌炎、感染性休克等鉴别。

【治疗】

（一）普通病例

1. 一般治疗 注意隔离，避免交叉感染。适当休息，清淡饮食，做好口腔和皮肤护理。

2. 对症治疗 发热等症状采用中西医结合治疗。

（二）重症病例

1. 神经系统受累治疗

（1）控制颅内高压：限制入量，给予甘露醇每次0.5~1.0g/kg，每4~8小时1次，20~30分钟静脉注射，根据病情调整给药间隔时间及剂量。必要时加用呋塞米。

（2）静脉注射免疫球蛋白，总量2g/kg，分2~5日给予。

（3）酌情应用糖皮质激素治疗，参考剂量：甲泼尼龙1~2mg/（kg·d）；氢化可的松3~5mg/（kg·d）；地塞米松0.2~0.5mg/（kg·d），病情稳定后，尽早减量或停用。

个别病例进展快、病情凶险可考虑加大剂量，如在 2 ~ 3 日内给予甲泼尼龙 10 ~ 20mg/（kg·d）（单次最大剂量不超过 1g）或地塞米松 0.5 ~ 1.0mg/（kg·d）。

（4）其他对症治疗：降温、镇静、止惊。同时严密观察病情变化，密切监护。

2. 呼吸、循环衰竭治疗

（1）保持呼吸道通畅，吸氧。

（2）确保两条静脉通道通畅，监测呼吸、心率、血压和血氧饱和度。

（3）呼吸功能障碍时，及时气管插管使用正压机械通气，建议呼吸机初调参数：吸入氧浓度 80% ~ 100%，PIP 20 ~ 30cmH_2O，PEEP 4 ~ 8cmH_2O，呼吸频率 20 ~ 40 次/分，潮气量 6 ~ 8ml/kg 左右。根据血气、X 线胸片结果随时调整呼吸机参数。

（4）在维持血压稳定的情况下，限制液体入量（有条件者根据中心静脉压测定调整液量）。

（5）头肩抬高 15° ~ 30°，保持中立位；留置胃管、导尿管。

（6）药物应用：根据血压、循环的变化可选用米力农、多巴胺、多巴酚丁胺等药物；酌情应用利尿药物治疗。

（7）保护重要脏器功能：维持内环境的稳定。

（8）监测血糖变化：严重高血糖时可应用胰岛素。

（9）抑制胃酸分泌：可应用西咪替丁、奥美拉唑等。

（10）有效抗生素防治继发肺部细菌感染。

3. 恢复期治疗

（1）避免继发呼吸道等感染。

（2）促进各脏器功能恢复。

（3）功能康复治疗或中西医结合治疗。

第十九节 口蹄疫

口蹄疫（foot-mouth disease）是由口蹄疫病毒（FMDV）引起的人、畜共患急性传染病。主要先流行于偶蹄动物如牛、羊、猪等，由于人与动物的密切接触而感染，主要表现为发热，头痛，口腔黏膜、唇及手、足底等处皮肤发生水疱、溃疡。

本病临床经过一般较轻，仅老年人和幼儿在患病期间可能出现严重并发症，如腹泻、呕吐、心肌炎及重症感染等。

【诊断依据】

（一）流行病学

1. 传染源 口蹄疫病毒只引起偶蹄类动物，如牛、羊、猪、鹿、骆驼等发病，成为人患口蹄疫的传染源。只有先出现兽疫，才有可能使人患病。患病动物在病程不同阶段，排出病毒的数量和毒力是有区别的。急性发作的牛和猪，在临床症状明显期排出的病毒特别多，也最危险；处在该病潜伏期的动物，其乳汁和唾液中已有病毒排出；部分痊愈的动物仍能持久的带毒，时间从几个月至数年不等。

2. 传播途径 口蹄疫是通过接触病畜口腔、蹄冠部的溃疡烂瘢，经皮肤黏膜感染的；偶尔也有食用了病毒污染而又未加热（巴氏消毒）的奶感染。因此，人患口蹄疫是散在发生的。由于存在病毒血症这一阶段，这就决定了许多途径可以排出病毒，从呼出气体、唾液、乳汁、尿、粪便、鼻、眼、性器官排出病毒。直接接触病畜及排泄物者则容易感染 FMDV。被污染的牛奶在人口蹄疫流行中有重大的危险性。Burrows 等人研究报道，牛奶中的 FMDV 不仅来自乳房水疱皮、水疱液，还有被污染的周围环境。现已证实乳腺是 FMDV 最初的复制场所，其病毒滴度可达 10^7 pfu/ml。

3. 易感人群 人患口蹄疫决定于与病畜的接触，发病人群的年龄广泛，世界各地的人群均可罹患口蹄疫，但本病的病例报道并不多见。这些病例多数症状较轻，个别较重。除个别病例从送检的人破碎水疱皮及淋巴液中分离出病毒及血清中查出有抗 FMDV 的中和抗体，绝大多数病例只是从临床独特症状，结合流行病学史来判定。病后可获得特异性的持久免疫力。

（二）临床表现

口蹄疫特征表现为急性起病，分为潜伏期、前驱期和临床期，最终康复或死亡。病毒侵入机体至早期症状出现前，为潜伏期，通常为 2~6 日，亦有长达 18 日者，人体发病过程和易感动物十分相似，手部可发生水疱，多数集中在手指，偶见于足部和口腔内，主要是舌面和上腭。

前驱期常有轻微头痛、不适、发热（可达 39.4℃）。在指端皮褶和指端掌面有针刺感和烧灼感，为发生水疱的先兆。足部受侵时也有同感。有时在口腔黏膜也发生水疱。掌跖部因皮肤较厚，发生的水疱是平坦的；而在口腔内形成的水疱则凸出而饱满，周围有充血区，初发时水疱液澄清而呈微黄色，不久就趋于浓稠。这类水疱可小至针尖状，大至直径 2cm 不等。依其部位不同呈圆形或椭圆形。在 2~3 日内干燥，覆盖的皮肤随即脱落，而暴露出新鲜而未角化的红色真皮层。如能小心护理，可迅速达到一期愈合。甲床可因发炎而疼痛，有些病例可因水疱侵及邻近部位而使指甲脱落。原发性水疱消退后 5 日内，还会出现继发性水疱。据报道少数病例可呈现咽喉部表皮层有广泛的水疱和发炎、腹泻，甚至心肌炎，也曾见过双侧性颜面麻痹。多数患者如能及时对症治疗，常于 2 周内完全康复无后遗症。婴幼儿、体弱儿童和老年患者，可由严重呕吐、腹泻或继发感染，如不及时治疗可导致严重后果。

（三）检查

1. 外周血象　大多正常。

2. 病毒分离　采取患者的水疱液、唾液等经无菌处理后分别接种于豚鼠脚掌内皮，4～5日后注射部位出现水疱，接种于小鼠脑内及其乳鼠腹腔内导致小鼠死亡。

3. 血清学检查　起病后7～20日即可获得阳性结果，以补体结合试验最敏感。

（四）诊断要点

口蹄疫病变典型易辨认，故结合临床病学调查不难做出初步诊断。其诊断要点为：

（1）发病急、流行快、传播广、发病率高，但病死率低，且多呈良性经过。

（2）大量流涎。

（3）口蹄疫定位明确（口腔黏膜、蹄部和乳头皮肤），病变特异（水疱、糜烂）。

（4）恶性口蹄疫时可见虎斑心。

（5）为进一步确诊可采用动物接种试验、血清学诊断及鉴别诊断等。

（五）鉴别诊断

对于已知在FMD流行区饮用过牛乳，未消毒的羊乳，在手、足及口部发生的水疱病，通常就可诊断为FMD。病原学的鉴别诊断依赖于RT-PCR等分子生物学诊断技术。口蹄疫尚需和下列疱疹性传染病相鉴别。

1. 手足口病　手足口病的传染源是患者和肠道携带病毒的人，属于人类疾病，是由于接触患者，通过日常生活用品、食具、玩具的污染经口感染的，也可通过呼吸道传播。因此，可出现不同规模的流行。主要是幼儿传染病，3岁以下患儿占绝大多数，很少有超过5岁以上者。大多无发热或低热，仅有呼吸道感染和口腔黏膜疱疹及手指、足部、臀部、膝部斑丘疹。

2. 水痘 皮疹先见于躯干、头部，最后达四肢，呈向心性分布，且皮疹开始时为斑疹，数小时后变为丘疹，继为水疱，最后结痂脱落。

3. 单纯疱疹 多见于表皮和黏膜交界区，如口角、唇缘、鼻孔等附近，水疱成簇，容易复发，可见于流行性脑膜炎、肺炎等。

4. 疱疹性咽峡炎 主要由柯萨奇病毒所引起，其中口腔疱疹不超过 10 ~ 12 个，常限于咽舌壁、悬雍垂、扁桃体及舌部，确诊需借助病毒分离和特异血清学检查。

【治疗】

（1）患者需做医学隔离，由接诊医师填报传染病卡。

（2）加强对症及支持治疗，皮肤、黏膜病变局部可以使用 3% ~ 5% 硼砂水、2% ~ 3% 氢氧化钠、1% 甲紫等。继发细菌感染者可使用相应的抗生素。出现并发症的给予相应治疗。

第二章

立克次体感染 ◆◆◆

第一节 流行性斑疹伤寒

流行性斑疹伤寒（epidemic typhus）又名虱传斑疹伤寒（louse-borne typhus），是由普氏立克次体（Rickettsia prowazeki）引起，以人虱为传播媒介所致的急性传染病。本病全身感染症状比较严重，以急性起病、稽留型高热、剧烈头痛、皮疹及中枢神经系统症状为临床特点，发病持续 2 周左右，40 岁以上患者病情更为严重。重症者可因周围循环衰竭及严重肾上腺功能衰竭而死亡。

个别患者病后立克次体可长期存在于单核 – 吞噬细胞内，当机体免疫力降低时引起复发，称为复发性斑疹伤寒（Brill-Zinsser 病）。

【诊断依据】

（一）流行病学

1. 传染源　患者是唯一传染源，患者自潜伏期末 1～2 日至热退后数日均具传染性，病后第 1 周传染性最强，一般不超过 3 周。国外报道从东方鼩鼠以及牛、羊、猪等家畜体内分离出普氏立克次体，表明哺乳动物可能成为贮存宿主，但作为传染源尚待证实。

2. 传播途径 人虱是本病的传播媒介，以体虱为主，头虱次之。当虱叮咬患者时，病原体随血进入虱肠内，侵入肠壁上皮细胞内增殖，约5日后细胞胀破，大量立克次体溢入肠腔，随虱粪排出，或因虱体被压碎而散出，可通过搔痒的抓痕侵入皮肤，虱粪中的立克次体偶可随尘埃经呼吸道、口腔或眼结膜感染。

3. 易感者 人群普遍易感，病后可获得相当持久免疫力，但少数因免疫力不足偶尔可再次感染或体内潜伏的立克次体再度增殖引起复发。

4. 流行特征 多发生于寒冷的冬、春季节，但近年来热带如非洲等地也有较多病例。战争、灾荒和群体个人卫生差，增加人虱繁殖的机会，易引起流行。

(二) 临床表现

有轻型、典型和复发型斑疹伤寒。

1. 典型 潜伏期为10～14日（5～23日）。少数患者有前驱症状：疲乏、头痛、头晕、畏寒、低热等。大多起病急，伴寒战、剧烈持久头痛、周身肌肉疼痛、眼结膜及睑部充血等。

（1）发热：起病多急骤，体温在1～2日内迅速上升至39～40℃以上，第一周呈稽留热，第二周有弛张趋势。发热持续2～3周后，于3～4日内降至正常。伴寒战、乏力、剧烈头痛、面部及眼结膜充血等全身毒血症症状。

（2）皮疹：为重要体征，90%患者均有，病程第4～6日出现，初见于胸、背、腋窝、上臂两侧等处，1～2日内迅速发展至全身。面部常无疹，下肢较少，疹初为鲜红色充血性斑丘疹，按之褪色，继转为暗红色或瘀点样。多孤立存在，不融合。5～7日消褪，瘀点样皮疹可持续2周。常遗留色素沉着或脱屑，但无焦痂。

（3）中枢神经系统症状：出现早且明显，表现为剧烈头痛，伴头晕、耳鸣及听力下降，也可出现反应迟钝或惊恐、谵妄，也可出现肌肉和舌震颤，偶有脑膜刺激征，甚至昏迷、大小便失禁、吞咽障碍及听力障碍等。

（4）心血管系统症状：可有脉搏加快，合并中毒性心肌炎时可出现心音低钝、奔马律、心律失常；有失水、微循环障碍、心血管功能减退及肾上腺功能减退，偶有休克或低血压。

（5）其他：部分患者可有咳嗽、胸痛、呼吸急促、恶心、呕吐、食欲不振、便秘、腹胀等呼吸道、消化道症状；也可伴有黄疸、发绀、肾功能减退。大多数有肝、脾大，部分患者只有肝大。随着体温下降各种症状均见好转。

2. 轻型　目前国内多见轻型散发病例，与人群免疫水平有关。其特点有：热程短（8～9 日），体温较低（39.0℃以下）；全身中毒症状轻，有明显的头痛和全身疼痛，但很少出现意识障碍和其他神经系统症状；皮疹稀少或无，为充血性的，常于出疹后 1～2 日即消退；脾大者少见。

3. 复发型　称 Brill-Zinsser 病。国内少见，多见于东欧。原发性感染后，普氏立克次体在人体淋巴结中能存在多年，且无任何临床表现。一旦出现机体免疫功能下降，立克次体即能繁殖而致疾病复发。主要临床特点：呈轻型经过；毒血症症状及中枢神经系统症状较轻，呈弛张热（热程 7～11日）；无皮疹或仅有稀少斑丘疹；散发，无季节性，大年龄组发病率高。

（三）实验室检查

1. 一般检验　血常规中白细胞计数多在正常范围，中性粒细胞常升高，嗜酸粒细胞显著减少或消失；血小板数常减少。尿常规中常见蛋白尿，红、白细胞及管型少见。

2. 病原学诊断　病原体分离，不适用于一般实验室。用发病早期患者的血液注入豚鼠腹腔，取豚鼠的鞘膜和腹膜做刮片或取其脑、肾上腺、脾等组织做涂片可找到立克次体。

3. 免疫学诊断

（1）外斐试验（变形杆菌 OX19 凝集试验）发病后第 1 周出现阳性，第 2～3 周达高峰，持续数周至 3 个月。效价 ≥1:160 或病程中有 4 倍以上增高者有诊断价值。阳性率 70%～80%，且操作简便，但特异性差，既不能与地方性斑疹伤寒鉴别，也不能排除变形杆菌感染，也因与回归热螺旋体、布鲁杆菌和结核杆菌等发生交叉凝集而出现假阳性。复发型斑疹伤寒虽也为普氏立克次体所引起，但外斐试验往往阴性，或凝集效价 <1:160。

（2）立克次体凝集反应：以普氏立克次体颗粒抗原与患者血清做凝集反应，特异性强，阳性率高。效价 1:40 即为阳性。病程第 5 日阳性率达 85%，第 16～20 病日可达 100%；此方法虽然与莫氏立克次体有一定交叉，但后者效价低，故仍可与莫氏立克次体相鉴别。

（3）补体结合试验：补体结合试验在病程第 1 周即可达有意义的效价（>1:32），第 1 周阳性率为 50%～70%，第 2 周可达 90% 以上，低效价可维持 10～30 年，故可用于流行病学调查。以提纯的普氏立克次体颗粒抗原做补体结合试验，不仅具有组特异性，且有种特异性，故可用以区别流行性斑疹伤寒和地方性斑疹伤寒。

（4）间接血凝试验：用斑疹伤寒立克次体可溶性抗原致敏绵羊或家兔的红细胞，进行微量间接血凝试验。其灵敏度较外斐及补体结合试验高，特异性强，与其他群立克次体无交叉反应，便于流行病学调查及早期诊断。但不易区分普氏、莫氏立克次体和复发型斑疹伤寒。

（5）间接免疫荧光试验：用两种斑疹伤寒立克次体作抗原进行间接免疫荧光试验，检查抗体，特异性强，灵敏度高，可鉴别流行性斑疹伤寒与地方性斑疹伤寒。检测特异性 IgM 及 IgG 抗体，IgM 抗体的检出有早期诊断价值。

4. 其他 脑脊液外观大多清澈，白细胞及蛋白质稍增多，糖一般正常。心电图可示心肌损害，如低电压、T 波及 S-T 段改变，少数患者可有肝、肾功能的改变。

5. 核酸检测 用 DNA 探针或 PCR 方法检测普氏立克次体核酸特异性好、快速、敏感，有助于早期诊断。

（四）诊断

流行病学资料：当地有斑疹伤寒流行或 1 个月内去过流行区，有虱叮咬史及与带虱者接触史出现发热的患者，剧烈头痛、皮疹与中枢神经系统症状；外斐反应的滴度较高（1:160 以上）或呈 4 倍以上升高即可诊断，有条件也可加做其他血清学试验。

（五）鉴别诊断

1. 其他立克次体病 恙虫病患者恙螨叮咬处可有焦痂和淋巴结肿大，变形杆菌 OXK 凝集试验阳性。发热无皮疹，主要表现为间质性肺炎，外斐反应阴性，贝纳立克次体的血清学试验阳性。与地方性斑疹伤寒鉴别有赖于特异的病原学检验。

2. 伤寒 多见于夏秋季，起病较缓慢，全身中毒症状较轻，皮疹出现较晚，特征性表现如淡红色玫瑰疹、数量较少，多见于胸腹；可有相对缓脉。白细胞数多减少，诊断依赖血（或胆汁、骨髓）培养出伤寒杆菌和（或）肥大反应阳性。

3. 钩端螺旋体病 夏秋季节发病，有疫水接触史。无皮疹，多有腹股沟和（或）腋窝淋巴结肿大，腓肠肌压痛明显。可有黄疸、出血或咯血。钩端螺旋体补体结合试验或显微镜下凝集试验阳性。乳胶凝集试验检查抗原有助于早期诊断。

4. 流行性出血热 以发热、出血、休克和肾损害为主要表现，典型患者有发热期、低血压休克期、少尿期、多尿期和恢复期5期经过。血清检测特异性IgM抗体而确诊。

【治疗】

1. 一般治疗

(1) 患者应进行医学隔离，并彻底灭虱。接诊医师及时填报传染病卡。

(2) 卧床休息，注意补充营养及水和电解质平衡。

(3) 中枢神经系统症状严重者，可适当使用镇静剂，如地西泮、巴比妥类药物等。

(4) 有严重毒血症状伴低血容量者可考虑补充血浆、低分子右旋糖酐等，并短期应用肾上腺皮质激素；慎用退热剂，以防大汗虚脱。有继发细菌感染，按发生部位及细菌药敏给予适宜抗生素。

2. 病原治疗 四环素类抗生素和氯霉素对治疗本病有效。目前常选用四环素类中的多西环素及米诺环素，其中多西环素的成人用量用法为：200mg/d，顿服或分2次口服，疗程7~10日；也可同时与利福平或1个氨基糖苷类药物联合应用，一般于用药24~48小时后即可退热。磺胺类药物可加重病情，禁止应用。

第二节 恙虫病

恙虫病（tsutsugamushi disease）又名丛林斑疹伤寒（scrub typhus），是由恙虫病东方体（orientia tsutsugamushi）引起的一种急性自然疫源性传染病。鼠类是主要的传染源，通过恙螨幼虫（chigger）叮咬传播到人。临床上以叮咬部位焦痂或溃疡形成、发热、皮疹、淋巴结肿大、肝脾大以及周围血液白细胞数减少等为特征。并发症主要有支气管肺炎、脑膜炎、脑炎、弥散性血管内凝血、胸膜炎、血栓性静脉炎及心血管疾病等。在未用抗生素治疗者中的病死率为9%～40%。老年人、孕妇、原有心血管病等慢性疾病者的预后较差。

【诊断依据】

(一) 流行病学

1. 传染源　鼠类是主要传染源。我国广东省的市镇以家鼠为主，而农村以社鼠、黄毛鼠为主，福建以黄毛鼠和褐家鼠为主，四川以黑线姬鼠为主，云南、浙江以黄胸鼠为主，台湾以赤家鼠为主，海南以黄胸鼠和黑家鼠为主。此外，兔、猪、猫和鸡等也能感染本病。恙螨被恙虫病东方体感染后，可经卵传给后代，故亦能起到传染源的作用。人患本病后，虽然血液中也有恙螨病东方体，但被恙螨幼虫叮咬的可能性极小，故患者作为传染源的意义不大。

2. 传播途径　恙螨（mite）是本病的传播媒介。能传播本病的恙螨有数十种，在我国最主要的是地里纤恙螨和红纤恙螨。恙螨的生活周期包括卵、幼虫、蛹、稚虫和成虫5期，其中只有幼虫是寄生性，需吸吮动物或人体的组织液。当幼虫叮咬带有恙虫病东方体的鼠时，则幼虫受感染，经过蛹、稚虫、成虫、卵，到第二代幼虫，仍带有该病原体。如果该幼虫再叮咬鼠类时，又可将病原体传染给鼠。如此在鼠类中不断循环，形成自然疫源性。当人在疫区的草地上工作、活动或坐卧时，被带有病原体的幼虫叮咬而得病。

3. 易感者　人对恙虫病立克次体普遍易感，从事野外劳动、较多接触丛林杂草的青壮年因暴露机会多而发病率较高。病后对同一血清型的病原体有较持久的免疫力。对不同血清型的免疫力较弱，仅能维持数月，故可再次感染发病。

4. 流行特征　本病一般为散发，但亦可发生流行。本病主要流行在亚洲太平洋地区，尤以东南亚多见。我国南北流行的季节有差异，南方省区多发生于夏秋季，见于5～11

月，以 6 ~ 8 月为主，北方省份多发生于秋冬季，发病以 9 ~ 12 月为多，流行高峰出现在 10 月。

（二）临床表现

本病潜伏期为 4 ~ 20 日，平均 10 ~ 14 日，一般无前驱症状，起病急骤，体温上升迅速，1 ~ 2 日内达 39 ~ 41℃，多呈弛张热型，亦可出现持续热型或不规则热型，持续 1 ~ 3 周。常伴有寒战、剧烈头痛、全身酸痛、疲乏、嗜睡、食欲下降、恶心、呕吐等，体征可有颜面及颈胸部潮红、结膜充血、焦痂或溃疡、淋巴结肿大、皮疹、肝脾大等。病程进入第 2 周后，病情常加重，神经系统的表现可有神情淡漠、重听、烦躁、谵妄，甚至抽搐或昏迷，可出现脑膜刺激征；循环系统可有心率快、心音弱、心律不齐等心肌炎表现；呼吸系统可出现咳嗽、气促、胸痛、两肺啰音等肺炎表现。少数患者可有广泛的出血现象，如鼻出血、胃肠道出血等。危重病例呈严重的多器官损害，出现心、肝、肾衰竭及循环衰竭，还可发生弥漫性血管内凝血（DIC）。第 3 周后，患者体温渐降至正常，症状减轻至消失，并逐渐康复。如未能及时得到有效的病原治疗，部分患者可病重死亡。由于我国南北流行的恙虫病东方体毒力不同，南方夏季恙虫病临床表现重，北方秋冬型表现轻。

恙虫病具有一些特征性体征，对于诊断有重要价值：

1. 焦痂和溃疡 为本病特征之一，对临床诊断最具意义。可见于 70% ~ 100% 的患者。人被受感染的恙螨幼虫叮咬后，局部随即出现红色丘疹，继成水疱，然后发生坏死和出血，随后结成黑色痂皮，形成焦痂。焦痂呈圆形或椭圆形，大小不等，直径可为 2 ~ 15mm，多为 4 ~ 10mm。其边缘突起，如堤围状，周围有红晕，如无继发感染，则不痛不痒，也无渗液。痂皮脱落后即成溃疡，其基底部为淡红色肉芽创面，起初常有血清样渗出液，而后逐渐减少，形成一个光洁的凹陷面，偶有继发性化脓现象。多数患者仅有 1 个焦痂或溃疡，偶有 2～3 个，亦有多至 11 个的报道。焦痂可见于体表任何部位，但由于恙螨幼虫喜好叮咬人体湿润、气味较浓以及被压迫的部位，故焦痂多见于腋窝、外生殖器、腹股沟、会阴、肛周和腰背部等处。患者发病时通常已有焦痂，因此查体时应细致，以免遗漏。

2. 淋巴结肿大 焦痂附近的局部淋巴结常明显肿大，大者如核桃，小者如蚕豆，可移动，常伴疼痛和压痛，不化脓，多见于腹股沟、腋下、耳后等处，消退较慢，在疾病的恢复期仍可扪及。全身表浅淋巴结常轻度肿大。

3. 皮疹 多出现于病程的第 4～6 日，少数病例可于发病时即出现，或迟至第 14 日才出现。皮疹常为暗红色充血性斑丘疹，少数呈出血性，不痒，大小不一，直径为 2～5mm，多散在分布于躯干和四肢，面部很少，手掌和脚底部更少，极少数可融合呈麻疹样皮疹。皮疹持续 3～7 日渐消退，不脱屑，可遗留少许色素沉着。有些患者于病程第 7～10 日可在口腔软、硬腭及颊部黏膜疹或出血点。

4. 其他 心肌炎较常见；轻度肝、脾大。全身感觉过敏，皮肤潮红，肺部干、湿啰音等。

5. 并发症 常见的并发症是中毒性肝炎、支气管肺炎、心肌炎、脑膜脑炎、消化道出血和急性肾衰竭等。

（三）实验室检查

1. 一般检验 血常规中白细胞计数正常或减少，重型患者或有并发症时可增多，分类常有中性粒细胞核左移、淋巴细胞数相对增多。半数患者尿中有蛋白质，偶见红、白细胞及管型。

2. 血清学诊断

（1）变形杆菌 OXK 凝集试验（外斐试验）：患者血清中的特异性抗体与变形杆菌 OXK 株发生凝集反应，效价自 1：

(80~1280) 不等，第一周始有阳性，第3~4周高峰，第四周后开始下降，第8~9周多为阴性。若在病程中隔周进行检查，如效价升高4倍以上，则诊断意义大。本试验的特异性较低，其他疾病如钩端螺旋体病也可出现阳性。

（2）补体结合试验：阳性率较高，特异性较强。补体结合抗体在体内的持续时间较长，可达5年左右。最好选用当地流行株作抗原或采用多价抗原，这样可提高检测的阳性率。

（3）免疫荧光试验：用间接免疫荧光试验检测血清中特异性抗体，在病程的第1周末开始出现阳性，第2~3周末达高峰，2月后效价逐渐下降，但可持续数年。

（4）斑点免疫测定：用各种血清型的恙虫病东方体或其蛋白作为抗原，吸附在硝酸纤维膜上，检测患者血清中各血清型的特异性IgM或IgG抗体，其中特异性IgM抗体的检测有早期诊断价值。该法敏感性高，特异性强，可区分各种血清型。

（5）酶联免疫吸附试验（ELISA）与酶免疫测定（EIA）：可做各种血清型恙虫病东方体的特异性IgM或IgG抗体检测，敏感度和特异性与斑点免疫测定相仿，亦可用于血清分型，但操作更简便。

3. 病原学检查

（1）病原体分离：临床上常用小鼠作病原体分离，取患者全血0.5~1ml接种于小鼠腹腔，小鼠多在接种后第7~9日发病，解剖濒死的小鼠可发现双肺充血、水肿，肝、脾、淋巴结充血肿胀，出现胸腔积液和腹腔积液。取腹腔积液涂片，腹膜、肠系膜、肝、脾或肾印片，干后用吉姆萨染色镜检，可在单核细胞胞质内，靠近核旁发现紫蓝色、团状分布的恙虫病东方体。若用特异性抗体做直接免疫荧光试验，在荧光显微镜下可见细胞内有黄绿色的荧光。

（2）分子生物学检查：采用聚合酶链反应（PCR）技术可检测细胞、血液等标本中的恙虫病东方体基因，具有敏感度高、特异性强的特点，对于本病诊断及血清型的鉴定有一定价值。

（四）诊断要点

有流行病学史，临床表现起病急，高热、颜面潮红、焦痂或溃疡、皮疹、浅表淋巴结肿大、肝脾大。尤以发现焦痂或特异性溃疡最具诊断价值。对怀疑本病的患者应仔细寻找焦痂或溃疡。诊断中应强调病原学诊断方法，特异免疫学诊断方法及分子生物学检测手段找到恙虫病立克次体特异抗体或 OXK 变形杆菌凝集效价进行性升高或动物接种试验找到病原体则可确立恙虫病诊断。

（五）鉴别诊断

1. 钩端螺旋体病 恙虫病流行区亦常有钩端螺旋体病存在。两者均多见于夏秋季节，均有发热、眼结膜充血、淋巴结肿大、多器官损害等，应注意鉴别。钩端螺旋体病常有腓肠肌痛，而无皮疹、焦痂或溃疡。必要时可做血清学与病原学检查。

2. 斑疹伤寒 多见于冬春季节及寒冷地区，有虱寄生或叮咬史，无焦痂或溃疡。血清变形杆菌凝集反应 OX19 株为阳性，而对 OXK 株则为阴性。

3. 伤寒 起病较缓，有持续高热、神情淡漠、相对缓脉、玫瑰疹，常有消化道症状，无焦痂或溃疡，周围血象嗜酸粒细胞减少，肥达试验阳性，血培养可获伤寒杆菌。

4. 其他 应注意与流行性感冒、疟疾、败血症、登革热和肾综合征出血热等相鉴别。

【治疗】

1. 一般治疗 卧床休息，补充水分，给予半流食，加强护理，注意口腔卫生，保持皮肤清洁。必要时应用解热镇痛药，但慎用大量发汗的解热药。烦躁不安时可适量应用镇静药物。重症患者可给予皮质激素，以减轻毒血症状。

2. 病原治疗

（1）多西环素有特效，100~200mg/d，顿服或分2次口服，疗程7~10日。偶有复发，复发时可重复治疗。

（2）氯霉素、四环素和红霉素对本病有良好疗效，用药后大多在1~3日内退热。氯霉素剂量，成人2g/d，儿童每日25~40mg/kg，分4次口服，口服困难者可静脉滴注给药。热退后剂量减半，再用7~10日，以防复发。四环素剂量与氯霉素相同，但四环素对儿童的不良反应多，宜慎用。红霉素的成人剂量为1g/d。

（3）罗红霉素、阿奇霉素、诺氟沙星、甲氧苄啶（TMP）等对本病亦有疗效。青霉素类、头孢菌素类和氨基糖苷类抗生素对本病无治疗作用。

3. 患者应及时隔离 患者的痰液及大小便应做消毒处理。由接诊医师填报传染病卡。

第三章

细菌感染

第一节 伤寒、副伤寒

一、伤寒

伤寒（typhoid fever）是由伤寒杆菌（Salmonella typhi）引起的一种急性肠道传染病。其特征性临床表现为稽留热，相对缓脉、玫瑰疹，肝、脾大及白细胞减少。肠出血和肠穿孔是本病最主要的并发症。近年来，临床表现不典型者较多，容易误诊。

【诊断依据】

1. 流行病学

（1）传染源：为患者和慢性带菌者。病原菌主要随粪便排出体外，自潜伏期即可排菌，在起病后 2～4 周排菌量最多，传染性最大。恢复期排菌减少。排菌期限在 3 个月以内的称暂时带菌者，在 3 个月以上的称慢性带菌者（2%～5% 的患者）。偶有细菌在胆囊内存留数年，甚至终生，引起终生排菌。其中慢性带菌者较易发生在原有慢性胆道疾病（如胆囊炎、胆石症）的年老妇女，是该病不断传播和流行的主要传染源，具有重要的流行病学意义，也是伤寒持续散发的主要原因。流行病学资料表明，伤寒带菌者较一般人群更易得肝胆系统肿瘤。

（2）传播途径：伤寒主要通过粪－口途径传播，即伤寒杆菌从感染者的粪便中排出，污染水或食物（如牛奶、肉、禽蛋等），然后经口进入人体而感染。也可因与患者或带菌者日常生活接触，或接触苍蝇、蟑螂等污染的用具而感染。其中水源污染是该病传播的重要途径，也是暴发流行的主要原因，而散发病例往往以日常生活接触传播为多。

（3）人群易感性：人群普遍易感，以青壮年和儿童为主，老年人发病率较低，病后可获得持久免疫力，少有第二次发病者。

（4）流行特征：本病在世界各地均可发生，以温带及热带地区为多。终年可见，以夏秋为多。在世界人口中，发病率为0.5%，在东南亚国家中，每年约有7百万人发病，有些地方的病死率高达12%，主要原因是延误诊治。目前我国的发病以散发病例为主，偶有小规模暴发流行。

2. 临床表现 潜伏期3～60日，一般为7～14日。其长短与受感染的细菌数量，机体的健康状态及免疫力等相关。典型的临床经过可分为4期。

（1）初期：病程第1周。起病缓慢，首发症状是发热，并逐渐上升，呈弛张热，至5～7日达到39～40℃，同时伴有食欲减退、头痛、乏力、全身不适等，部分患者可有腹泻、肠鸣音增多。本期末可出现皮疹及脾大。

（2）极期：病程第2～3周。为疾病发展的高峰，肠出血、肠穿孔等并发症最常出现在本期，因此也是最危险的时期，主要表现如下。

①高热：呈稽留热，可高达40℃，持续半月左右。近年来，由于早期不规则抗生素的应用，可出现弛张热，易引起误诊，但持续时间仍较长。

②皮疹：部分患者于第 7~14 日可出现少量玫瑰疹，大小 2~4mm 略高出皮面，淡红色，压之褪色，散在分布，分批出现，常见于胸腹部，亦可见于背部及四肢，2~4 日内消退。

③循环系统症状：可出现相对缓脉。由于中毒症状较重，患者体温高但脉搏相对缓慢。近年来，散发性伤寒的缓脉症状较少见。

④消化系统症状：可出现食欲减退、腹胀、便秘，部分患者可出现腹泻。右下腹可有深压痛。

⑤神经系统症状：由于毒素作用于中枢神经系统，部分患者可出现表情淡漠、呆滞、重听、反应迟钝、谵妄等神经 - 精神症状。

⑥肝脾大：于起病 1 周前后可出现脾大、质软、有压痛，随疾病好转而回缩，因此与肝硬化引起的脾大不同。肝脏亦可轻度大、质软、有压痛。近年来，肝大比脾大多见，并伴有肝功能异常（ALT 升高）。

（3）缓解期：病程第 4 周。体温逐渐下降，食欲好转，肿大的肝脾开始回缩。此期仍可有少数患者出现肠穿孔和肠出血。

（4）恢复期：病程第 5 周，体温恢复正常，症状消失，食欲好转。但此期仍有伤寒复发的可能。

4. 临床类型

（1）轻型：全身中毒症状较轻，病程较短，约 2 周。

（2）普通型：具有上述典型临床经过。

（3）迁延型：病初的表现与普通型相同，但由于机体的健康情况较差，免疫力低下，发热的持续时间较长，可达数月，常见于合并慢性乙型肝炎、胆道结石或慢性血吸虫病患者。

（4）逍遥型：全身症状较轻，甚至可以正常工作，直至发生肠出血或肠穿孔等并发症才被确诊。

（5）暴发型：起病急，毒血症状重，迅速出现谵妄、昏迷等精神症状，并可出现中毒性心肌炎、中毒性肝炎、DIC 等。

（6）小儿伤寒：其临床表现不典型，年长儿童与成人相似，但病情较轻，病程较短，并发症少见。婴幼儿相对较重。

（7）老年伤寒：其临床表现亦不典型。低热多，个别患者可不发热。有时以肠出血和肠穿孔为首发症状，并发症多而且突出，易并发支气管肺炎、心力衰竭等，病死率高，恢复慢。

5. 复发与再燃

（1）复发：即热退后 1 ~ 3 周临床症状再次出现，血培养再次阳性。多见于抗菌治疗不彻底的患者，例如，用氯霉素治疗的患者，易出现复发，其复发率可高达 10% ~ 20%。

（2）再燃：指在病程第 4 周，体温开始下降但未恢复正常时，体温又再次上升，持续 5 ~ 7 日后才回到正常。血培养阳性。

6. 检查

（1）一般检查

①血象：血白细胞数正常或偏低，（3 ~ 5）×10^9/L，中性粒细胞减少，与常见细菌性疾病引起的细胞数增高相反。嗜酸粒细胞（EOS）计数减少或消失，病程中动态观察 EOS 计数，对伤寒的诊断及预后判断有一定的参考价值。

②尿常规：在极期时可出现轻度蛋白尿或少量管型。

③粪常规：肠出血时，粪便隐血试验阳性，严重时可出现柏油样大便。

（2）生化检验：在病程 1 ~ 3 周，可出现肝功能异常，即 ALT 升高，并可有轻度黄疸，可随病情的好转而逐渐恢复。

（3）病原体检查：病原体检查即细菌学检查，是确诊伤寒的最主要的方法。

①血培养：是确诊伤寒的最常用的依据。病程第 1～2 周的阳性率最高，达 80%～90%，如应用抗生素后可降低 50% 左右，第 3 周的阳性率为 50%，第 4 周后不易测出。用胆汁培养基或经增菌培养可提高阳性率。如复发，血培养可再次阳性。

②骨髓培养：阳性率可高达 90% 以上，阳性持续时间亦较长，且不受抗生素的影响。故对临床上高度怀疑但已用过抗生素血培养阴性的病例，可做骨髓培养。

③粪便培养：在病程第 3～4 周的阳性率较高，通常应留取新鲜粪便，并先做增菌培养。如阳性应排除慢性胆囊带菌者，不一定是现症感染。

④尿培养：早期多为阴性，在第 3～4 周时可出现阳性，但须排除受粪便污染。

⑤十二指肠引流胆汁培养：因操作不便，患者很难适应，已很少应用。

⑥玫瑰疹刮取物培养：因其阳性率不高，故不主张在临床上推广应用。

（4）免疫学诊断

①血清凝集试验：又叫肥达（Widal）反应，是利用已知的伤寒杆菌菌体（O）抗原、鞭毛（H）抗原、副伤寒杆菌甲、乙、丙鞭毛（H）抗原分别测定患者血清中相应的凝集抗体效价，是诊断伤寒的一种辅助诊断。抗体一般在病程第 2 周开始出现，第 4 周阳性率最高，达 80%。评价肥达反应的结果应注意以下几点。

a. 流行区健康人血清中可有低效价的凝集抗体，当 "O" 抗体在 1:80 以上，"H" 抗体在 1:160 以上时才有诊断意义。

b. 动态观察：在病程中每周复查 1 次，如效价逐渐递增或恢复期效价增高 4 倍以上，有诊断意义。

c. 伤寒杆菌与副伤寒杆菌甲、乙有部分共同的"O"抗原，故"O"抗体增高不能准确区别伤寒或副伤寒甲、乙。只有当各自的"H"抗体增高时，才能诊断为相应的伤寒或副伤寒甲、乙。

d. "O"抗体升高，出现在疾病早期，且 3～6 个月消失。"H"抗体升高出现较迟，但持续时间较长，可达数年。

e. 患过伤寒及预防注射伤寒菌苗者，"H"抗体因非特异性感染而增高，故仅有"H"抗体增高者，不能确诊为伤寒。

f. 少数病例肥达反应始终阴性，与早期应用有效抗生素或肾上腺皮质激素及患者免疫力低下有关。

g. 对于慢性带菌者，可检测 Vi 抗体，其效价在 1:40 以上有辅助诊断价值，但不作为常规检查项目。

②其他血清学检查：近年来有报道用多种免疫学方法检测血清中伤寒杆菌的抗原及特异性 IgM、IgG 抗体，包括酶联免疫吸附试验（ELISA）、被动血凝试验（PHA）、对流免疫电泳（CIE）、协同凝集试验（COA）、免疫荧光试验（IFT）等，但它们的特异性、可靠性和敏感性尚有一些问题值得探讨，故临床上未得到推广。

7. 诊断

（1）流行病学资料：病前 2～3 周有进入流行区或饮食可疑污染水及不洁食物史。伤寒全年可见，秋季较多。

（2）临床表现：持续高热，中毒症状，皮疹，肝、脾大等。

（3）实验室检查

①血象：外周血白细胞偏低，嗜酸粒细胞明显降低，极期时可消失，血沉增快。

②细菌培养：使用抗菌药前，做血、尿、便培养伤寒沙门菌，亦可做胆汁培养。血培养阳性率达80%，必要时做骨髓培养阳性率更高，可确诊。

③肥达反应：每周1次，菌体抗体（O）、鞭毛抗体（H）分别≥1:80及≥1:160或双份血清中恢复期血清抗体滴度有4倍或4倍以上升高，有重要诊断意义。

（4）并发症

①肠出血：常发生在病期第3周，轻者大便潜血阳性，重者可有暗红色血便。严重者，频繁便血、量大，可出现出血性休克。

②肠穿孔：多在病期第3周，突起腹痛，腹肌紧张及全腹部压痛和反跳痛，肠鸣音消失。X线或B超检查膈下积气可及时诊断。

③中毒性肝炎：在极期和中毒症状明显的患者，可有肝大、压痛，ALT升高。少数患者可出现黄疸，随着中毒症状消退和病情恢复，伤寒性肝炎亦恢复，不会变成慢性肝炎。

④支气管炎和肺炎：多见于儿童、老年人、体质衰弱和病程较长及卫生情况较差的患者。表现有咳嗽、咳痰，肺部有干、湿啰音，重者有呼吸困难及发绀，支气管肺炎X线检查可见两肺下部有点、片状阴影。

【治疗】

1. 治疗原则

（1）用抗菌药前先取血做细菌培养，依当地药敏情况先作抗菌经验治疗，获细菌药敏结果后，选择敏感的抗生素。

（2）对肠穿孔或必要做外科治疗的肠出血患者，应不失时机进行手术治疗。

（3）伤寒带菌者的治疗：以抗生素为主做全疗程治疗，治疗后大便培养随访至少1年，以彻底消除传染源。

2. 一般治疗

（1）高热时用物理降温，必要时用药物酌情退热，持续高热伴有明显中毒症状者，在使用有效抗伤寒药物的原则下，可静脉滴注小剂量氢化可的松 50~100mg，静脉滴注，每日 1 次。治疗 2~3 日后，中毒症状减轻即可停药。

（2）饮食治疗：以高热量、易消化饮食、少食多餐为原则，第 2 病周以后，忌食难消化、易胀气食物，防止诱发肠穿孔和肠出血。

3. 抗菌治疗

（1）成人治疗

①氟喹诺酮：环丙沙星或氧氟沙星 0.2g，每日 2 次，静脉滴注。能口服者，予氧氟沙星 0.4g，每日 2 次，疗程 7~10 日。

②头孢噻肟、头孢哌酮、头孢他啶：每次 2g，静脉滴注，每日 2 次。儿童减量。

③氨苄西林 2g 或阿莫西林 1g，每日 3~4 次，静脉滴注或口服，疗程 14 日。

④氯霉素 0.5g，每日 4 次，口服，体温正常后 0.5g，每日 2 次，总疗程 14 日，每 3 日做一次血常规，粒细胞低于 1.5×10^9/L 时停药或换药。

（2）儿童治疗：首选第三代头孢菌素，亦可酌用氨苄西林或氯霉素。氟喹诺酮类药在儿童治疗时易引起骨骺生长障碍，宜慎用。

（3）孕妇治疗：首选三代头孢菌素，头孢哌酮或头孢他啶，均 2g，每日 2 次，疗程 10~14 日。

4. 并发症处理

（1）肠出血：先内科治疗，严密观察。

①禁食、镇静。

②止血、促凝血药。

③出血量较多者，应输入新鲜血 200~400ml，必要时重

复输血。内科治疗后出血仍未能控制者，可外科手术止血。

（2）肠穿孔：明确诊断后，应立即手术治疗，愈早愈好。

5. 伤寒带菌者治疗　伤寒带菌者均应彻底治疗，清除伤寒菌。

（1）药物治疗：氧氟沙星 0.2g，每日 2 次，疗程 4～6日；或氨苄西林 4～6g，静脉滴注，每日 1 次，使用前必须做皮肤过敏试验。

（2）个别慢性胆道感染及胆结石患者，内科抗菌治疗难于清除伤寒菌，可外科切除胆囊，以彻底治愈患者，消除伤寒传染源。

二、副伤寒

副伤寒（paratyphoid fever），副伤寒甲、乙、丙杆菌引起的一组细菌性传染病。其诊断要点与伤寒杆菌基本相同。

【诊断依据】

1. 流行病学　传染源与伤寒相同，为患者和带菌者，但副伤寒丙的慢性带菌者罕见。传播途径亦与伤寒相似，由于副伤寒杆菌在牛奶、禽蛋等食物中生存时间较长，故通过污染的食物传播更常见。发病率以儿童居多，主要以副伤寒乙为主，成人发病率较少，以副伤寒甲为主。也以夏、秋季多见。在我国，副伤寒的发病率比伤寒低。

2. 临床表现　症状与伤寒相似，但较伤寒病情轻，病程短，预后好。与之相比，副伤寒特点为：①潜伏期相对较短，为 8～10 日，也可短至 3～6 日。②起病较伤寒急，特别是副伤寒乙和丙。③发病时可先有急性胃肠炎的症状，如恶心、呕吐、腹痛、腹泻等，每日可解稀便 3～5 次，2～3日后好转，并开始出现伤寒样临床表现。少数患者胃肠炎症状显著且持久，多见于副伤寒乙，因此副伤寒乙又被称为

"胃肠型副伤寒"。④发热以弛张热为主，稽留热少见，体温上升较快，3～4日达高峰，波动范围较大，热程短，2～3周，全身中毒症状较轻，但肠道症状明显。⑤皮疹出现早，副伤寒甲的皮疹较伤寒多，大且色深，副伤寒乙的皮疹呈丘疹状。⑥并发症较伤寒少，病死率相对较低。但副伤寒甲的复发率高于伤寒。⑦副伤寒丙的临床类型较多，除与副伤寒甲、乙相同的伤寒型外，还有急性胃肠炎型和脓毒血症。前者以腹痛，腹泻为主，病程短，一般2～3日痊愈。后者起病更急，并有寒战、高热、皮疹、肝脾大、黄疸等败血症的症状，支气管肺炎、中毒性心肌炎、中毒性肝炎等并发症常见，甚至可出现关节脓肿等局部化脓性病灶，病程1～3周。

3. 检查 本病检查与伤寒相似。甲、乙、丙副伤寒杆菌各自有不同的鞭毛抗原，故肥达反应可产生各自相应的"H"抗体，但反应的效价不如伤寒，特别是副伤寒丙。部分患者直至疾病恢复肥达反应仍为阴性。故确诊副伤寒甲、乙、丙主要依靠病原学检查，细菌培养可分别培养出甲、乙、丙副伤寒杆菌，胃肠型患者的粪便培养阳性率较高。由于副伤寒的临床表现相对于伤寒来说，临床类型较多，早期诊断困难，且容易与其他疾病相混淆，故在疾病的早期进行必要的实验室检查，特别是病原学检查有助于早期诊断。

4. 诊断 副伤寒在临床上不易与伤寒鉴别，应依靠细菌和血清学检查进行鉴别。

(1) 因临床类型不同，培养病原菌不同，胃肠炎型主要靠大便培养，其他型则血、骨髓或脓汁培养均可得到细菌。

(2) 肥达反应：诊断意义不如伤寒，副伤寒乙抗体效价应≥1:320诊断意义较大。

(3) 白细胞及嗜酸粒细胞计数降低亦不如伤寒显著。

根据流行病学史及临床表现做疑似诊断；如肥达反应阳性，可进行临床诊断；如培养阳性可以确定诊断。

【治疗】

治疗原则及药物选择同伤寒，但依临床表现不同而疗程各异。

（1）胃肠炎型：仅一过性吐泻可不用药或诺氟沙星0.4g，每日2次口服，疗程3日。

（2）伤寒型及败血症型：治疗同伤寒。

（3）儿童及孕妇：口服头孢克肟或静脉滴注三代头孢菌素治疗。

第二节　细菌性痢疾

细菌性痢疾（bacillary dysentery），简称菌痢。志贺菌根据其生化反应和抗原结构的不同，可分为4群，即A群痢疾志贺菌（S. dysenteriae）、B群福氏志贺菌（S. flexneri）、C群鲍氏志贺菌（S. boydii）、D群宋内志贺菌（S. sonnei），痢疾志贺菌的毒力最强。在临床上主要以腹痛、腹泻、黏液脓血便及全身中毒症状为主。

【诊断依据】

（一）流行病学

1. 传染源　为各种类型菌痢患者和带菌者。急性菌痢患者因临床症状典型，容易诊断，而非典型患者、慢性患者及带菌者容易忽视，故从流行病学的角度来看，作为传染源的意义更大。特别是从事供水、饮食行业和保育工作的，容易造成食物型和水型暴发流行的传染源。

2. 传播途径　主要通过粪－口途径经消化道传播。痢疾杆菌随患者的粪便排出，通过污染的手、食物、生活接触或苍蝇污染，经口传染，以散发多见。如在夏秋季，食用污染的食物（如凉拌菜、熟食、生冷瓜果、豆浆、冷饮、生水等）和被粪便污染的水源可引起菌痢的食物型和水型的暴发流行，以发展中国家多见。

3. 易感性 人群对痢疾杆菌普遍易感。儿童和青壮年多见，特别是幼儿和学龄前儿童。病后可获得短暂而不稳定的免疫力。由于不同菌群与血清型的痢疾杆菌之间无交叉保护性免疫，故易重复感染或多次发病。

4. 流行特征 以温带和亚热带多见。我国全年均可发病，但有明显的季节性，以夏秋季多见，与该季节细菌容易繁殖、降雨量较多及苍蝇活动增加有关。一般在 5 月份开始增多，8~9 月份达到高峰，10 月份随着气温的下降、湿度的减轻而减少。南北地区发病情况不同，南方地区因气温较高、湿度较大，高峰出现早，持续时间长，北方地区则相反。流行最常发生于人口过度稠密而不卫生的地方，在经济不发达的国家，发病率较高并常有流行。在我国，其发病占感染性疾病的首位。从感染的菌群来看，我国仍以 B 群福氏志贺菌感染为主，其次是宋内志贺菌，再其次是鲍氏志贺菌。近年来，据上海、沈阳、杭州等地报道，宋内志贺菌有上升趋势，且儿童及女性患者多以感染宋内志贺菌为主，而成人男性多以感染福氏志贺菌为主。

（二）临床表现

潜伏期为数小时至 7 日，多数为 1~4。其长短和临床表现的轻重缓急与患者的年龄、免疫力状况、感染痢疾杆菌的菌群、菌型及其毒力、数量有关。从大量的临床资料表明，痢疾志贺菌感染的临床症状多较重，且持续时间长。宋内志贺菌感染的症状多较轻，容易忽视。福氏志贺菌感染的临床症状介于上述两者之间，但病情迁延容易变为慢性。转变为慢性者约占 10%。在临床上根据其临床表现及病程长短可分成以下各型。

1. 急性菌痢 根据其肠道症状及毒血症症状的轻重可分 4 型。

（1）普通型（典型）：占菌痢的 50% ~ 60%。多急性起病，畏寒发热，体温可达 39℃，伴乏力、恶心、呕吐、全身不适，继之出现腹痛、腹泻和里急后重，腹痛常为突然性发作，并急于排便。大便初为黄色稀水样便，然后出现黏液脓血便，量少，可以无粪质，而仅有黏液、脓血，每日 10 ~ 20 次，并有左下腹压痛和肠鸣音亢进。少数年老或免疫力低下的患者可出现高热、频繁呕吐、腹泻，易脱水甚至引起休克、酸中毒和电解质紊乱。如早期治疗，病程 1 ~ 2 周，亦可转为慢性。

（2）轻型（非典型）：占菌痢的 20% ~ 30%。肠道症状和毒血症症状都较轻，无明显发热。急性腹泻，每日数次，为黏液稀便，但无脓血，里急后重轻或无。大便镜检可发现少量红、白细胞，培养可见痢疾杆菌。病程 3 ~ 7 日，少数可不治自愈，亦可变为慢性。

（3）重型：多见于老年、体弱、营养不良患者，急性发热，腹泻每日 30 次以上，为稀水脓血便，偶尔排出片状假膜，甚至大便失禁，腹痛、里急后重明显。后期可出现严重腹胀及中毒性肠麻痹，常伴有呕吐、严重失水可引起外周循环衰竭。

（4）中毒型：占菌痢的 1% ~ 2%。主要发生于 2 ~ 7 岁体质较好的儿童。起病急骤，发展迅速，突起发热，可高达 40℃，同时出现严重的毒血症症状，精神萎靡、嗜睡、昏迷、烦躁、反复惊厥及抽搐，继而发生呼吸和循环衰竭，而发病初肠道症状轻或缺如，需经直肠拭子或生理盐水灌肠收集大便检查，发现有黏液脓血，镜检有红、白细胞才能确诊。一般起病 24 小时内可出现痢疾样大便。根据其中毒的临床表现分为 3 型。

①休克型：即周围循环衰竭型。最常见，以感染性休克为主要表现，即面色苍白、四肢厥冷、发绀、血压下降、脉

搏细速、呼吸急促、少尿甚至无尿。

②脑型：即呼吸衰竭型。此型严重，病死率高。以中枢神经系统症状为主。由于脑微循环障碍引起脑缺血、缺氧、脑水肿和颅内压增高表现为惊厥、昏迷、呼吸衰竭，甚至脑疝形成，即呼吸节律不规则、叹息样呼吸，双侧瞳孔大小不等、对光反射迟钝或消失。

③混合型：此型最严重，具有休克型和脑型之表现，可先后出现或同时存在，即严重的循环和呼吸衰竭，病情凶险，病死率极高。

2. 慢性菌痢　急性菌痢病情反复发作超过 2 个月没有痊愈的，称为慢性菌痢。其慢性化可能与感染细菌的菌型有关，如福氏志贺菌易引起慢性菌病；急性期诊断和治疗不及时或不彻底或有耐药菌株感染也易引起慢性化；由于患者的免疫力低下，可合并原有胃肠道疾病、慢性胆囊炎等慢性病。临床上可分为 3 型。

（1）急性发作型：约占菌痢的 5%。半年内有菌痢病史，常因某些诱因，如受凉、食用生冷食物、劳累或其他感染等引起急性发作，出现急性菌痢的临床表现，肠道症状明显，即突然发作性腹痛、腹泻、黏液脓血便、里急后重，发热和全身毒血症症状不明显。

（2）慢性迁延型：约占菌痢的 10%。急性菌痢发作后迁延不愈，超过 2 个月以上，出现时轻时重的不同程度的肠道症状，称为迁延型，表现为反复发作的腹痛、腹泻、黏液脓血便或腹泻与便秘交替出现，伴有左下腹压痛（系乙状结肠增厚所致），如长期未愈可引起体质衰退、贫血、营养不良、消瘦和自主神经功能紊乱等。大便细菌培养可呈间歇性阳性。

（3）慢性隐匿型：占菌痢的 2% ~ 3%。1 年内有菌痢史，临床症状消失 2 个月以上，目前无腹痛、腹泻等临床症状，但粪便培养可检出志贺菌，乙状结肠镜检查可有异常发现。

（三）检查

1. 一般检查

（1）血象：在急性期，白细胞计数增高，（10～20）×10^9/L，中性粒细胞增多。慢性患者血红蛋白轻度下降。

（2）粪常规：外观可见粪便为黏液便、黏液血便、脓样便、血样便、脓血样便，可无粪质。挑黏液脓血部分镜检，可见有成堆的脓细胞，脓细胞在10个以上/高倍视野，并混有红细胞和巨噬细胞。

2. 病原体检查 粪便细菌培养阳性，是确诊本病最可靠的试验诊断方法。故为了提高细菌培养的阳性率，在抗菌药物治疗前，应采集新鲜的粪便，挑取黏液脓血部分立即送检，最好是床旁接种，以避免放置时间过长。如不能及时送检，应将标本保存于30%的甘油缓冲盐水中。同时应在早期多次送检，反复培养，可提高阳性率。有资料表明，在发病第1日送检的阳性率为50%，第6日送检的阳性率为35%，第10日的阳性率为14.8%。此外，应采用选择培养基，常用的有 SS 琼脂平板、木糖 - 赖氨酸去氧胆盐琼脂平板、HE 培养基及 Mac Conkey 琼脂平板。在培养出细菌的同时，如能同时做药物敏感试验，对临床上合理使用抗菌药物治疗将会很有帮助。

3. 免疫学诊断 即血清学试验，目前采用荧光抗体染色法、增菌乳胶凝集法、葡萄球菌 A 蛋白协同凝集试验、免疫荧光菌球法、玻片固相抗体吸附免疫荧光技术、对流免疫电泳法、免疫染色法、微量反向间接血凝法、单克隆抗体固相致敏红细胞吸附技术等方法用于菌痢的早期诊断，阳性率可达90%以上。其优点是快速、敏感、简便，但易出现假阳性，故其敏感性和特异性有待于进一步研究，临床上尚未广泛应用。

4. 分子生物学诊断 用 PCR 法检测患者粪便中的志贺菌 DNA，可以快速早期诊断该病，具有敏感、特异的优点。特别是对于已应用抗生素治疗的患者，PCR 法能检测患者粪便标本中已被抗生素杀死的志贺菌 DNA。有资料表明，该方法的阳性率比常规高约 300%，特别是那些粪便培养阴性的患者。缺点是该方法可有假阳性发生，故需进一步研究，临床上尚未广泛应用。

5. 影像学诊断 慢性菌痢患者予 X 线钡剂灌肠检查，可发现有肠道痉挛、蠕动减慢、结肠袋形消失、黏膜纹理紊乱、肠壁增厚、肠腔狭窄。

6. 内镜诊断 由于该检查较痛苦，且有一定的风险，故一般宜在恢复期予乙状结肠镜或纤维直肠镜检查，镜检在急性期可见结肠黏膜弥漫性充血、水肿、点片状出血及黏液脓性分泌物，有许多浅表溃疡，有时可有假膜形成。慢性期黏膜呈颗粒状，有充血、水肿、溃疡、息肉及瘢痕形成。直接从病变部位刮取分泌物做细菌培养，阳性率高于粪便培养。

（四）诊断要点

1. 流行病学史 发病季节（夏秋季），当地本病流行，病前有与腹泻、菌痢患者接触史或不洁饮食史。确诊依赖于病原学的检查。

2. 临床表现 急性起病，发热、腹痛、腹泻、黏液或脓血便，左下腹压痛。慢性菌痢过去发作史很重要。凡在夏秋季，突然发热、惊厥而无其他症状，伴有外周血白细胞和中性粒细胞升高的患儿，要考虑中毒型菌痢的可能，及时做肛拭子检查或生理盐水灌肠，留取标本常规化验及细菌培养。

3. 实验室检查

（1）血象：急性期外周血白细胞计数和中性粒细胞

增高。

（2）粪便检查：留取粪便中黏液或脓血部分立即送检，显微镜下见有较多白细胞与红细胞，可见吞噬细胞。细菌培养有志贺菌属生长，即可确诊。

（3）其他检查

①乙状结肠镜检查：急性期可见肠黏膜弥漫性充血、水肿、点片状出血、浅表溃疡等，一般宜在急性症状缓解后进行。慢性期肠黏膜肥厚，可见溃疡或息肉形成。在病变部分取渗出物做细菌培养，阳性率高于粪便培养。

②钡剂灌肠 X 线检查或纤维结肠镜检查：适用于慢性患者，可见肠壁增厚、肠腔狭窄、肠壁蠕动增加等。一般用于与结肠癌、原发性溃疡性结肠炎、肠结核等鉴别。

（五）鉴别诊断

急性菌痢应与急性胃肠炎、阿米巴痢疾等鉴别，慢性痢疾应与结肠癌等鉴别。

1. 细菌性食物中毒 多集体发病，起病急、病程短、呕吐剧烈、水样便。

2. 流行性乙型脑炎 其流行季节、临床表现与急性重型、中毒型菌痢相似。应及早做盐水灌肠，采取大便标本做镜检及细菌培养，以明确诊断。

3. 阿米巴痢疾 起病一般缓慢，少有毒血症症状，里急后重感轻，便次较少，要注意与菌痢相区别。其腹痛以右侧为主，典型者有果酱样大便，粪镜检见红细胞成堆，而白细胞少，可找到阿米巴滋养体。乙状结肠镜检查所见两者不同，于病变部位取材检查病原体也不相同。

4. 直肠癌 对慢性腹泻患者，应想到直肠癌的可能性，及时作肛门指检及乙状结肠镜检查以明确诊断。

【治疗】

无论是住院还是门诊治疗，均应进行肠道隔离，至临床症状消失后 1 周或 2～3 次粪便培养阴性后，可解除隔离。由接诊医师填报传染病卡。

1. 一般治疗 急性期应卧床休息。饮食以流质或少渣半流质为主。腹泻严重者应采取口服补液疗法或静脉补液疗法，纠正水和电解质紊乱。

2. 抗菌治疗 对于菌痢抗生素的选择，应根据当地流行菌株药敏试验或大便培养的结果进行选择，避免无针对性地滥用，在一定地区内注意轮换用药。抗生素的疗程一般为3～5 日。

（1）喹诺酮类药物：抗菌谱广，口服吸收好，不良反应小，耐药菌株相对较少，可作为首选药物。首选环丙沙星，其他喹诺酮类，如左旋氧氟沙星、加替沙星等也可酌情选用。

（2）氨苄西林：成人 2g/d，儿童每日 50～100mg/kg，均分次口服，疗程 5 日。氨苄西林也可静脉注射，重症者为4～6g/d，儿童相应减少用量。

（3）头孢曲松：每日 50mg/kg，分 1～2 次静脉滴注，疗程 5 日。

（4）其他药物：如氟喹诺酮类、阿奇霉素等也同样有效。氟喹诺酮类不宜用于 18 岁以下青少年。

3. 中毒型菌痢的治疗 在选择有效抗生素的同时，采取相应对症治疗措施。

（1）循环衰竭的治疗措施

①扩充血容量：首次可用 5% 低分子右旋糖酐，成人500ml，儿童 20ml/kg，或用 5% 葡萄糖生理盐水或 2∶1 等渗含钠溶液（2 份生理盐水、1 份 1/6 克分子乳酸钠溶液），成人不超过 400～500ml、儿童不超过 300～400ml。以后根据全身状况及尿量做相应调整，并以生理盐水或 5% 葡萄糖生理盐水作维持用液。

②应用血管活性药物：必须在补充血容量的前提下使用。山莨菪碱（654-2）及阿托品有解除微血管痉挛的作用。常选用山莨菪碱 0.2~0.4mg/kg（成人 10~20mg）静脉注射，每 5~15 分钟 1 次，至面色转红、四肢转暖及血压回升后，改为每 4~6 小时 1 次，维持 24 小时。

③纠正酸中毒：可用 5% 碳酸氢钠或 11.2% 乳酸钠，分次给予，用量根据二氧化碳结合力计算（每千克体重补充 5% 碳酸氢钠 5ml 或 11.2% 乳酸钠 3ml 均可提高二氧化碳结合力 10vol%）。

④有左心功能不全时可选用毛花苷 C 等。

（2）脑水肿与呼吸衰竭的治疗：尽快使用 20% 甘露醇或 25% 山梨醇 1~2g/kg，快速静脉注入，需要时每 6~8 小时可重复 1 次。应注意保持呼吸通畅，根据需要时可加用呼吸兴奋剂以及做气管内插管或切开，使用辅助人工呼吸器。

（3）高热与抽搐的治疗：高热者以物理降温为主，包括酒精擦浴或冰帽降温。而冬眠疗法适用于有高热合并抽搐的患者。用法为氯丙嗪和异丙嗪各 1~2mg/kg 肌内注射，一般每 4~6 小时 1 次，用药 3~4 次，时间一般不超过 24 小时或有必要时做适当调整。

（4）肾上腺皮质激素的应用：在使用有效抗生素的前提下，短期应用肾上腺皮质激素可减轻中毒症状，改善应激状态。一般用氢化可的松每日 4~8mg/kg，分次静脉滴注，疗程 3~5 日。

4. 慢性菌痢的治疗　宜采取综合性治疗措施。生活规律，食物少渣、易消化。抗菌治疗仅适用于粪便培养阳性者或慢性发作型者，疗程应长于急性菌痢。若大便中经常有脓血，乙状结肠镜检示肠黏膜病变持久不愈者，可予以保留灌肠疗法，在 200ml 灌肠液中可配以 0.5% 卡那霉素或 0.3%

盐酸小檗碱、5%大蒜素液，同时加入0.25%普鲁卡因及泼尼松20mg，每晚1次，10~14日为1个疗程。有肠功能紊乱者，可适当予以解痉和收敛药。

第三节 霍乱

霍乱（cholera）是由霍乱弧菌属中菌体（O）抗原分别为1群（即O1群）和139群（即O139）的霍乱弧菌（Vibrio cholerae）所引起的急性腹泻性疾病。其中O1群霍乱弧菌又分为两个生物型：古典型和埃尔托型。由古典型霍乱弧菌所致的感染称为霍乱，由埃尔托型霍乱弧菌所致的感染称为副霍乱。

本病传播迅速，可以呈地方性流行或在世界范围内大流行，属烈性传染病。在我国，霍乱属于甲类传染病。其临床症状轻重不一，严重者有剧烈腹泻、呕吐及排出大量"米泔水"样粪便，可在数小时内迅速出现重度脱水、代谢性酸中毒、低血容量性休克及急性肾功能衰竭等一系列综合征，乃至引起死亡。

【诊断依据】

（一）流行病学

1. 传染源 患者和带菌者为主要传染源。其中，轻型及隐性感染者为更重要的传染源。总体而言，霍乱感染者多，发病者少；轻型多，重型少。病期中，患者可连续排菌5~14日，每毫升粪便含弧菌10^7~10^9个，污染面大，传染性强。患者和隐性感染者之比为1:4。而埃尔托型霍乱流行时，患者和隐性感染者之比为1:36。带菌者包括潜伏期、恢复期患者和慢性带菌者及健康带菌者，是重要的传染源。

2. 传播途径 患者和带菌者粪便或排泄物污染水源或食品，经消化道感染人群，引起传播。经水传播是最主要传播途径，常呈暴发流行。食物传播的作用一般次于水，尤其是举行酒宴聚餐而引起食物型暴发是近年国内某些地区霍乱流行的重要形式之一。水产品中，鱼、虾和牛蛙等，传播作用更大。

3. 易感者 人群普遍易感，隐性感染多，显性感染较少。病后可产生一定的免疫力，产生抗菌抗体和抗肠毒素抗体，但仅维持数月，再感染可能性大。在某些流行地区，流动人口是主要的发病人群。5岁以下儿童多见，而母乳喂养期间的婴儿罕见。婴儿和年长者发病率和病死率高。

4. 流行特征 夏秋季为流行季节一般集中于7～10月份沿海地区发病较多。自1817年古典型霍乱弧菌引起世界大流行以来已先后波及一百多个国家和地区。特别是1991年初发生在南美洲的大流行，至今仍未熄灭，仅1991年一年全世界已累计发病50余万人，成为世界生物公害。

（二）临床表现

潜伏期1～3日（数小时～7日）。大多起病急骤，少数有前驱症状，如乏力、头昏、轻泻或腹胀，古典生物型和O139型霍乱弧菌引起的霍乱症状较重，与重型霍乱相似，埃尔托型所致者轻型较多，无症状者更多。

1. 临床分期 典型霍乱的病程分3期。

（1）吐泻期：最主要表现为无痛性剧烈腹泻，不伴里急后重，大便性状有泥浆样或水样含粪，见黏液，随即转为米泔水样或洗肉水样血便，无粪质，便次逐渐增加，每日数次至十余次，甚至无数次。多数患者伴有腓肠肌痛性痉挛，有的可出现腹直肌痉挛引起"腹痛"，先腹泻后出现喷射性、连续性呕吐，吐出物初为胃内容物，继之为米泔水样，偶有恶心，成人一般无发热。本期持续约数小时至2日。

（2）脱水期：轻度脱水时口唇与皮肤稍干燥，约失水1000ml，儿童70～80ml/kg。中度脱水可见皮肤弹性差，眼窝凹陷，无意识障碍，失水 3000～3500ml，儿童 80～100ml/kg。重度脱水时有烦躁不安、惊恐、音哑、口渴及眼眶下陷、两颊深凹，闭目难合或神志不清。皮肤干皱，湿冷无弹性，指纹皱瘪，舟状腹。极度脱水，血压下降，尿量减少，约失水 4000ml，儿童 100～120ml/kg。脱水严重导致循环衰竭，进而可引起少尿或无尿、尿比重增高，血中尿素氮、肌酐增高，二氧化碳结合力下降，出现肾前性氮质血症。

严重泻吐，血液电解质丢失。腹泻液中钠及氯离子浓度稍低于血浆，而钾及碳酸氢根离子高于血浆，粪便中阳离子总和及阴离子总和与血浆相等，属于等渗性脱水。由于血液浓缩，血浆钠、钾、氯离子浓度常接近正常水平，钾离子甚至升高，其实在体内缺钠、缺钾已较严重。如输注不含电解质溶液，将使血液稀释发生低血钠及低血钾症。低钾综合征，肌腱反射消失、鼓肠、心动过速、心律不齐、心电图 Q－T 间期延长，T 波低或倒置，U 波出现。

（3）恢复期或反应期：经纠正脱水后，患者症状消失，体温、脉搏、血压恢复正常，尿量增多。由于大量输液后使循环改善，残存的肠内毒素继续吸收，约 1/3 患者出现反应性低热，一般波动于 38～39℃，持续 1～3 日后消退，尤以儿童多见。

2. 并发症

（1）**急性肾功能衰竭：**严重失水导致休克和肾缺血、缺氧，出现少尿或无尿、尿比重增高、血中尿素氮和肌酐水平不断上升，如不及时纠正休克，可发生急性肾功能衰竭，多发生于病后 7～9 日。

（2）**低钾综合征及酸中毒：**频繁呕吐与腹泻引起低钾综合征，血钾常低于 3.5mmol/L。临床表现为腹胀、肌张力下降、腱反射迟钝或消失，第一心音低、心律失常、心电图改变。严重泻吐引起酸中毒。

（3）急性肺水肿和急性心力衰竭：由于代谢性酸中毒或大量输液不含碱性液的盐水，且输液速度过快，可诱发急性肺水肿和急性心力衰竭。

3. 临床类型 霍乱病情轻重不一，感染者可无任何症状，仅排菌状态，称为接触带菌者或健康带菌者，排菌期为5～10日。有临床症状者按脱水程度、血压、脉搏、尿量等分为轻、中、重三型。暴发型或称中毒型霍乱，又称"干性霍乱"（cholera sicca），以休克为首发症状，而吐泻不显著或缺如，病情急骤发展，多死于衰竭。小儿霍乱腹泻呕吐较少见，常见为极度不安，面色青灰，皮肤、肌肉弹性减低，昏迷、高热、病情重，病死率高。

（三）检查

1. 一般检查

（1）血常规：脱水导致血液浓缩，红细胞及血红蛋白增高，白细胞数增高，中性粒细胞数和单核细胞数增多。

（2）尿液检查：可见蛋白质、红细胞、白细胞和管型。

（3）大便常规：可见黏液，镜检可见少量白细胞、红细胞。

（4）血液电解质和肾功能检查：血清电解质病初可维持正常水平。其后可出现严重的低钾血症和低钠血症。可出现功能性肾功能衰竭，尿素氮水平增高，碳酸氢钠下降（＜15mmol/L）。

2. 病原学诊断

（1）直接悬滴及制动试验：急性期粪便滴于玻片上，暗视野镜下可见活动细菌。加入1滴O1群抗血清时，运动停止，提示标本中有O1群霍乱弧菌，如细菌仍活动，再加1滴O139群抗血清，细菌活动消失，则证明为O139霍乱弧菌。

（2）涂片染色：粪便黏液直接涂片，革兰染色后，镜下可见革兰阴性弧菌，呈鱼群状排列。

（3）大便培养：粪便接种于碱性蛋白胨水增菌，6~8小时后分离培养，采用的选择性培养基有碱性琼脂、碱性胆盐琼脂，如采用庆大霉素琼脂、亚碲酸盐琼脂则选择性更强，培养的生长菌落与葡萄球菌蛋白 A 诊断液做玻片凝集，如出现明显凝集，需进一步试验排除假阳性。用凝集菌落或可疑菌落做变通琼脂纯培养，供鉴定分型。O139 霍乱弧菌可用分离的细菌与 O139 抗血清进行凝集反应，若阳性，可诊断为 O139 弧菌肠炎。

（4）PCR：可设计合成高特异性引物检测霍乱弧菌 DNA。

3. 快速诊断试验 仅作为临床初步报告。

（1）免疫荧光菌球法：①将形态和亮度结合起来进行检测，如形态和亮度典型，即使发现一个荧光菌球即可定为阳性；②必要时可用菌球挑取器，吸入菌球做平板分离培养进一步鉴定明确诊断。

（2）血溶抑制快速诊断法和 SPA 协同凝集试验：可进行快速诊断。

（四）诊断要点

1. "疑似"诊断标准 有以下两项之一者：

（1）有典型霍乱症状的首发病例，在未明确病原体之前，应列为疑诊。

（2）霍乱流行期间与患者有接触史者（如同餐、共同居住），并发生腹泻或呕吐又无原因可究者。疑诊病例应隔离、消毒及做疑似报告。大便培养每日 1 次，连查 2 次阴性可除外霍乱，应做订正报告。

2. 确诊标准 凡具下列三项之一者：

（1）有腹泻症状、粪便培养 O1 群或 O139 群霍乱弧菌阳性者。

（2）霍乱流行期间，在疫区内有类似霍乱症状，但培养阴性又无确切原因可查者。在有条件时，如患者接受双份血清凝集试验滴度呈 4 倍以上或杀弧菌抗体 8 倍以上增高时，亦可诊断。

（3）在疫源检索中，首次粪便培养出 O1 群或 O139 群霍乱弧菌前后各 5 日内，有腹泻及明确接触史均可诊断。

（五）鉴别诊断

1. 急性胃肠炎 一般指细菌性食物中毒感染，可由副溶血弧菌、金黄色葡萄球菌、蜡样芽孢杆菌等引起，病情急起，先吐后泻，水样或黏液脓血便伴腹痛，且发热与中毒症状明显，但循环衰竭少见。确诊有赖于从患者呕吐物、粪便和可疑食物中检出同一病原菌。

2. 急性菌痢 由志贺菌属侵袭肠黏膜，引起炎症及溃疡，患者有发热、腹泻、里急后重及排黏液脓血便，次数多，量少。大便检查有大量白细胞，培养有志贺菌生长。

3. 大肠埃希菌性肠炎 由产毒素性大肠埃希菌或致病性大肠埃希菌引起。发热、恶心、呕吐及腹绞痛、腹泻，排出水样或蛋花样便。粪便培养均可有相应的大肠埃希菌生长。

【治疗】

1. 消毒隔离措施 患者应严格隔离，其排泄物需做彻底消毒处理；临床症状消失 6 日后，每日 1 次粪便培养，连续阴性 2 次者可解除隔离或出院。由接诊医师按甲类传染病尽快电话报告疫情，并填写传染病卡。

2. 疑诊病例的处理原则 需做传染病疫情报告和采取消毒隔离措施，如粪便隔日培养 1 次，连续 3 次阴性后即可否定诊断，并做出更正报告。

3. 补液疗法 及时补充液体和电解质及纠正酸碱平衡是获得治疗成功的关键。根据病情的轻重和脱水程度，可选择口服补液或静脉补液的方法。

（1）口服补液：霍乱患者的肠腔对葡萄糖的吸收功能通常无障碍，根据葡萄糖－钠转运机制，伴随葡萄糖的主动吸收能增进水和钠的吸引。口服补液适用于病情允许的轻、中度脱水患者。其配方为每 1000ml 水中含葡萄糖 20g、氯化钠 3.5g、碳酸氢钠 2.5g、氯化钾 1.5g。该液含葡萄糖 111mmol/L、Na^+ 90mmol/L、K^+ 20mmol/L、HCO_3^- 90mmol/L、Cl^- 80mmol/L。最初 6 小时中的用法为：成人每小时 750ml、儿童（体重 <20kg）250ml 口服或鼻饲；之后根据腹泻量和尿量及患者的全身状况适当增减。

（2）静脉补液：重度脱水或对口服补液不能耐受的轻、中度脱水患者需静脉补液。液体的选择、用量及输液速度应根据脱水程度和全身状况而调整。可供选择的液体包括 541 溶液（每 1000ml 水含氯化钠 5g、碳酸氢钠 4g、氯化钾 1g）、321 溶液（5% 葡萄糖 3 份、生理盐水 2 份、1.4% 碳酸氢钠或 1/6mmol/L、乳酸钠 1 份）及生理盐水、林格液等。其中 541 溶液中含 Na^+ 134mmol/L、K^+ 13mmol/L、HCO_3^- 48mmol/L、Cl^- 80mmol/L，与霍乱患者大便中相应的离子浓度基本接近，是治疗霍乱的理想静脉配液。成人患者 24 小时内的补液量在轻、中、重型中分别可给予 3000～4000ml、4000～8000ml、8000～12000ml，儿童中则按每千克体重 120～150ml、150～200ml、200～250ml 的用量给予；以后按体液丧失量继续补充。重症脱水者入院后的输液应快速，于 20～30 分钟内可推注 1000～2000ml，以便及早使血压回升至接近正常。快速输液中应防止急性心功能不全及肺水肿。酸中毒严重者可增加碱性药物，并相应补充钾盐。有严重意识障碍者，应警惕低血糖的可能性。

（3）抗菌治疗：抗生素能抑制肠内霍乱弧菌繁殖，从而缩短病程与排菌期，可作为液体疗法的辅助治疗。目前常用药物：环丙沙星，成人每次 250～500mg，每日 2 次口服，或诺氟沙星，成人每次 200mg，每日 3 次口服。以上药物任选一种，连服 3 日。

第四节 布氏杆菌病

布氏杆菌病（brucellosis）又称地中海弛张热、马耳他热（MF）、波浪热或波状热，是布氏杆菌（Brucella）所引起的人畜共患性全身传染病，临床上以长期发热，多汗，关节疼痛，肝、脾及淋巴结肿大为特点。

【诊断依据】

（一）流行病学

1. 传染源 目前已知有 60 多种家畜、家禽和野生动物是布氏杆菌的宿主。与人类有关的传染源主要是羊、牛及猪，其次是犬、鹿、马、骆驼等。染菌动物首先在同种动物间传播，造成带菌或发病，随后波及人类。病畜的分泌物、排泄物、流产物及乳类含有大量病菌，是人类最危险的传染源。各型布氏杆菌在各种动物间有转移现象，即羊种菌可能转移到牛、猪，或相反，患者也可以从粪、尿、乳向外排菌，说明该菌可以人传人，但非常少见。

2. 传播途径

（1）经皮肤黏膜接触传染：直接接触病畜或其排泄物、阴道分泌物、娩出物；或在饲养、挤奶、剪毛、屠宰以及加工皮、毛、肉等过程中没有注意防护，可经皮肤微伤或眼结膜受染；也可间接接触病畜污染的环境及物品而受染。

（2）经消化道传染：食用被病菌污染的食品、水或食生乳以及未熟的肉、内脏而受染。

（3）经呼吸道传染：病菌污染环境后形成气溶胶，可发生呼吸道感染。

（4）其他途径：如苍蝇携带、叮咬也可传播本病。

3. 易感人群　人群普遍易感，其高危人群主要包括兽医、畜牧者、屠宰工人、皮毛工和进食被污染的动物产品和制品者。病后有一定免疫力。疫区居民可因隐性感染而获免疫。

4. 流行特征　该病为全球性疾病，我国主要以流产布氏杆菌和马尔他布氏杆菌为主要的病原体。全年均可发病，但以家畜流产季节为多。发病率牧区高于农区，农区高于城市。

（二）临床表现

潜伏期为1～3周，可长至数月，平均2周。临床上可分为亚临床感染、急性感染、亚急性感染和慢性感染。可出现局限性感染、并发症和复发。国外分为：急性期，指患病3个月内；亚急性期，3个月到1年；慢性期，1年以上。

1. 亚临床感染　常发生于高危人群中，血清学检查30%以上有高水平的抗布氏杆菌抗体。不能追及明确的临床感染史。

2. 急性和亚急性感染　症状缺乏特异性，95%以上患者慢性起病，表现为发热，间歇热（波浪热）较为常见。多汗是本病的主要症状，每于夜间或凌晨退热时可有大汗。70%以上伴有游走性大关节疼痛，坐骨神经、腰神经、肋间神经、三叉神经等均可因神经根受累而疼痛。体格检查可发现肝、脾和淋巴结大。

3. 慢性感染　病程持续1年以上。多与不恰当治疗和局部病灶的持续感染有关。由急性期发展而来，也可缺乏急性病史由无症状感染者或轻症者逐渐变为慢性。慢性期症状多不明显，也不典型，呈多样表现。主要表现为疲劳、全身不适、精神抑郁。可有固定或反复发作的关节和肌肉疼痛，少数患者有骨和关节的器质性损害。

4. 复发　经系统治疗后约 10% 患者出现复发，复发时间可在初次治疗后的数月内，亦可在多年后发生。其机制与布氏杆菌可在细胞内寄生有关。

5. 局灶性感染　布氏杆菌可局限在某一器官中，有相应的临床表现和检查发现。

（三）实验室检查

1. 血常规　白细胞半数正常或轻度减少，淋巴细胞增多，分类可达 60% 以上。血沉在各期均增速。久病者有轻或中度贫血。

2. 病原学检查　取血液、骨髓、组织、脓性脑脊液等作细菌培养，10 日以上才可获阳性结果。近年来开展的 PCR 检测布氏杆菌 DNA，速度快，与临床符合率高，但尚未能推广应用。

3. 血清学检查　常用试管凝集试验来检测布氏杆菌抗体，效价在病程中有 4 倍或 4 倍以上的增长，或抗体效价 ≥ 1:160 时，则有诊断意义。凝集试验的高抗体滴度持续时间较长，不能区别复发和既往感染。

4. 特殊检查　并发骨关节损害者可行 X 线检查。有心脏损害可做心电图。有肝损伤做肝功能检查。对于肿大的淋巴结必要时可做淋巴结活检，镜下看有无特异的肉芽肿。有脑膜或脑病变者可做脑脊液检查及脑电图，脑脊液变化类似结核性脑膜炎。

（四）诊断要点

急性、亚急性感染病例通过流行病学史的收集，临床表现和实验室检查不难作出诊断。慢性感染者和局灶性感染者诊断有时相当困难，获得细菌培养结果最为可靠，PCR 检测其 DNA 阳性有较高的辅助诊断价值。我国 CDC 布氏杆菌病诊断标准为：①流行病学接触史。密切接触家畜、野生动物（包括观赏动物）、畜产品、布氏杆菌培养物等或生活在疫区的居民。②临床症状和体征应排除其他疑似疾病。③实验室检查，病原分离、试管凝集试验、补体结合试验、抗人球蛋白试验阳性。凡具备第①、②项和第③项中的任何一项检查阳性即可确诊为布氏菌病。

（五）鉴别诊断

本病主要需与伤寒、副伤寒、风湿热、肺结核、疟疾等鉴别。鉴别时注意本病特征性表现，如发热伴出汗、关节痛、神经痛、全身软弱；游走性关节痛；高热但神志精神尚可，很少有谵妄。再结合流行病学和实验室检查可做出正确诊断。

【治疗】

（一）急性和亚急性感染

1. 对症和一般治疗 注意休息、在补充必需营养的基础上，给予对症治疗。

2. 病原治疗 应选择能进入细胞内的抗生素。世界卫生组织把利福平（600～900mg/d）和多西环素（200mg/d）作为首选方案，连用6周。亦可选用四环素与利福平联合治疗。有神经系统受累者选用四环素（2g/d，6周）加链霉素（1g/d，3周）已被广泛应用，复发率低。

（二）慢性感染

治疗较为复杂，包括病原治疗、脱敏治疗及对症治疗。

1. 病原治疗 与急性和亚急性感染者治疗相同，必要时需要重复治疗几个疗程。

2. 脱敏治疗 采用少量多次注射布氏杆菌抗原避免引起剧烈的组织损伤，又起到一定的脱敏作用。

3. 对症治疗 根据患者的具体情况采取相应的治疗方法。

（三）预后

症状出现后1个月以内，经正规、足疗程的治疗是可治愈的。在死亡病例中，主要的致死原因是心内膜炎、严重的神经系统并发症等，其中84%的心内膜炎发生在原有主动脉瓣异常和充血性心力衰竭者。少数病例可遗留骨和关节的器质性损害，使肢体活动受限。有的病例出现中枢神经系统后遗症，使肢体活动受限或精神异常。因诊治不及时、不彻底所导致的慢性病例，其治疗较为复杂，部分患者治疗效果较差。

第五节　鼠疫

鼠疫（plague）是由鼠疫杆菌（yersinia pestis）引起的一种烈性传染病。本病系流行于野生啮齿动物间的自然疫源性疾病，借助鼠蚤叮咬传染给人，造成人间鼠疫。临床类型多为腺型或肺型，败血症型多为继发性。临床表现有高热、淋巴结肿大、肺炎、出血倾向和严重毒血症等。

本病病情严重，病死率高，未经治疗的败血症型鼠疫病死率可高达100%，肺鼠疫70%～100%，腺鼠疫30%～70%。

【诊断依据】

（一）流行病学

1. 传染源　鼠类和其他啮齿动物是主要传染源。猫、羊、兔、狼、狐、猪、骆驼等亦可能成为传染源。鼠疫杆菌可侵犯200多种啮齿动物，在这些动物间形成慢性传播，当人接触野生动物时传染于人。但人间鼠疫多数由野生啮齿类动物的鼠疫传播于家鼠，再通过鼠蚤传染给人。主要储存宿主为黄胸鼠、旱獭鼠等，次要储存宿主为仓鼠、褐家鼠等。黄胸鼠和褐家鼠是人间鼠疫的主要传染源。

各型鼠疫患者均可成为传染源，尤其是肺鼠疫通过咳痰咳出大量细菌，成为重要传染源。败血性鼠疫早期的血即有传染性。腺鼠疫在脓肿未溃破前或未被蚤吸血前并无传染性。鼠疫杆菌在不利条件下，可形成 L 型菌，后者在适宜条件下又可恢复为细菌型，这在流行病学上有重要意义。

2. 传播途径

（1）经鼠蚤传播：蚤类为人间鼠疫主要传播媒介。蚤吸病鼠血后，细菌在蚤胃中大量繁殖，当蚤再吸人血时，病菌侵入人体。这种"鼠—蚤—人"为主要传播方式。

（2）经皮肤传播：因接触患者脓血和痰，或病兽的皮、肉、血经皮肤或黏膜而受染，由病兽咬伤而受染者少见。

（3）呼吸道飞沫传染：肺鼠疫患者痰中的鼠疫杆菌可借飞沫传播，可致大流行。腺鼠疫一般无传染性，但腺鼠疫可转变为肺鼠疫，或局部脓肿溃破后则有传染性。

3. 易感者 人对鼠疫杆菌普遍易感，无年龄和性别的差异，并可为隐性感染。病后可获得持久免疫力，但轻症鼠疫病后免疫不充分。预防接种使易感性降低，常发生隐性感染，但不能保护完全不发病，自然界动物对鼠疫杆菌的易感性有很大差别。

4. 流行特征

（1）地方性：非洲、亚洲、美洲发病最多，亚洲主要在越南、尼泊尔、缅甸、印度、俄罗斯和蒙古，我国主要在云南和青藏高原。

（2）自然疫源地：自然疫源地在世界各地存在，人间鼠疫流行均发生于动物鼠疫流行之后。

（3）季节性：夏秋季的 7~11 月为鼠疫高发季节，与鼠类和蚤类的繁殖活动有关。

（4）职业性：人间鼠疫感染首发病例常与职业有关，如狩猎。

（5）鼠间鼠疫与人间鼠疫：鼠间鼠疫经鼠蚤传给家鼠，引起家鼠鼠疫，后者可造成人间鼠疫流行。

（二）临床表现

潜伏期一般 1~8 日，平均 3~5 日。接受预防接种者可达 9~12 日。本病起病急，畏寒、寒战、高热伴恶心、呕吐、头痛、全身酸痛、颜面潮红、结膜充血、皮肤黏膜出血、鼻出血、咯血、呕血、便血等。可出现意识模糊、烦躁不安、言语不清、呼吸和心率加快、血压下降及循环衰竭。临床类型多样，其中腺鼠疫、肺鼠疫和败血型鼠疫较多见，其他型少见。

1. 腺鼠疫 最为常见。多发于流行初期。单侧多见，依次好发于腹股沟淋巴结（占70%）、腋下淋巴结、颈部和颌下淋巴结。淋巴结炎发展极为迅速，淋巴结及周围组织第1日即有显著红、肿、热、痛，第2~4日达高峰。患者因剧痛而处于强迫体位，为腺鼠疫特征。治疗不及时，1周后淋巴结化脓、破溃，破溃后伤口愈合较慢，常可继发为败血症或肺鼠疫。

2. 肺鼠疫 流行期高峰多见。原发性者为鼠疫杆菌从呼吸道入侵所致，继发性者为腺鼠疫发展而来。肺鼠疫病死率高达70%~100%，传染性强。患者起病急，寒战、高热、胸痛、呼吸短促、发绀、咳嗽、咳痰。痰为脓液或血性泡沫状。肺部可闻及少量散在湿啰音或轻微胸膜摩擦音，与严重的症状不相符。X线检查显支气管肺炎改变，常因心力衰竭、出血、休克，在2~3日内死亡。死后皮肤呈黑紫色。

3. 败血型鼠疫 即鼠疫败血症，为最凶险的一型。原发性鼠疫败血症亦称暴发型鼠疫，但少见。病骤起，全身中毒症状、中枢神经系统症状和出血现象极严重，主要表现高热、寒战、谵妄、昏迷、休克和DIC，不及时抢救可于24小时内死亡。继发性败血型鼠疫由腺鼠疫或肺鼠疫发展而来。

4. 皮肤型 局部发生丘疹，有压痛，迅速变为水疱，再变为脓疱，呈脐凹型，或成为脓疖或痈，其表面呈炭疽样痂皮，基底为坚硬的溃疡。皮肤病灶可溃烂至骨部，称为蜂窝组织鼠疫。有时脓疱散布于全身，称为天花样鼠疫。

5. 脑膜炎型 有明显脑脊髓炎的症状、体征。脑脊液为脓性，涂片或培养可检出鼠疫杆菌。

6. 咽扁桃体型 由呼吸道或食入受染动物的肉所致。鼠疫杆菌侵入扁桃体组织，扁桃体及周围肿胀、化脓、颈部淋巴结肿大，可有中毒症状，有时细菌侵入肺形成肺鼠疫，也有较腺鼠疫轻者。

7. 眼型 鼠疫杆菌直接侵入眼结膜，眼结膜充血、肿胀、剧痛，迅速发展为化脓性结膜炎。

8. 肠炎型 全身中毒症状伴有腹泻、排黏液血性便、呕吐、腹痛、里急后重等，大便培养可检出鼠疫杆菌。

9. 无症状型 常为隐性感染，多系接受过疫苗注射者，但咽培养可查见鼠疫杆菌。

10. 妊娠者鼠疫 可致流产、早产、死产，病情轻者早期得到有效治疗，可保住胎儿，甚至顺产。

（三）检查

1. 一般检查 血白细胞总数增高，可达（20~30）× 10^9/L，甚至更高，中性粒细胞显著增高，轻中度贫血，血小板减少，可有 DIC 改变，尿中可出现蛋白质和红细胞。肠炎型患者大便含血性黏液。

2. 病原学检查 以血、痰、淋巴结穿刺液、脑脊液及粪便涂片染色镜检。亦可用上述检材做细菌培养，血琼脂平板，肉汤等培养基均可分离出鼠疫杆菌，并根据生化反应、噬菌体裂解试验或血清学试验作出鉴定。阳性者作为确诊依据。

3. 动物接种 用上述材料，以生理盐水调成乳剂，接种于豚鼠或小鼠的皮下或腹腔，动物死后解剖做细菌学检查。

4. 免疫学试验

（1）荧光抗体试验：用荧光标记的特异性血清检测标本，此法快速准确。

（2）间接血凝试验（PHA）：以鼠疫杆菌的 FI 抗原检测血中 FI 抗体。感染后 5～7 日即可呈阳性，2～4 周达高峰，以后逐渐下降，可持续 4 年，多用作回顾性诊断和流行病学调查。

（3）酶联免疫吸附试验：可用于测定 FI 抗体或 FI 抗原。滴度 1:400 以上为阳性。此法比 PHA 敏感。

（4）放射免疫沉淀试验（RIP）：此法可查出 28～32 年前患过鼠疫者体内微量的 FI 抗体，用于追溯诊断及免疫学研究。

（四）诊断要点

1. 流行病学资料 在起病前 10 日内，曾到过流行区或有与鼠疫动物或患者接触史。尤其在鼠类繁殖、活动的夏秋季节。狩猎者或剥食患病动物皮肉者，感染的机会更大。

2. 临床表现 根据不同的临床类型有不同的临床表现，突然发病，全身中毒症状重，有早衰竭、出血倾向，并有淋巴结肿大、肺部受累或发生败血症等。

3. 实验室检查

（1）细菌培养：取材于动物的脾、肝等脏器或患者的淋巴结、脓、痰、血、脑脊液等，用血琼脂平板、肉汤等培养基，均可分离出鼠疫耶尔森菌，进一步鉴定用生化反应、噬菌体裂解试验或血清学试验以资确诊。

（2）动物接种：以上述材料用生理盐水调成乳剂，注射于豚鼠或小鼠皮下腹腔，动物于 24～72 小时内死亡，解剖做细菌学检查阳性，即可确诊。

（3）血清学检查：多用酶联免疫吸附试验（ELISA）检测血中鼠疫杆菌 FI 体，亦可用抗鼠疫 IgG 测定 FI 抗原。此外放射免疫沉淀试验（RIP）、荧光体法（FA）亦可应用。

（4）分子生物学检测：采用 DNA 探针或聚合酶链反应（PCR），可协助诊断。

（五）鉴别诊断

1. 腺鼠疫 应与以下疾病鉴别。

（1）急性淋巴结炎：有局部原发病灶，全身中毒症状轻，发炎的淋巴结与周围组织无粘连，无鼠疫接触史。

（2）丝虫病：见于丝虫病流行区，淋巴结炎常伴逆行性淋巴管炎，全身中毒症状较轻，血中可查到微丝蚴。

（3）兔热病：腺肿境界明显、无痛，淋巴结炎，常伴局部病原菌侵入处溃疡，毒血症状较轻。

（4）恙虫病：恙螨叮咬处形成焦痂或溃疡，大多为全身性淋巴结肿大，焦痂附近淋巴结疼痛较明显，可移动，不化脓。

（5）钩端螺旋体病：疾病早期出现腹股沟、股部等淋巴结肿大，有疼痛和压痛，质软，局部无红肿，不化脓。

2. 肺鼠疫 需与下述疾病鉴别。

（1）大叶性肺炎：发热、咳嗽、铁锈色痰。体检、胸片有肺实变征象，毒血症症状远较肺鼠疫轻，痰涂片或培养可资鉴别。

（2）肺炭疽：临床表现极相似，唯痰液涂片或培养查到革兰阳性竹节状炭疽杆菌可资鉴别。

（3）钩端螺旋体病肺出血型：有疫水接触史，腓肠肌压痛，病原学和血清学检查可资鉴别。

3. 败血型鼠疫 应与下述疾病鉴别。

（1）败血型炭疽：可有皮肤焦痂溃疡及其周围广泛的无痛性非凹陷性水肿，血培养和皮肤病灶分泌物涂片可检出炭疽杆菌。

（2）其他败血症：如金黄色葡萄球菌败血症等，鉴别主要依赖于细菌培养。

（3）钩端螺旋体病：有疫水接触史，全身疼痛和腓肠肌压痛，全身出血倾向和肺弥漫性出血，腹股沟淋巴结肿痛较轻，钩端螺旋体病原学和血清学试验阳性。

（4）流行性出血热：在流行季节流行地区患者热退后病情加重，有头痛、腰痛、眼眶痛、球结膜水肿，面、颈、上胸部皮肤充血，软腭、咽部、腋窝瘀血，血尿、蛋白尿、管型尿及尿中有膜状物等可与鼠疫鉴别。

4. 皮肤鼠疫 应与皮肤炭疽鉴别，主要根据特征性焦痂溃疡及细菌学检查。

【治疗】

（1）本病属法定甲类传染病，对可疑患者及患者应及时隔离，并采取紧急防疫处理（现场消毒、更衣、灭蚤及接触者检疫）。由接诊医师按规定时限向当地卫生防疫机构报道疫情，并填报传染病卡片。腺鼠疫应隔离至患者症状消失，淋巴结分泌物检菌阴性。肺鼠疫宜隔离至起病后6周，痰培养每3日1次，查痰菌6次阴性后可解除隔离。

（2）争取早期足量给予抗菌治疗，首选氨基糖苷类抗生素（庆大霉素、链霉素）联合四环素或氯霉素治疗，腺鼠疫疗程7~10日，重症宜用静脉途径给药。轻症腺鼠疫可用 SMZ/TMP 2片，每日3~4次，热退后改为每日2次，疗程同上。

（3）急性期绝对卧床休息，对症和支持治疗，严重毒血症可短期应用肾上腺皮质激素如氢化可的松100~300mg 静脉滴注，但必须在有效抗菌治疗前提下应用。

（4）局部处理。肿大淋巴结可用抗生素外敷，避免挤压以免感染扩散形成败血症。一旦脓肿形成者可切开引流，应在足量抗生素应用24小时以上方可进行。

第六节 炭疽

炭疽（anthrax）是由炭疽杆菌（bacillus anthracis）引起

的人畜共患传染病。人因接触病畜（食草动物）及其产品或进食病畜肉类而被感染。经接触感染可引起皮肤溃疡和特征性黑痂、周围组织广泛水肿及毒血症状，经呼吸道吸入可引起肺炭疽，还可发生肠膜、脑膜的急性感染，并可并发败血症。肺炭疽、脑膜炎型和败血症型炭疽因病情发展快及早期确诊困难，其病死率可高达90%以上。

【诊断依据】

（一）流行病学

1. 传染源 患病的牛、羊、马、骆驼是人类炭疽的主要传染源。炭疽患者的痰、粪便及病灶分泌物均有传染性。隐性感染者和健康带菌者都可成为传染源。

2. 传播途径

（1）接触传播：可因接触病畜、患者而感染。接触污染的皮毛、病畜产品、土壤及用具亦可受到感染。

（2）呼吸道感染：因吸入带炭疽杆菌芽孢的尘埃而受感染，多见于皮毛加工厂工作的人员。

（3）消化道感染：因食用未煮熟的病畜肉类及奶类或被炭疽杆菌污染的食物而受染。

（4）吸血昆虫叮咬：这种感染方式较少。

3. 人群易感性 普遍易感。农民、牧民、屠宰厂和皮毛加工厂工人、兽医等因感染机会多而发病较多。个体抵抗力强弱与发病有密切关系。一次感染后免疫力仅维持3~6个月。本病全年发病，发病高峰期在7~9月。

（二）临床表现

潜伏期1~12日，一般为1~5日。临床分型如下。

1. 皮肤炭疽 占炭疽的90%。此型又分为炭疽痈型和恶性水肿型。

（1）炭疽痈型：在暴露部位的皮肤，如面、颈、肩、手、脚等处出现丘疹或斑疹，次日顶部出现水疱，周围组织水肿，按之不凹陷。第 3 ~ 4 日皮疹中心呈出血性坏死，稍下陷，周围有成群小水疱，水肿范围扩大。第 5 ~ 7 日坏死区破溃，形成浅小溃疡，血样分泌物，特征性的黑色干痂，痂下为肉芽组织。黑痂坏死区直径 1 ~ 6cm，水肿直径达 5 ~ 20cm。其特点为坚实，疼痛不明显、不化脓。黑痂在 1 ~ 2 周内脱落。起病 1 ~ 2 日后出现发热、头痛、局部淋巴结肿大及脾大等。

（2）水肿型：主要累及眼睑、颈、大腿等组织疏松处，患处肿胀透明、坚实，扩展迅速，可引起大片坏死。全身毒血症明显，可致循环衰竭而死亡。病菌可入血产生败血症或并发肺炎或脑膜炎。

2. 肺炭疽 可因吸入炭疽杆菌芽孢所致，亦可继发于皮肤炭疽。起病初期常有感冒样症状，持续 2 ~ 4 日，缓解后再突然起病，呈双相型。患者有寒战、高热、气急喘鸣、呼吸困难、发绀、胸痛、血痰等。肺部可闻及散在细湿啰音，可有胸膜炎体征。有的患者在颈、胸部出现皮下水肿。一般病情危重，常并发败血症和感染性休克或继发脑膜炎。若无有效的治疗，常在急性症状出现后 24 ~ 48 小时内因呼吸、循环衰竭而死亡。

3. 肠炭疽 可有急性胃肠炎或急腹症的表现。前者潜伏期 12 ~ 18 小时，出现剧烈呕吐、水样腹泻、腹痛，常于数日内康复。后者毒血症严重，起病急，出现持续呕吐、腹泻、血水样便、腹胀、腹痛等，有腹部压痛或其他腹膜炎表现，易并发败血症和感染性休克导致死亡。

4. 脑膜型炭疽 原发性少见，多数继发于并发败血症的各型炭疽。患者剧烈头痛、呕吐、抽搐，脑膜炎刺激症状明显，脑脊液多数为血性。此型病情危重，患者可在发病 2 ~ 4 日内死亡。

5. 败血型炭疽 多数由肠炭疽和肺炭疽引起，由皮肤炭疽引起的较少。表现为高热、头痛、呕吐、出血倾向、毒血症等。易并发 DIC 和感染性休克。

（三）检查

1. 血常规 血白细胞总数升高，为（$10 \sim 20$）$\times 10^9/L$，个别可达到（$60 \sim 80$）$\times 10^9/L$，分类以中性粒细胞为主。

2. 病原体检查

（1）涂片检查：根据受损组织或部位，以水疱内容物、病灶渗出物、痰液、呕吐物、咽拭、血液、脑脊液及粪便等做涂片，加 1:1000 升汞固定后，染色镜检，可发现有荚膜的竹节状大杆菌。

（2）荚膜检查

①荚膜染色：取被检标本直接涂片，以沙黄染色镜检，如找到红色粗大杆菌，周围有黄色肥厚的荚膜，可初步定为炭疽杆菌，如改以亚甲蓝染色，菌体为蓝色，荚膜为粉红色。

②荚膜肿胀试验：取标本液与抗炭疽荚膜血清混合，镜下如有粗大杆菌且周围有肥厚、边界清晰的荚膜，即为阳性。

（3）培养：将标本分别接种于血琼脂平板、普通琼脂平板及碳酸氢钠平板。有污染的标本需加热 65℃，30 分钟以消灭杂菌，置肉汤内增菌 4 小时后接种于平板。血标本应先做增菌培养后接种，对可疑菌落根据生物学特征和动物实验进行鉴定。

（4）鉴定：实验目的是区分炭疽杆菌与各种类杆菌。鉴定试验包括特异性荧光抗体（抗菌体、抗荚膜、抗芽孢、抗噬菌体等）染色法、串珠湿片法、噬菌体裂解试验、碳酸氢钠琼脂平板二氧化碳培养法、动物致病实验、青霉素抑制试验、荚膜肿胀试验等。这些试验均需在有特殊防护设备的实验室进行。

（5）动物接种：将上述标本接种于小鼠或豚鼠皮下，2~3日内动物死亡，局部有胶胨样水肿和出血。取血液、肝、脾做镜检可见炭疽杆菌。

3. 免疫学试验　检测血清中的各种抗体，主要是荚膜抗体和血清抗毒素抗体，仅作为回顾性诊断和流行病学调查之用。方法有酶联免疫吸附法、酶标-SPA法、间接血凝法、荧光免疫法、阿斯可里（Ascoli）沉淀试验等。

4. PCR　从受损组织或部位收集的标本中用 PCR 法证实炭疽杆菌 DNA 的存在。

（四）诊断要点

1. 流行病学史　仔细询问病畜接触史，对临床诊断炭疽十分重要。重点询问患者的职业和新近有无接触病畜及畜产品的病史。

2. 临床表现　皮肤炭疽的特征性黑色焦痂，对临床诊断有较大的特异性，但肺炭疽及肠炭疽罕有生前获得诊断者。如临床发现有纵隔增宽、血性胸腔积液、出血性肺炎或剧烈腹痛、腹泻、血性水样便、血性腹腔积液，应注意追询病史以协助诊断。

3. 实验室检查

（1）血象：外周血白细胞增高，$(10~20)×10^9/L$，甚至可高达 $(60~80)×10^9/L$，中性粒细胞显著增多。血小板可减少。

（2）细菌涂片与培养：根据临床表现可分别取分泌物、痰液、大便、血液和脑脊液做直接涂片，革兰染色镜检，可见粗大的革兰阳性杆菌；培养可有炭疽杆菌生长。其鉴定方法有串珠湿片法、荧光抗体染色法与噬菌体裂解试验等。

（3）动物接种：将上述标本接种于家兔、豚鼠与小白鼠皮下，24 小时后出现局部典型肿胀、出血等阳性反应。接种动物大多于48小时内死亡，从其血液与组织中可查出和培养出炭疽杆菌。

（4）血清学检查：有间接血凝试验、补体结合试验与ELISA法等。

（5）Ascoli 沉淀试验：主要用于检验动物皮毛与脏器是否染菌。

（五）鉴别诊断

1. 皮肤炭疽 须与疖、痈、丹毒、蜂窝织炎等皮肤感染、兔热病的溃疡、恙虫病的焦痂溃疡、皮肤白喉、腺鼠疫等鉴别。炭疽有黑色痂的浅溃疡，周围有大小水疱群及非凹陷性水肿，疼痛不明显，引流淋巴结肿大而压痛不显著。皮肤炭疽多位于皮肤暴露部位，形状较大，而恙虫病皮损常位于隐蔽处，形状较小。

2. 肺炭疽 须与肺鼠疫区别，主要根据流行病学资料及细菌学检查。还要与大叶性肺炎鉴别，痰液检查获病原菌可确诊。

3. 肠炭疽 需与急性菌痢鉴别，后者有里急后重及痉挛性腹痛明显，无腹膜炎表现。肠炭疽发展迅速，常伴有渗出性腹膜炎。还需与耶尔森菌肠炎和急腹症鉴别。

4. 脑膜炎型炭疽 需与各种脑膜炎、脑血管意外、蛛网膜下隙出血鉴别。炭疽呈高热、毒血症，血象白细胞上升，中性粒细胞增多。CSF可检出荚膜粗大杆菌。

5. 败血型炭疽 须与各种类型败血症相鉴别，依赖于病原体的检出。

【治疗】

1. 肺炭疽应按甲类传染病处理 由接诊医师按规定时间及时向卫生防疫部门上报疫情，并填报传染病卡。

2. 本病患者应严格隔离 对分泌物和排泄物按芽孢消毒法进行消毒处理。患者应隔离至创口愈合，痂皮脱落或症状消失，分泌物或排泄物细菌培养 2 次阴性（相隔 5 日）为止。

3. 流质或半流饮食 必要时静脉补液。为控制局部皮肤水肿或减轻毒血症，可短期静脉滴注氢化可的松 100 ~ 200mg/d，但必须在有效抗菌治疗建立后给药。

4. 病原治疗 以青霉素为首选抗生素。皮肤炭疽，成人应用常规剂量，疗程 7 ~ 10 日。肺型、脑膜型和败血症炭疽宜用大剂量青霉素，（1200 ~ 2000）万 U/d，分次（8 小时或 6 小时 1 次）静脉滴注，并同时联合应用氨基糖苷类（链霉素、庆大霉素、丁胺卡那霉素），疗程延长至 2 ~ 3 周以上。对青霉素过敏者可选用四环素或氯霉素，成人剂量 2g/d，4 次分服。多西环素也有效，剂量 200 ~ 300mg/d；环丙沙星 500mg，每日 2 次，疗程同上。

5. 局部治疗 皮肤局部切忌挤压，也不宜切开引流，以免感染扩散而继发败血症。局部可用 1:2000 高锰酸钾洗涤，敷以四环素软膏，用消毒纱布包扎。

第七节 白喉

白喉（diphtheria）是由白喉杆菌（bacillus diphtheriae）引起的急性呼吸道传染病，其临床特征是咽、喉部灰白色假膜形成和全身毒血症状，严重者可并发心肌炎和周围神经瘫痪。

白喉杆菌属棒状杆菌属，是革兰染色阳性菌，可产生强烈的外毒素，为主要的致病因素。外毒素除可渗入局部及其周围的组织引起组织坏死和急性假膜形成外，尚可自局部吸收后扩散累及全身细胞，引起周围循环衰竭、心肌炎、周围神经麻痹、中毒性肾病等。患白喉后尚可继发多种细菌感染。

【诊断依据】

(一) 流行病学

1. 传染源 为患者和带菌者。白喉患者在潜伏期末即从呼吸道分泌物中向外排菌，具有传染性。而不典型及轻型病例，因其不易被及时诊断，故作为传染源的危害性更大。带菌者可分为恢复期带菌者和健康带菌者两种，恢复期带菌率的高低与治疗方法（用抗毒素及青霉素治疗，90%的患者在4日内细菌培养可转阴）、患者的年龄及疾病的类型（鼻白喉较咽白喉带菌时间长）有关。健康带菌者一般占总人口的0.5%~5%，流行时可高达10%~20%，其中90%为咽部带菌。

2. 传播途径 主要通过呼吸道飞沫传播，亦可通过被污染的手、玩具等物品和食品间接传播。特别在牛奶中，白喉杆菌既可生存，又可繁殖，故有通过污染牛奶而引起流行的报道。

3. 易感性 普遍易感。儿童易感性最高。新生儿可通过胎盘及母乳从母体获得免疫，但1岁以后几乎完全消失。目前，由于隐性感染和预防接种使免疫力逐渐增强。患病后可获得持久免疫力。

4. 流行特征 白喉呈世界性分布，以温带地区发生较多，我国各地均可发生。四季均可发病，多见于秋末冬初。近年来由于计划免疫的实施，发病率明显降低。在美国，1980年至今，每年的发病人数小于5例。

(二) 临床表现

本病潜伏期1~7日，一般为2~4日。根据假膜存在的部位，可分为以下咽白喉、喉白喉、鼻白喉和其他部位白喉。

1. 咽白喉 最常见，约占白喉患者的80%，按假膜大小及病情轻重将其分为4型。

（1）普通型：即典型的白喉。起病缓慢，全身不适，有轻度至中度发热、乏力、咽痛、食欲不振、恶心、呕吐、全身不适等轻至中度全身中毒症状，婴幼儿可表现为流涎、爱哭闹等。咽部充血、扁桃体中度红肿，病后 24 小时左右在局部出现点片状假膜，逐渐增大、增厚，融合成片，但不超过腭弓。假膜边缘清楚，表面光滑，初为黄白或灰白色，以后颜色渐污秽，甚或成灰黑色。假膜不易剥脱，强行剥离可使其下的黏膜出血，并在 24 小时内又形成新的假膜。此外，颌下及颈部淋巴结可肿大、压痛，但周围软组织无水肿。若治疗不及时，可演变成重型或极重型。

（2）轻型：多见于成年人和已有部分免疫力的年长儿童。在流行期间，亦有部分患者仅有咽痛等呼吸道感染症状，无明显全身症状，亦无假膜形成，但细菌培养可阳性，临床上容易被误诊和漏诊。局部感染症状及全身中毒症状均较轻微。表现为低热、轻微咽痛，扁桃体稍红肿，假膜呈点状或小片状，局限于扁桃体局部，既往曾称之为局限型白喉。

（3）重型：亦称中毒型。全身毒血症状明显，高热可达 39.0℃以上，伴有头痛、恶心、呕吐、极度乏力等。患者面色苍白、咽部疼痛，吞咽时加重。检查可见假膜范围较大且厚，波及软腭、悬雍垂、咽后壁等部位。假膜周围黏膜明显红肿；由于出血或其他细菌继发感染，假膜呈灰黄色污秽，或因出血、坏死而变成黑褐色，有强烈口臭。颈部淋巴结明显肿大，颈部软组织水肿。本型患者大多数伴有心肌炎症状，例如脉速细弱等，严重者出现血压下降，呈心源性循环衰竭表现。

（4）极重型：起病急骤，局部假膜迅速扩大，假膜呈蓝绿色或污黑色，使患者有特殊的腐败口臭气味。扁桃体及咽部高度肿胀，有时阻塞咽部，引起吞咽困难及呼吸困难。颈部淋巴结肿大，颈部软组织高度水肿，使颈部短粗，甚至达锁骨和胸壁，状似"牛颈"。全身中毒症状极为严重，高热，常达40℃，出现烦躁不安、面色灰白、呼吸急促、脉细而快、血压下降等中毒性休克表现。病程中可发现心脏扩大、心律失常、奔马律、心力衰竭等，预后极其凶险。抢救不及时常易死亡。

2. 喉白喉 约占白喉患者的20%，其中原发性白喉约占1/4，其余为咽白喉延续而成。多见于1~3岁的幼儿，患者咽部无病变。喉白喉的特征性表现是"犬吠"样咳嗽（强烈的干咳），声音嘶哑甚至失声。喉部由于有假膜、水肿和痉挛，引起呼吸道阻塞症状，出现吸气性呼吸困难，吸气深长伴嘶鸣；吸气时出现喉梗阻特有的"三凹征"（即吸气时锁骨上窝、肋间及剑突下软组织均下陷）；气道阻塞严重时，患者烦躁不安、鼻翼扇动、面色苍白及口唇发绀。如假膜延伸至气管、支气管，则呼吸困难进一步加重，如假膜脱落可引起窒息，表现为惊怒挣扎、大汗淋漓、全身发绀及昏迷，甚至死亡。

3. 鼻白喉 多见于婴幼儿，继发性鼻白喉多来自咽白喉。原发性鼻白喉少见，表现为鼻塞、浆液血性鼻涕，鼻孔周围皮肤受累发红、糜烂、结痂，经久不愈。鼻前庭可有假膜。全身症状轻，有张口呼吸或觅乳困难等。

4. 其他部位白喉 皮肤白喉多见于热带，伤口白喉、眼结膜白喉及耳、口腔、食管、外阴、新生儿脐带等部位均可发生白喉。常表现为局部假膜，而全身症状轻。

四、实验室检查

1. 一般检查

（1）血象：白细胞数增高，一般为（10~20）×10⁹/L，中性粒细胞增高，占80%以上，严重者白细胞总数可在30×10⁹/L以上，且可出现中毒颗粒。

（2）尿常规：可有轻微的蛋白尿，中毒症状重者可有红、白细胞就管型。

2. 病原体检验

（1）直接涂片镜检：取假膜部位分泌物涂片，用革兰染色可见革兰阳性棒状杆菌。用特殊染色（Neisser 染色、Albert 染色、Ponder 染色等）可见与菌体染色不同的异染颗粒。

（2）亚碲酸盐试验：用 2% 亚碲酸钾溶液涂抹于假膜上，20 分钟后观察，如假膜变为黑色或深灰色则为阳性，应疑为白喉杆菌感染，阳性率可达 90% 以上，但其他棒状杆菌如类白喉杆菌感染，亦可出现阳性。因此，需结合其他临床表现综合诊断，确诊需依靠细菌培养。

（3）细菌培养：①将棉拭取材接种于吕氏（Loffler）血清培养基上，经 37℃ 培养 6～12 小时，再做涂片镜检，其检出率比直接涂片高，有助于快速诊断。延长培养至 18～24 小时，可长出灰白色、圆形凸出的细小菌落；②接种于亚碲酸钾培养基上，白喉杆菌能还原亚碲酸盐，使其菌落呈黑色；③接种于血琼脂培养基上，可见灰白色不透明的小菌落，其周围可出现窄的溶血圈。

（4）毒力试验：鉴别产毒白喉杆菌与其他棒状杆菌的试验。

3. 免疫学诊断

（1）锡克试验（Schick test）：这是一种皮内试验方法，根据毒素抗毒素中和的原理，以少量毒素测定机体内有无抗毒素免疫。用于调查人群对白喉的免疫力。方法是在一侧前臂皮内注射白喉毒素 0.1ml，内含 1/50 豚鼠最小致死量。另一侧前臂皮内注射 0.1ml 对照液（同样毒素加热 80℃，5 分钟破坏其毒力）。结果如下。

①阴性反应：即双侧前臂注射处均没有任何反应，表明

机体对白喉已有免疫力，血液中已经有足够抗毒素中和毒素。

②阳性反应：即试验侧注射局部于 24～48 小时开始出现红肿，直径 1～2cm，4～7 日达高峰，对照侧无反应。表明机体对白喉易感，无免疫力，血液中无足够抗毒素可中和毒素。

③假阳性反应：即双侧前臂注射处均于 6～18 小时出现红肿，1～2 日消退，表明机体对毒素蛋白质有过敏反应，同时血液内有足够中和毒素的抗毒素，所以对白喉有免疫力。

④混合反应：即双侧前臂注射处均于 6～18 小时出现红肿，对照侧 3～4 日反应消退，试验侧直至第 4～7 日才达高峰。表明机体对毒素蛋白质有超敏反应，而对白喉没有免疫力。近年来不少人采用间接血凝及酶联免疫吸附试验来测定人群血清中的抗毒素水平，由于方法迅速、简便、灵敏、定量，故有可能会取代锡克试验。

（2）血清学：常用荧光抗体法，即将取材用荧光标记的特异性抗体染色后，在荧光镜下检查白喉杆菌，一般阳性率和特异性均较高，可作早期诊断。

（四）诊断要点

白喉的诊断主要依据流行病学资料和典型临床表现即可做出临床诊断。细菌学检查阳性即可确定诊断。

（五）鉴别诊断

1. 咽白喉应与下列疾病鉴别

（1）急性扁桃体炎：本病起病急、高热、咽部疼痛较重，扁桃体充血水肿明显，其表面有较薄的黄白色脓性分泌物，不超出扁桃体范围，易拭去。

（2）鹅口疮：多见于久病体弱幼儿或长期应用广谱抗生素者，在口腔颊黏膜两侧可见乳白色斑块，可融合，易剥离。涂片检查易找到白色念珠菌，全身中毒症状轻。

（3）奋森咽峡炎：在齿龈或咽部有坏死、溃疡和假膜形成，有典型口臭。咽拭子涂片可见梭形杆菌或螺旋体。

（4）传染性单核细胞增多症：有些患者扁桃体上可出现白膜，消退慢，但涂片和培养无白喉杆菌。患者周围血液中有异型淋巴细胞，血嗜异性凝集试验阳性，特异性抗体阳性。

2. 喉白喉应与下列疾病鉴别

（1）变态反应性急性喉炎：多发生于婴幼儿，起病急，咽喉部无假膜形成，呼吸困难日轻夜重。

（2）气管内异物：呛咳症状明显，无假膜，无全身中毒症状，初期无发热。胸透时常可见局限性肺气肿或肺不张。气管镜检查可明确诊断。

3. 鼻白喉应与下列疾病鉴别

（1）鼻腔内异物：常为一侧性，检查时很易发现鼻腔内有异物存在。

（2）先天性梅毒：鼻腔内有溃疡而无假膜；患者常伴有其他梅毒症状，梅毒血清反应阳性。

【治疗】

患者应隔离至症状消失 30 日后。严格消毒患者的分泌物及用具。接触者须进行医学观察 7 日。由接诊医师填报传染病卡。

1. 一般治疗　患者应强调卧床休息、减少活动，普通型白喉患者应卧床休息 2~4 周，重型需 4~6 周，一般不少于 3 周。高热量流质饮食，维持水、电解质平衡，保证充足热量供应。注意口腔、鼻咽喉部卫生。

2. 病原治疗

（1）抗毒素治疗：白喉抗毒素（DAT）治疗是本病的特异性治疗方法。目的为中和游离的毒素，对于已经结合的毒素则无效，故应在病程最初 3 日应用效果良好。使用前须先行皮肤过敏试验，阳性者须脱敏后方可使用。用量按假膜部位、中毒症状、治疗早晚而定，轻中型为 3 万~5 万 U，重型 6 万~10 万 U；治疗晚者加大剂量；喉白喉适当减量。注意用 DAT 后假膜很快脱落可堵塞气道。DAT 静脉注射 30 分钟达血峰浓度，肌内注射需 24 小时。重型及治疗晚者常将其稀释于 100~200ml 葡萄糖液缓慢静脉滴注。

（2）抗生素：可抑制白喉杆菌生长，缩短病程和带菌时间。首选药物为青霉素，疗程 7~14 日。在青霉素过敏或青霉素治疗 1 周后培养仍阳性时可选用红霉素，剂量为每日 40mg/kg，分次口服或静脉滴注，疗程 7~10 日，用至症状消失和白喉杆菌培养转阴后。此外尚可选用阿奇霉素或头孢菌素等。

3. 并发症的治疗　合并心肌炎时可给予能量合剂静脉滴注，并短期使用泼尼松 20~40mg/d。对于合并神经麻痹患者予以鼻饲流食以防误吸。严重喉头梗阻者应做好随时气管切开的准备。

4. 白喉带菌者的处理　先行毒力试验，阳性者给予隔离，并用青霉素或红霉素治疗，直至连续 3 次培养阴性后。不必给予抗毒素治疗。

第八节　流行性脑脊髓膜炎

流行性脑脊髓膜炎（epidemic cerebrospinal meningitis）简称流脑，由脑膜炎奈瑟菌引起的急性化脓性脑膜炎，是最常见的化脓性脑膜炎之一。患者和带菌者为本病的传染源，借飞沫经空气传播。主要临床表现为突发高热，剧烈头痛，频繁呕吐，皮肤黏膜瘀点、瘀斑及脑膜刺激征，严重者可有败血症休克和脑实质损害，常可危及生命。部分患者暴发起病，可迅速致死。脑膜炎奈瑟菌（又称脑膜炎双球菌）属奈瑟菌属，革兰染色阴性，呈肾形双球菌，大小为 0.6～ 0.8μm。常呈凹面相对成对排列或呈四联菌排列。有荚膜，无芽孢，不活动；分为 13 个亚群（90% 以上为 A、B、C 3 个亚群）。

【诊断依据】

（一）流行病学

1. 传染源　人是本菌的惟一宿主。带菌者和患者是本病的主要传染源。患者从潜伏期开始至发病后 10 日内具有传染性。本病隐性感染率高，流行期间人群带菌率高达 50%，感染后细菌寄生于正常人鼻咽部，不引起症状不易被发现，而患者经治疗后细菌很快消失，因此，带菌者作为传染源的意义更重要。

2. 传播途径　病原菌主要经咳嗽、打喷嚏借飞沫由呼吸道直接传播。因本菌在外界生活力极弱，故间接传播的机会较少，但密切接触如同睡、拥抱、接吻等对 2 岁以下婴幼儿的发病有重要意义。

3. 易感性　人群普遍易感，隐性感染率高。患流脑后可获得持久免疫力，再次患本病者罕见；各群间有交叉免疫，但不持久。新生儿自母体获得抗体，不易患本病（但对 B 群脑膜炎奈瑟菌仍易感染）。出生后，流脑保护性抗体水平下降，在 6～24 月龄时降至最低水平；以后，随奈瑟菌隐性感染的发生逐渐回升。因此，本病主要发生于 15 岁以下儿童，非流行年以低年龄组多见，6 个月～2 岁婴幼儿发病率最高。

4. 流行特征　本病遍布全球，呈散发性或流行性。终年均有发生，但在冬春季节会出现季节性发病高峰。

（二）临床表现

易感人群感染后，轻则无明显症状，重则数小时内可以致命，临床表现差别很大。按病情可分为以下各型。

1. 普通型 此型约占发病者的90%。潜伏期1~7日，一般为2~3日。

(1) 前驱期（上呼吸道感染期）：主要表现为上呼吸道感染症状，如低热、鼻塞、咽痛等，持续1~2日，但因发病急，进展快，此期易被忽视。鼻咽拭子培养可分离出脑膜炎奈瑟菌。

(2) 败血症期：多数起病后迅速出现此期表现，高热、寒战、体温迅速高达40℃以上，伴明显的全身中毒症状，头痛及全身痛，呕吐、极度疲乏、神情淡漠或烦躁不安，精神极度萎靡；幼儿表现为哭闹、拒食、高热惊厥。除上述毒血症状外，出血性皮疹为本期特征性表现，可见于70%左右患者，对本病诊断具有重要价值；主要表现为瘀点、瘀斑，病后不久即出现；最早可见于眼结膜和口腔黏膜，病情严重者皮疹广泛，可分布于全身皮肤黏膜，且迅速扩大，融合成大片皮下出血；于1~2日后进入脑膜炎期。少数患者发生瘀斑中央皮肤坏死，甚至肢端坏死，是病情危重的征象。

(3) 脑膜脑炎期：除败血症期高热及中毒症状外，同时伴有剧烈头痛、喷射性呕吐、烦躁不安以及脑膜刺激征阳性，重者谵妄、抽搐及意识障碍。有些婴儿脑膜刺激征缺如，前囟未闭者可隆起，对诊断有很大意义，应注意因呕吐失水等可造成前囟下陷。本期经治疗通常在2~5日内进入恢复期。

(4) 恢复期：经治疗体温逐渐降至正常，意识及精神状态改善，皮肤瘀点、瘀斑吸收或结痂愈合。神经系统检查均恢复正常。病程中约有10%的患者可出现口周疱疹。患者一般在1~3周内痊愈。

由免疫复合物反应引起的表现，多见于病后7~14日，以关节炎较明显，可同时出现发热，亦可伴有心包炎。

2. 暴发型 此型尤多见于儿童，起病急骤，病情凶险且发展迅猛，如不及时抢救，常在 24 小时内危及生命，病死率高。按临床特点可分为三型。

（1）暴发型休克型：以起病急骤、循环衰竭为本型突出特征。严重中毒症状，急起寒战、高热，严重者体温不升，伴头痛、呕吐，短时间内出现瘀点、瘀斑，可迅速增多融合成片。随后出现面色苍白、唇周与肢端发绀、皮肤发花、四肢厥冷、脉搏细速、呼吸急促。大多无脑膜刺激征，脑脊液检查正常或仅有细胞数轻度增加，血或瘀点培养多为阳性，休克后期可发生 DIC。若抢救不及时，病情可急速恶化，周围循环衰竭症状加重，血压显著下降，尿量减少，昏迷。患者可在数小时内死亡。

（2）暴发型脑膜脑炎型：除高热、全身毒血症状及皮肤黏膜瘀点外，严重颅内高压为本型突出特征。患者头痛欲裂、反复剧烈呕吐、频繁抽搐或持续惊厥，迅速陷入昏迷，血压升高而脉搏减慢，锥体束征阳性；严重者可发生脑疝（小脑扁桃疝或枕骨大孔疝），表现为昏迷加深、四肢肌张力增加或强直；上肢多内旋，下肢伸直；眼球固定、瞳孔缩小或散大，或忽大忽小；眼底检查可见静脉迂曲，视乳头水肿；因延髓呼吸中枢受压而迅速出现呼吸衰竭，呼吸深浅快慢不一，呼吸暂停或呈抽泣样呼吸。若颞叶海马回或钩回嵌入小脑幕切迹，即形成小脑幕切迹疝，使中脑和动眼神经受压，表现为疝侧瞳孔散大，对光反射消失，眼球固定或外展，对侧肢体轻瘫和阳性锥体束征，继之出现呼吸衰竭。

（3）混合型：患者兼有上述两型的表现，病情最重，病死率极高。

3. 轻型　多见于流脑流行后期，病变轻微，临床表现为低热，轻微头痛及咽痛等上呼吸道症状，可见少数出血点，脑膜刺激征轻微或缺如，患者无意识障碍。脑脊液多无明显变化，咽拭子培养可有脑膜炎奈瑟菌生长。

4. 慢性败血症型 此型罕见，以症状反复发作，病程迁延数月为特征。罹患者多系成人，可能与某种补体成分不足，免疫系统不能有效清除病菌有关。发作时的临床表现为寒战、发热，伴有皮疹或瘀点，多发性关节疼痛，少数患者有脾大。每次发作持续 12 小时～6 日，可自行缓解，间歇数日复又发作，偶可持续发热数周。间歇期一般情况良好。每次发作常有成批的皮疹出现，以红色斑丘疹为主，亦可见到瘀点、瘀斑、脓疱疹或结节性红斑样皮疹。皮疹以四肢为主，热退后皮疹消退。诊断主要依据血培养，往往需多次做血培养方能获得阳性结果。若延误诊断或治疗，也可发展为化脓性脑膜炎、心内膜炎或心包炎，从而使病情加重。

（三）实验室检查

1. 血常规 白细胞总数明显增高，一般在（10～20）$\times 10^9$/L 以上，中性粒细胞升高在 80%～90% 以上。并发 DIC 者血小板减少。

2. 脑脊液检查 是确诊的重要方法。病初或休克型的患者，脑脊液多尚无改变，应 12～24 小时后复查。典型的脑膜炎期，压力增高，外观呈浑浊米汤样甚或脓样；白细胞数明显增高至 1000×10^6/L 以上，以多核细胞为主；糖及氯化物明显减少，蛋白含量升高。对颅压明显增高的患者，腰穿检查应小心，注意防止发生脑疝，可先静脉滴注甘露醇降低颅压后再操作。腰穿时应使脑脊液缓慢流出，以免流出过快致颅压急剧下降，必要时穿刺针芯不要完全拔出。操作后患者应去枕平卧 6 小时以上。

3. 细菌学检查 是确诊的重要方法。应注意标本及时送检、保暖、及时检查。

（1）涂片检查：从患者的鼻咽部、脑脊液及皮肤瘀点中均可检出本菌，多存在于中性粒细胞内。脑脊液沉淀涂片的阳性率高于脑脊液培养的阳性率。瘀点涂片简便易行，应用抗生素早期亦可获得阳性结果，是早期诊断的重要方法。

（2）细菌培养：取瘀斑组织液、血或脑脊液，进行细菌培养。应在使用抗生素前收集标本。有脑膜炎奈瑟菌生长时，应做药物敏感性试验。

（3）荧光实时定量聚合酶链反应（FQ-PCR）：用于检测细菌 DNA。即使应用有效抗生素后，此法也能检出标本中脑膜炎奈瑟菌的痕量存在。该技术要求一定实验室及标准化操作规程。

4. 血清免疫学检查 常用对流免疫电泳法、乳胶凝集试验、反向间接血凝试验、ELISA 法等进行脑膜炎奈瑟菌抗原检测。

5. 其他 脑膜炎奈瑟菌的 DNA 特异性片段检测等。

（四）诊断

有流行病学史，临床表现及脑脊液检查符合化脓性脑膜炎表现，伴有皮肤黏膜瘀点、瘀斑，或无化脓性脑膜炎表现，但在感染中毒性休克表现的同时伴有迅速增多的皮肤黏膜瘀点、瘀斑。结合细菌学或流脑特异性血清免疫学检查阳性，即可确诊。

（五）鉴别诊断

1. 其他细菌引起的化脓性脑膜炎 细菌性脑膜炎患者的脑脊液均可呈脓性，而且，肺炎球菌、流感杆菌等脑膜炎也好发于婴幼儿，故必须进行鉴别。其他细菌性脑膜炎的发病无明显季节性，无流行性，常已有原发疾患，少见瘀点、瘀斑。确诊有赖于脑脊液和血液的细菌学检查。

2. 流行性乙型脑炎 系蚊媒传播，有严格的季节性，多发生于 7~9 月，以高热、惊厥、意识障碍等脑实质损害表现为主，无皮肤瘀点，罕有休克。脑脊液呈非化脓性改变，糖和氯化物正常，蛋白稍增高，可资鉴别。此外，亦可检测脑脊液及血清中特异的抗原、抗体，以助诊断。

3. 中毒型细菌性痢疾 于夏秋季发病,可有腹泻、里急后重,粪便检查有大量脓细胞,脑脊液可无特别发现。

4. 肾综合征出血热 临床可有发热、头痛、皮肤出血点,但患者表现醉酒貌、尿常规异常、肾功能损害、热退后病情加重,外周血查可见异型淋巴细胞,汉坦病毒抗体阳性。

5. 结核性脑膜炎 多有结核病史或密切接触史,起病缓慢,病程较长,有低热、盗汗、消瘦等症状,神经系统症状出现晚,无瘀点、瘀斑,脑脊液以单核细胞为主,蛋白质增加,糖和氯化物减少;脑脊液涂片可检查抗酸染色阳性杆菌。

6. 其他革兰阴性均败血症 常有不同的感染灶来源,且血培养结果可确诊。

【治疗】

(一) 普通型

1. 一般治疗 强调早期诊断,就地住院隔离治疗,密切监护,是本病治疗的基础。做好护理,预防并发症。呼吸道隔离,卧床休息,能进食者以流质为宜。保证足够液体量、热量,注意水、电解质平衡,保持每日尿量在1000ml以上。高热时可用物理降温和药物降温;颅内高压时给予20%甘露醇1~2g/kg,快速静脉滴注,根据病情4~6小时一次,可重复使用,应用过程中应注意对肾脏的损害。

2. 病原治疗 病原学治疗是治疗流脑的首要措施。一旦高度怀疑本病,应在30分钟内给予抗菌治疗。一般选用杀菌药物及易透过血-脑屏障的抗生素且必须及时、敏感、并足量。

(1) 青霉素:目前青霉素对脑膜炎球菌仍为一种高度敏感的杀菌药物,国内偶有耐药报道。虽然青霉素不易透过血-脑屏障,即使在脑膜炎时也仅为血中的10%~30%,但加大剂量能在脑脊液中达到治疗有效浓度。剂量 800 万 U，每 8 小时一次。儿童（20 ~ 40）万 U/kg，分 3 次加入 5% 葡萄糖液中静脉滴注，疗程 5 ~ 7 日。

（2）头孢菌素：第三代头孢菌素对脑膜炎球菌抗菌活性强，易透过血 - 脑屏障，且毒性低。头孢噻肟（Cefotaxime sodium）剂量，成人 2g，儿童 50mg/kg，每 6 小时静脉滴注 1 次；头孢曲松成人 2g，儿童 50 ~ 100mg/kg，每 12 小时静脉滴注 1 次。疗程 7 日。

（3）氯霉素：较易透过血 - 脑屏障，脑脊液浓度为血浓度的 30% ~ 50%，除对脑膜炎球菌有良好的抗菌活性外，对肺炎球菌和流感杆菌也敏感，但需警惕其对骨髓造血功能的抑制，故用于不能使用青霉素患者。剂量成人 2 ~ 3g，儿童 50mg/kg，分次加入葡萄糖液内静脉注射，疗程 5 ~ 7 日。近年来脑膜炎球菌已出现磺胺嘧啶耐药菌株，应引起注意。如果怀疑耐药菌存在，应在体温正常后 3 ~ 5 日，症状、体征消失，复查脑脊液正常后停药。

（二）暴发型流脑的治疗

1. 休克型治疗

（1）病原治疗：尽早应用抗生素；可联合用药，用法同前。

（2）抗休克治疗

①扩充血容量及纠正酸中毒治疗：静脉快速滴注低分子右旋糖酐、平衡盐溶液、生理盐水等以扩充有效循环血容量，改善微循环。最初 1 小时内成年人 1000ml，儿童 10 ~ 20ml/kg，快速静脉滴注。输注液体为 5% 碳酸氢钠 5ml/kg 和低分子右旋糖酐液。此后酌情使用晶体液和胶体液，24 小时输入液量在 2000 ~ 3000ml 之间，儿童为 50 ~ 80ml/kg，其中含钠液体应占 1/2 左右，补液量应视具体情况。原则为"先盐后糖、先快后慢"。用 5% 碳酸氢钠液纠正酸中毒。

②血管活性药物应用：在扩充血容量和纠正酸中毒基础上，使用血管活性药物。应用山莨菪碱，每次 0.3～0.5mg/kg，重者可用 1mg/kg，每 10～15 分钟静脉注射 1 次，见面色转红、四肢温暖、血压上升后，减少剂量，延长给药时间而逐渐停药。阿托品、多巴胺等可替代山莨菪碱。

（3）DIC 的治疗：高度怀疑有 DIC 宜尽早应用肝素，剂量为 0.5～1.0mg/kg，以后可 4～6 小时重复一次。应用肝素时，用凝血时间监测，要求凝血时间维持在正常值的 2.5～3 倍为宜。多数患者应用 1～2 次即可见效而停用。高凝状态纠正后，应输入新鲜血液、血浆及应用维生素 K，以补充被消耗的凝血因子。

（4）肾上腺皮质激素的使用：肾上腺皮质激素具有减轻毒血症、稳定溶酶体膜、解除小血管痉挛、抑制血小板凝集及增强心肌收缩力的作用，适应证为毒血症状明显的患者。地塞米松，成人每日 10～20mg，儿童 0.2～0.5mg/kg，分 1～2 次静脉滴注。疗程一般不超过 3 日。

（5）保护重要脏器功能：注意心、脑、肝、肾、肺功能，根据情况，必要时做对症治疗。

2. 脑膜脑炎型的治疗

（1）抗生素的应用：治疗本型的重点是及时应用大剂量青霉素和（或）氯霉素等抗菌治疗。

（2）防治脑水肿、脑疝：治疗关键是及早发现脑水肿，积极脱水治疗，预防发生脑疝，可用甘露醇治疗。此外还可使用白蛋白、呋塞米、激素等药物治疗。脱水过程中出现利尿反应后，应注意电解质平衡。

（3）防治呼吸衰竭：在积极治疗脑水肿的同时，保持呼吸道通畅，必要时气管插管，使用呼吸机治疗。

3. 混合型的治疗 此型患者病情复杂严重，应积极治疗休克，又要顾及脑水肿的治疗。因此应在积极抗感染治疗的同时，针对具体病情，有所侧重，两者兼顾。

【预防】

（1）本病属乙类传染病，接诊医师应及时填写传染病卡，按规定向卫生防疫部门上报疫情。按呼吸道常规隔离至症状消失后 3 日，但不少于发病后 7 日。

（2）疫苗接种。

（3）药物预防：密切接触者，可用磺胺甲噁唑预防，计量均为每日 2g，儿童 50 ~ 100mg/kg，连用 3 日。另外，头孢曲松、氧氟沙星等也能起到良好的预防作用。

第九节 猩红热

猩红热（scarlet fever）是 A 族 β 型链球菌（group A β-hemolytic Streptococcus）引起的急性呼吸道传染病。其临床特征为发热、咽峡炎、全身弥漫性鲜红色皮疹和皮疹消褪后明显脱屑。少数患者病后可出现变态反应性心、肾、关节损害。

【诊断依据】

（一）流行病学

1. 传染源 患者和带菌者是主要传染源。人群带菌率因季节、是否流行及与患者接触程度等而有所不同。A 族 β 型溶血性链球菌引起的咽峡炎患者，排菌量大且不易被重视，是重要的传染源。

2. 传播途径 本病主要经呼吸道飞沫传播，偶尔可经被污染的书籍、玩具、生活用具、饮料及食物而传染。也可经皮肤创伤处或产妇产道而引起"外科型"或"产科型"猩红热。

3. 易感人群 人群普遍易感。感染后可获得长久抗菌免疫和抗红疹毒素免疫。抗菌免疫力主要来自抗 M 蛋白抗体，具有型特异性，可抵抗同型菌的侵犯，但对不同型的链球菌感染无保护作用。抗红疹毒素抗体可抵抗同种红疹毒素的侵袭，但由于红疹毒素有 5 种血清型，其间无交叉免疫，故可见到 2 次或 3 次患猩红热者。

4. 流行特征 本病多见于温带地区，全年均可发病，但冬春季多，夏秋季少。可发生于任何年龄，但以儿童最为多见。重型者少，病死率低于 1%。本病流行轻重的演变，除与机体免疫力及社会因素有关外，菌种及其毒力变化也起着很大的作用。

（二）临床表现

潜伏期为 1~7 日，一般为 2~3 日。

1. 普通型 在流行其间大多数患者属于此型。典型临床表现如下。

①发热：起病急，多为持续性，体温可达 39.0℃ 左右，可伴有头痛、全身不适等全身中毒症状，小儿多有恶心、呕吐。

②咽峡炎：表现为咽痛、吞咽痛，咽部及扁桃体呈明显充血、伴有中度水肿，扁桃体腺窝处可有点片状脓性分泌物，重者可成大片假膜状，但较松软，易抹去。颌下及颈淋巴结呈非化脓性炎症改变。

③皮疹：发热后 24 小时内开始发疹，始于耳后、颈部及上胸部，然后迅速蔓及全身；典型皮疹为在皮肤上出现均有分别的弥漫充血性针尖大小的丘疹，压之褪色，伴有痒感。部分患者科技带黄白色脓头且不易破溃的皮疹，称为"粟粒疹"，严重的患者出现出血性皮疹。在皮肤褶皱，皮疹密集后由于摩擦出血呈紫色线状，称为"线状疹"（又称帕氏线）。如颜面部位仅有充血而无皮疹，口鼻周围充血不明显，相比之下显得发白，称为"口周苍白圈"，腭部可见充血或出血性黏膜内疹。病程初期舌面覆盖白苔，红肿的乳头凸出于白苔之外，称为"草莓舌"。2~3 日后白苔开始脱

落，舌面光滑呈肉红色，乳头仍凸起，此称"杨梅舌"。多数情况下，皮疹于 48 小时达高峰，然后按出疹顺序开始消退，2～3 日内完全消退，但重者可持续 1 周左右。疹退后开始皮肤脱屑，皮疹密集处脱屑更为明显，尤以粟粒疹为重，可呈片状脱皮，手、足掌、指（趾）处可呈套状，而面部、躯干常为糠屑状。近年来以轻症患者较多，常常仅有低热、轻度咽痛等症状；皮疹稀少，消退较快，脱屑较轻，但仍可引起变态反应性并发症。

2. 脓毒型 多见于营养及卫生较差的小儿，发热 40.0℃ 以上，头痛、咽痛、呕吐症状均很明显。咽部及扁桃体有明显充血和水肿，可有溃疡形成，多量脓性分泌物常可形成大片假膜。病原菌侵犯附近组织引起化脓性中耳炎、乳突炎、鼻窦炎、颈淋巴结炎及颈部软组织炎的机会较多，如得不到及时治疗可发展为败血症，出现弛张热、皮疹增多，并可出现带小脓头的粟粒疹。可出现败血症休克。恢复期脱皮明显，持续时间可达 3～5 周。目前本型已罕见。

3. 中毒型 本型患者毒血症状明显。高热、头痛、剧烈呕吐，可出现程度不等的意识障碍、中毒性心肌炎及感染性休克。咽峡炎不重但皮疹很明显，可为出血性皮疹。但若发生休克，则皮疹常变成隐约可见。本型病死率高，目前亦很少见。

4. 外科型 包括产科型，病原菌从伤口或产道侵入而致病，故无咽峡炎表现。皮疹首先出现在伤口附近，然后向全身蔓延。一般症状较轻，预后也较好。可从伤口分泌物中培养出病原菌。

（三）实验室检查

1. 一般检查

（1）血象：白细胞总数升高，可达（10～20）×10^9/L，中性粒细胞在 80% 以上，严重患者可出现中毒颗粒。出疹后嗜酸粒细胞增多占 5%～10%。

（2）尿液：常规检查一般无明显异常。如果发生肾脏变态反应并发症，则可出现尿蛋白、红细胞、白细胞及管型。

2. 血清学检查 可用免疫荧光法检测咽拭子涂片进行快速诊断。

3. 病原学检查 可用咽拭子或其他病灶的分泌物培养血性链球菌。

（四）诊断要点

临床上具有猩红热特征性表现：有急性起病的发热、咽痛、猩红热样皮疹；有与猩红热或咽峡炎患者接触史；实验室检查白细胞增高可达（10～20）×10^9/L，中性粒细胞在 80% 以上，胞质内可见中毒颗粒，出疹后患者血中嗜酸粒细胞增多占 5%～10%；咽拭子或伤口处细菌培养，如有 A 族链球菌生长可确诊。

（五）鉴别诊断

1. 其他咽峡炎 在出皮疹前咽峡炎与一般急性咽峡炎较难鉴别。白喉患者的咽峡炎比猩红热患者轻，假膜较坚韧且不易抹掉，猩红热患者咽部脓性分泌物容易被抹掉。但有时猩红热与白喉可合并存在，细菌学检查有助于诊断。

2. 其他出疹性疾病 猩红热皮疹与其他出疹性疾病的鉴别要点：

（1）麻疹：有明显的上呼吸道卡他症状。皮疹一般在第 4 日出现，大小不等，形状不一，呈暗红色斑丘疹，皮疹之间有正常皮肤，面部皮疹特别多。

（2）风疹：起病第 1 日即出皮疹。开始呈麻疹样，第 2 日躯干部增多且可融合成片，类似猩红热，但无弥漫性皮肤潮红，此时四肢皮肤皮疹仍为麻疹样，面部皮疹与身上一样多。皮疹于发病 3 日后消退，无脱屑。咽部无炎症，耳后淋巴结常肿大。

（3）药物疹：有用药史。皮疹可呈多样化表现，既有猩红热样皮疹，同时也有荨麻疹样皮疹。皮疹分布不均匀，出疹顺序也不像猩红热那样由上而下，由躯干到四肢。无杨梅舌，除因患者咽峡炎而服药引起药物疹外，一般无咽峡炎症状。

（4）金黄色葡萄球菌感染：有些金葡菌能产生红疹毒素，也可引起猩红热样皮疹。鉴别主要靠细菌培养。由于此病进展快，预后差，故应提高警惕。应根据药敏试验给予抗生素治疗。

【治疗】

1. 一般治疗　包括急性期卧床休息，呼吸道隔离。

2. 病原治疗　A 群链球菌对青霉素较敏感。可用青霉素，每次 80 万 U，每日 2~3 次，肌内注射或静脉滴入，连用 5~7 日。80% 左右患者 24 小时内即可退热，4 日左右咽炎消失，皮疹消退。脓毒型患者应加大剂量至每日（800~2000）万 U，分 2~3 次静脉滴注，儿童每日 20 万 U/kg，分 2~3 次静脉滴注，连用 10 日，或热退后 3 日。对青霉素过敏者可选用红霉素、螺旋霉素、林可霉素以及头孢菌素类药物等，剂量可根据病情轻重而定。对带菌者可用常规治疗剂量青霉素连续用药 7 日，一般均可转阴。

3. 对症治疗　若发生感染中毒性休克，要积极补充血容量，纠正酸中毒，给血管活性药等。对已化脓的病灶，必要时给予切开引流或手术治疗。

第十节　人感染猪链球菌病

猪链球菌是一种能感染人和猪的病原体，通常存在于健康猪的鼻腔和扁桃体内，也存在于其他动物体内。根据其菌体荚膜抗原特性的不同，可将其分为 35 个血清型（1~34

和1/2），毒力最强的是1型。所有血清型均能致病，能感染人的致病菌血清型主要包括1/2型、1型、2型、7型、9型和14型，其中2型是从病猪和患者体内分离出来的最多的一种血清型。人感染猪链球菌可引发多种疾病，临床主要分为四种类型：普通型、中毒休克综合征型、脑膜炎型和混合型。而通常所说的重症猪链球菌感染是由猪链球菌感染人后引起的预后较差的一类疾病的总称，主要是指链球菌中毒休克综合征（streptococcus toxic shock syndrome，STSS）。

【诊断依据】

（一）流行病学

1. 传染源　病猪和带菌猪是本病重要的传染源，病猪的鼻液、尿液、血液、肌肉、内脏和关节均可检出病原体。未经无害处理的病死猪肉、内脏和废弃物是散播本病的重要原因。

2. 传播途径　①经破损的皮肤和黏膜传播：一般是由于饲养和屠宰人员在接触死猪时，致病菌经过破损皮肤和黏膜进入人体而引发感染；②经消化道传播：一是由于进食未完全煮熟的病猪肉或内脏而感染，二是厨具交叉污染，如在切过生猪肉的菜板上制作凉拌菜等。此外，经呼吸道传播是猪与猪之间传播的主要方式，尚未有证据表明人可通过此途径被传播。人感染猪链球菌引起的STSS虽然是感染性疾病，但尚未发生人与人之间传播的现象。

3. 易感者　所有人群均易感，屠夫和处理病死猪肉的人群多发。其他人群如运输、清理病猪或死猪的人如司机等也易感染猪链球菌引起发病。屠宰厂工人咽部可以带菌，可表现为健康状态，但具有潜在危险。

4. 流行特点　一年四季均可发病，无明显季节性，但以夏秋、闷热潮湿季节多发。

（二）临床表现

潜伏期短，平均2～3日，最短可4小时，最长可7日。

起病急,临床表现为畏寒、发热、头痛、头昏、全身不适等全身中毒症状,还可出现食欲下降、恶心、呕吐,少数患者出现腹痛、腹泻。

1. 凝血功能障碍 皮肤出现出血点、瘀点、瘀斑。

2. 重要脏器损害 肾功能不全,表现为血肌酐升高、少尿、无尿;肝功能不全,表现为不同程度的血清氨基转移酶和胆红素升高;DIC 等。

3. ARDS 表现为呼吸急促、发绀和肺水肿,合并肾功能衰竭者突出。

4. 栓塞 表现为软组织坏死、筋膜炎、肌炎、坏疽等。

5. 重症病例 可迅速进展为中毒休克综合征,表现为皮肤出现瘀点、瘀斑、血压下降、脉压缩小等。

6. 其他 部分病例表现为脑膜炎,出现恶心、呕吐、昏迷、脑膜炎刺激征、脑脊液呈脓性改变;少数病例在 STSS 基础上出现化脓性脑膜炎表现;部分病例在恢复期出现听力减弱、听力障碍等;其他如心肌损害、关节炎、化脓性咽炎、化脓性淋巴结炎等。

(三) 临床分型

本病按临床特点可分为四型。

1. 普通型 起病较急,临床表现为畏寒、发热,体温多在38℃以上,高可达40℃,头痛、头昏、全身不适、乏力、腹痛、腹泻等,无休克、昏迷和脑膜炎的表现。外周血白细胞计数升高,中性粒细胞比例升高。

2. 中毒休克综合征型 起病急骤,常发生于屠宰病猪或死猪同时手部皮肤有破损的人,多在屠宰后 1 日内发病,起病快者 2 ~ 3 小时,慢者 13 ~ 16 小时。高热、寒战、全身不适、头痛、头昏、乏力,部分患者早期出现恶心、呕吐、腹痛、腹泻等胃肠道症状,四肢发冷、面色青灰、口唇发绀、头晕或意识改变、血压下降、脉压缩小、少尿等休克表现，很快进入多器官衰竭，如 ARDS、心力衰竭、DIC 和急性肾衰等。部分患者皮肤出现出血点和瘀点、瘀斑。预后差，病死率极高。

3. 脑膜炎型或脑膜脑炎型 最常见的临床类型，起病急，发热、畏寒、全身不适、头痛、头昏、乏力、恶心、呕吐（常为喷射性呕吐），重者出现昏迷，常在发热后出现明显头痛，皮肤无出血点和瘀点、瘀斑，无休克。可发生感觉性耳聋以及运动功能失调，并发生吸入性肺炎，继发大脑缺氧等并发症。脑膜炎患者常伴口唇疱疹。脑膜刺激征阳性，脑脊液呈化脓性改变。

4. 混合型 患者在中毒休克综合征基础上出现化脓性脑膜炎表现。见于休克型经抢救治疗后休克好转，存活 1 日以上，出现脑膜炎并同时伴有其他脏器损害的表现。其他少见的类型有感染性心内膜炎、关节炎、肺炎或支气管炎。

（四）检查

1. 一般检查

（1）血象：白细胞计数升高，一般在（10～30）×10^9/L或更高，少数出现类白血病反应，中性粒细胞比例升高，但休克患者发病初期白细胞可降低或正常，血小板下降。

（2）尿常规：尿蛋白（＋），部分患者酮体阳性。

2. 生化学检查 肝功能 ALT、AST 升高，白蛋白降低，部分患者 TBil 升高；肾功能部分患者血 Cr、BUN 升高。DIC 指标：PLT 下降，PT、APTT、IT 延长，FIB、D-二聚体升高。

3. 脑脊液检查 化脓性脑脊液改变，脑脊液浑浊、米汤样，白细胞数明显增加，以中性粒细胞数为主，蛋白质浓度增高，糖明显降低，甚至不能测出，乳酸脱氢酶活性上升。

4. 病原学检查 感染部位脓液、瘀点、瘀斑、脑脊液直接涂片检查出革兰阳性球菌有一定参考价值，全血、组织液、脑脊液、骨髓或尸检标本培养以及进一步的药敏试验对确诊本病和选择有效抗生素起决定作用。

5. 免疫学诊断

（1）荧光抗体技术：用制备的 A～G 等荧光抗体血清快速检测标本中是否有链球菌，敏感度高，20 分钟即可出结果。

（2）对流免疫电泳：用已知抗体去检测标本中链球菌抗原，具有快速、简便、特异性高、敏感度高等特点。

6. 分子生物学诊断 PCR 法检测特异性毒力基因如 cps2A 等。

（五）诊断

1. 诊断依据

（1）流行病学史：发病前一周内有与病死猪（羊）接触史，如宰杀、洗切、销售等。

（2）临床表现

①急性起病、畏寒、发热，可伴头痛、头昏、全身不适、乏力、腹痛、腹泻、昏迷等全身中毒症状。

②中毒休克综合征：血压下降，成人收缩压在 90mmHg（12kPa）以下，伴有下列两项或两项以上：a. 肾功能不全；b. 凝血功能障碍；c. 肝功能不全；d. 急性呼吸窘迫综合征；e. 全身瘀点、瘀斑；f. 软组织坏死、筋膜炎、肌炎、坏疽。

③脑膜炎：脑膜刺激征阳性，脑脊液化脓性改变。

④血常规检查：白细胞计数升高（严重者发病初期白细胞可降低或正常），中性粒细胞比例升高。

（3）实验室检测：病例全血或尸检标本等无菌部位的标本纯培养后，经形态学、生化反应和 PCR 法检测鉴定，为猪链球菌。

2. 诊断标准 应综合病例的流行病学史、临床表现和实验室结果。

【治疗】

1. 一般治疗 隔离，加强护理。吸氧，退热，加强支持治疗，保证水、电解质及热量平衡。

2. 抗菌治疗 应早期、足量，必要时联合使用抗生素。除四环素族抗生素外，猪链球菌 2 型对青霉素、第三、四代头孢菌素、氟喹诺酮类抗生素、万古霉素等大部分抗生素均敏感。因猪链球菌 2 型易引起化脓性脑膜炎，故首选可透过血 – 脑屏障的青霉素、头孢曲松、头孢噻肟等。

普通型：青霉素 1600 万 U/d，或头孢曲松 4g/d，分 2~3 次，疗程 10~14 日；脑膜炎型、休克型和混合型：青霉素 2000 万~2400 万 U/d，或头孢曲松 4g/d，分 3~4 次，疗程 18~24 日。

3. 抗休克治疗

（1）扩容治疗：在发病早期存在不同程度的有效循环血量不足，应积极扩充血容量。

（2）纠酸治疗：可静脉补充 5% 碳酸氢钠溶液，但应注意存在碱中毒。最好有血气分析结果指导治疗。

（3）血管活性药物的使用：在积极补充容量的基础上，对血压仍无上升的患者，可以使用血管活性药物。多巴胺 5μg/（kg·min），升压效果不佳者可加量。

（4）强心药物的使用：心率加快、升压效果不好的患者，可以使用洋地黄类强心药物。毛花苷 C 0.4mg，加入 10% 葡萄糖液体 20ml 中，缓慢静脉推入。可以重复给药，视病情每次给予 0.2~0.4mg。

（5）肾上腺糖皮质激素的使用：对休克型、脑膜炎型病情严重的患者，可使用琥珀酸氢化可的松，成人 200~300mg/d 或地塞米松 10~20mg/d。

4. 抗 DIC 治疗 患者有出血表现，血小板减少或进行性下降，凝血酶原时间（PT）延长 3 秒以上，应高度怀疑

DIC 的存在。治疗原则：积极控制感染，支持替代治疗，必要时肝素抗凝治疗。支持替代治疗：可每日输注新鲜血浆 200～400ml，至 PT 恢复正常；如果患者血小板 $< 50 \times 10^9/L$，先输注单采血小板 1 个单位；血小板 $< 30 \times 10^9/L$ 时，一次性输注单采血小板 2 个单位。

如果经积极替代治疗 1 日后出血症状不改善，血小板数和 PT 不能恢复正常，在继续替代治疗的基础上可以给予肝素抗凝治疗。

5. 脑膜炎的治疗　除使用能透过血-脑屏障的抗生素治疗外，主要是对症治疗：脱水、抗惊厥、抗昏迷治疗。

第四章

分枝杆菌感染 ◆◆◆

第一节 结核病

结核病是由结核杆菌（tubercle bacillus）引起的慢性传染病，可累及全身多个器官，但以结核杆菌引起的肺部感染性疾病，即肺结核（pulmonary tuberculosis）最为常见，约占80%，其余部位如颈淋巴结、脑膜、腹膜、肠、皮肤、骨骼等也可继发感染。排菌患者是主要的社会传染源。人体感染结核菌后不一定发病，仅于抵抗力低落时方始发病。本病病理特点是结核结节和干酪样坏死，易于形成空洞。除少数可急性发病外，临床上多呈慢性过程。常有低热、乏力等全身症状和咳嗽、咯血等呼吸系统表现。结核病不仅是一个公共卫生问题，也是一个社会经济问题。

【诊断依据】

（一）流行病学

1. 传染源　肺结核病中的一些类型常常具有传染性，而肺外结核病（如骨结核病、脑膜结核等）则不具有传染性。传染源主要是排菌的肺结核患者。传染性肺结核患者传染性最强的时间是在发现及治疗之前。

2. 传播途径　呼吸道感染是肺结核的主要感染途径。

含有大量结核菌的痰液，通过咳嗽、打喷嚏、大声说话等方式经鼻腔和口腔喷出体外，在空气中形成含有结核菌的"微滴核"，并长时间悬浮在空气中。如果空气不流通，含菌的微滴核被健康人吸入肺泡，就可能引起感染，是最主要的呼吸道传播方式。也有可能通过随地吐痰形成的"尘埃传染"，但这是次要的呼吸道传播方式。感染的次要途径是经消化道进入体内，其他感染途径，如经皮肤、泌尿生殖系统等，均很少见。

3. 易感者　普遍易感。影响人群对结核病易感性的因素可分为机体自然抵抗力和获得性特异性抵抗力两大类。影响机体对结核分枝杆菌自然抵抗力的因素除遗传因素外，还包括生活贫困、居住拥挤、营养不良等社会因素。婴幼儿细胞免疫系统不完善，老年人、HIV 感染者、免疫抑制剂使用者、慢性疾病患者等免疫力低下，都是结核病的易感人群。获得性特异性抵抗力来自然或人工感染结核分枝杆菌，山区及农村居民结核分枝杆菌自然感染率低，移居到城市生活后也成为结核病的易感人群。

糖尿病、矽肺及百日咳等可诱发结核病。白血病、淋巴瘤、恶性肿瘤、脏器移植、免疫缺陷或接受免疫抑制剂治疗及长期使用激素者尤其好发结核病。

4. 流行特征　多为散在发生，全年均可发病。

5. 结核病疫情特点　目前全球有近 1/3 的人（约 20 亿）已感染结核杆菌。全球有活动性肺结核患者约 2000 万，每年新发结核患者 800 万 ~ 1000 万，每年约有 300 万人死于结核病。结核病已成为全世界成人因传染病而死亡的主要疾病之一。我国是全球 22 个结核病高负担国家之一，活动性肺结核患者数居世界第二位。据 2000 年全国结核病流行病学抽样调查结果显示，我国结核病疫情特点如下。

（1）感染率高：目前全年龄组结核菌感染率为 44.5%，

全国约 5.5 亿人受到了结核菌感染，结核菌感染率高于全球人口感染率为 1/3 的水平。

（2）患病率高：全国活动性肺结核患病率为 367/10 万，涂阳肺结核患病率为 122/10 万，菌阳肺结核患病率为 160/10 万；估算全国现有活动性肺结核患者数 450 万，其中涂阳肺结核患者 150 万，菌阳肺结核患者 200 万。

（3）耐药率高：肺结核患者结核菌初始耐药率为 18.6/10 万，继发耐药率为 46.5/10 万。按照全国菌阳肺结核患者 200 万计算，全国有耐药患者 55.5 万。

（4）死亡人数多：全国结核病死亡率为 9.8/10 万，每年因结核病死亡 13 万人，为各种其他传染病和寄生虫病死亡总和的 2 倍。

（5）患病率下降缓慢：1990 年全国肺结核病标化患病率是 523/10 万，标化涂阳肺结核患病率是 134/10 万，与 2000 年肺结核病标化患病率 300/10 万和标化涂阳肺结核患病率 97/10 万比较，10 年间年递降率分别为 5.4% 和 3.2%。

（6）中青年患病多：15 ~ 59 岁年龄段的涂阳肺结核患者数占全部涂阳患者的 61.6%。

（7）农村结核病疫情高于城市：2000 年农村活动性肺结核患病率和涂阳患病率分别是 393/10 万和 130/10 万，分别是城市患病率 211/10 万和涂阳患病率 78/10 万的 1.86 倍和 1.7 倍。

（8）非项目地区高于项目地区：自 1992 年，在河北、广东、新疆等 13 个省市实施了世界银行贷款结核病控制项目（简称 DOTS 策略）。其肺结核患病率、涂阳患病率和菌阳患病率分别是 328/10 万、110/10 万和 150/10 万，非项目地区分别是 423/10 万、141/10 万和 177/10 万。

（二）临床表现

1. 全身表现　多为缓慢起病，有发热：表现为午后低热，多在下午 4 ~ 8 时体温升高，一般为 37 ~ 38℃之间，这时患者常常伴有全身乏力或消瘦，夜间盗汗，女性可导致月经不调或停经。也可有多关节肿痛、四肢结节性红斑或环形红斑等结核性风湿病表现。

淋巴结结核发生的部位以颈部最多，局部有肿块，压迫疼痛，甚至疼痛剧烈。结核性脑膜炎多呈神经-精神状态改变，有头疼、恶心、呕吐等神经系统表现。骨结核局部有关节活动受限、关节肿胀、疼痛、畸形等症状。结核性腹膜炎因腹水导致腹胀和腹痛，腹壁柔韧感；后期有贫血、消瘦、水肿、舌炎、口角炎及维生素 A 缺乏症等营养不良的表现。肠结核因病变常累及回盲部，常有右下腹痛，腹泻、便秘交替出现，可触及腹部肿块。结核性心包炎可有气急、胸闷、端坐呼吸及发绀。肝结核表现为发热、消瘦、肝大等。脾结核表现为长期发热、中度贫血及轻度脾大等。

2. 呼吸系统表现　肺结核通常为干咳或带少量白黏痰，继发感染时，痰呈黏液脓性。约 1/3 患者有不同程度咯血，痰中带血多因炎性病灶的毛细血管扩张所致；中等量以上咯血，则与小血管损伤或来自空洞的因管瘤破裂有关。咯血后常有低热，可能因小支气管内残留血块吸收或阻塞支气管引起的感染；若发热持续不退，则应考虑结核病灶播散。有时硬结钙化的结核病灶可因机械性损伤血管或合并支气管扩张而咯血。大咯血时可发生失血性休克；偶因血块阻塞大气道引起窒息。此时患者极度烦躁、心情紧张、挣扎坐起、胸闷气促、发绀，应立即进行抢救。结核性胸膜炎局部症状可有胸痛、干咳，大量胸腔积液时可有气急、胸闷、端坐呼吸及发绀。

病灶炎症累及壁层及胸膜时，相应胸壁有刺痛，一般多不剧烈，随呼吸及咳嗽而加重。慢性重症肺结核时，呼吸功能减退，常出现渐进性呼吸困难，甚至缺氧发绀。若并发气胸或大量胸腔积液，其呼吸困难症状尤为严重。

3. 体征 肺结核早期病灶小或位于肺组织深部，多无异常体征。若病变范围较大，患侧肺部呼吸运动减弱，叩诊呈浊音，听诊时呼吸音减低或为支气管肺泡呼吸音。因肺结核好发于肺上叶尖后段及下叶背段，故锁骨上下、肩胛间区叩诊略浊，咳嗽后偶可闻及湿啰音，对诊断有参考意义。肺部病变发生广泛纤维化或胸膜粘连增厚时，患侧胸廓常呈下陷、肋间隙变窄、气管移位与叩浊，对侧可有代偿性肺气肿征。

干性胸膜炎患侧呼吸运动受限，局部有压痛，可触及胸膜摩擦感，听诊有胸膜摩擦音。渗出性胸膜炎胸腔积液较多时，患侧胸廓饱满，肋间隙增宽，呼吸动度、语颤减弱，气管和心脏向健侧移位。液平面以下叩诊浊音，呼吸音减弱或消失；液平面上方可有支气管肺泡呼吸音，偶有小水泡音。右侧胸腔积液时肝浊音界消失。如有胸膜粘连肥厚局部胸廓下陷，呼吸运动受限叩诊浊音，呼吸音减弱。

4. 并发症 广泛应用抗结核药物治疗以来，肺结核管道播散的并发症，如喉、肠结核已很少见。肺内空洞及干酪样病变靠近胸膜部位破溃时，可引起结核性脓气胸。渗出性胸膜炎的胸腔积液，如未及时治疗，亦可逐渐干酪化甚至变为脓性，成为结核性脓胸。慢性纤维空洞型肺结核或一侧肺毁损，并发肺气肿、肺大疱，可引起自发性气胸，亦可导致慢性肺源性心脏病，甚至心肺功能衰竭。肺结核病灶反复进展及纤维化，致使肺内支气管正常结构遭受破坏，可引起继发性支气管扩张，常反复咯血。原发性感染时结核菌随血行分布，潜伏在其他器官，一旦人体免疫力极度减弱，可产生该器官的结核病，常见的有淋巴结、脑膜、骨及泌尿生殖器官结核等。

（三）检查

1. 结核菌检查　它是确诊肺结核最特异性的方法，痰中找到结核菌是确诊肺结核的主要依据。涂片抗酸染色镜检快速、简便，在我国非典型分枝杆菌尚属少见，故抗酸杆菌阳性，肺结核诊断基本即可成立。直接厚涂片阳性率优于薄涂片，为目前普遍采用。荧光显微镜检查适合于大量标本快速检查。无痰或儿童不会咳嗽，可采用清晨的胃洗液找结核菌，成人亦可通过纤支镜检查或从其灌洗液中查找结核菌。痰菌阳性表明其病灶是开放性的，具有传染性。若排菌量多（每毫升10万个以上），直接涂片易呈阳性，为社会传染源。痰菌量较少（每毫升1万个以下），可用集菌法。

培养法更为精确，除能了解结核菌有无生长繁殖能力外，且可做药物敏感试验与菌型鉴定。结核菌生长缓慢，使用改良罗氏培养基，通常需4～8周才能报告。培养虽较费时，但精确可靠，特异性高，若涂片阴性或诊断有疑问时，培养尤其重要，培养菌株进一步做药物敏感性测定，可为治疗特别是复治时提供参考。

将标本在体外用聚合酶链反应（PCR）法，使所含微量结核菌DNA得到扩增，用电泳法检出。1个结核菌约含1fgDNA，40个结核菌即可有阳性结果，该法不必体外预培养，特异性强，2日即可出报告，快速、简便，并可鉴定菌型，不足之处是可能出现假阳性或假阴性。

2. 影像学检查　胸部X线检查可以发现肺内病变的部位、范围、有无空洞或空洞大小、洞壁厚薄等。X线对各类结核病变的透过度不同，通过X线检查大致能估计结核病灶的病理性质，并能早期发现肺结核以及判断病情发展及治疗效果，有助于决定治疗方案。必须指出，不同病因引起的肺内病变，可能呈现相似的X线影像，故亦不能仅凭X线检查轻易确定肺结核的诊断。

X线摄片结合透视有助于提高诊断的准确性，可发现肋骨、纵隔、膈肌或被心脏遮盖的细小病灶，并能观察心、肺、膈肌的动态。

肺结核的常见X线表现包括：纤维钙化的硬结病灶，表现为密度较高、边缘清晰的斑点、条索或结节；浸润性病灶，表现为密度较淡，边缘模糊的云雾状阴影；干酪样病灶，表现为密度较高、浓淡不一，有环形边界透光区的空洞等。肺结核病灶通常在肺上部、单侧或双侧（上叶尖后段、下叶背段），存在时间较长，且有多种不同性质的病灶混合存在及肺内播散迹象。

凡X线胸片上显示渗出性或渗出增殖性病灶、干酪样肺炎、干酪样病灶、空洞（除净化空洞外），均提示为活动性病变；增殖性病变、纤维包裹紧密的干酪硬结灶及纤维钙化灶等，均属非活动性病变。活动性病灶的痰中仍可找到结核菌。由于肺结核病变多为混合性，在未达到完全增殖或纤维钙化时，均仍应考虑为活动性。胸部CT检查对于发现微小或隐蔽性病变，了解病变范围及肺病变鉴别等方面均有帮助。

（1）原发性肺结核：当人体抵抗力降低时，吸入的结核菌在肺部形成渗出性病灶，部位多在上叶底部、中叶或下叶上部（肺通气较大部位），引起淋巴结炎及淋巴管炎，原发病灶及淋巴结均可发生干酪样坏死。肺部的原发病灶、淋巴管炎及局部淋巴结炎，统称原发综合征。原发型肺结核多发生于儿童，亦可见于边远山区、农村初次进入城市的成人。X线可见肺部原发灶、淋巴管及肺部淋巴结肿大。大多数病灶可自行吸收或钙化。若肺内原发病灶靠近胸膜，当人体处于过敏状态时可引起胸膜炎。肺部原发病灶通常吸收较快，一般不留痕迹或仅成为细小钙化灶，肺门淋巴结炎偶可经久不愈，且蔓延至邻近的纵隔淋巴结。肿大的肺门淋巴结若压迫支气管，可导致肺不张、远端肺部炎症或继发性支气管扩张，肺门或纵隔淋巴结结核较原发综合征更为常见。原发型结核的肺部原发灶，尤其是肺门淋巴结内的结核菌，常有少量进入血循环，进而播散至身体各脏器，但常因人体抵抗力强，而使病灶局限于肺尖（或肺上部）、骨、脑、肝、泌尿生殖器官等处，逐渐愈合，但其内的结核菌可长期存活，成为复发的可能（形成继发结核灶）。

（2）血行播散性肺结核：本型是各型肺结核中较严重者。多由原发型肺结核发展而来，但在成人大多由肺外结核病灶（如泌尿生殖器官的干酪样病灶）破溃至血管所引起。急性粟粒型肺结核是急性全身血行播散型结核病的一部分，起病急，有全身毒血症症状，常伴有结核性脑膜炎，X线显示双肺在浓密的网状阴影上，满布境界清晰的粟粒状阴影，直径约2mm，大小及密度均大体相等。病初胸片可能无明显粟粒状影或仅有弥漫性网状改变，若人体抵抗力较强，少量结核菌分批经血循环进入肺部，其血行播散灶常大小不均匀、新旧不等，在双肺上中部呈对称性分布，称为亚急性或慢性血播散型肺结核。

（3）继发性肺结核（浸润性、纤维空洞及干酪性肺炎等）：肺结核中常见的一种类型，X线表现可因病变的性质、范围、发展阶段不同而有很大差异，为片状、絮状阴影，边缘模糊。原发感染经血播散而潜伏在肺内的结核菌多数逐渐死亡，仅当人体免疫力降低时，潜伏在病灶内的结核菌始有机会繁殖，形成以渗出与细胞浸润为主，伴有程度不同的干酪样病灶，称为继发性肺结核。

（4）结核性胸膜炎：是由结核杆菌感染而引起的胸膜炎症。临床上常分为干性胸膜炎、渗出性胸膜炎、结核性脓胸（少见）三种类型。干性胸膜炎X线表现患侧呼吸运动受限。渗出性胸膜炎和结核性脓胸表现为胸腔积液征。

（5）其他肺外结核：其他肺外结核按部位及脏器命名，如骨关节结核、结核性脑膜炎、肾结核、肠结核等。

3. 结核菌素（简称结素）试验 它是诊断结核感染的参考指标。

旧结素（old tuberculin, OT）是结核菌的代谢产物，由液体培养长出的结核菌提炼而成，主要含有结核蛋白，OT抗原不纯，可能引起非特异性反应，在人群中做普查时，可用1:2000的OT稀释液0.1ml（5U），在左前臂屈侧做皮内注射，经48~72小时测量皮肤硬结直径，如<5mm为阴性，5~9mm为弱阳性（提示结核菌或结核分枝杆菌感染），10~19mm为阳性反应，20mm以上或局部出现水泡与坏死者为强阳性反应。

结素的纯蛋白衍化物（purified protein derivative, PPD）由旧结素滤液中提取结核蛋白精制而成，不产生非特异性反应。国际上常用的PPD（RT23），已经取代OT。我国从人型结核菌制成的PPD（PPD-C）及从卡介苗制成BCG-PPD，纯度均较好，已广泛用于临床诊断。皮内注射0.1ml（5U）硬结平均直径≥5mm为阳性反应。结素试验除引起局部皮肤反应外，偶可引起全身反应。临床诊断通常使用5U，如无反应，可在1周后再用5U（产生结素增强效应），如仍为阴性，大致可除外结核感染。

结素试验仍是结核病综合诊断中常用手段之一，有助于判断有无结核菌感染。若呈强阳性反应，常表示为活动性结核病。结素试验阳性反应仅表示曾有结核感染，并不一定现有患病。我国城市成年居民曾患结核感染率在60%以上，故用5U结素进行检查，其一般阳性结果意义不大。结素试验婴幼儿的诊断价值较成人为大，因年龄越小，自然感染率越低；3岁以下强阳性反应者，应视为有新近感染的活动性结核病，有必要进行治疗。如果2年内结素反应从<10mm增

加至10mm以上，并增加6mm以上时，可认为有新感染。

结素试验阴性反应除表示没有结核菌感染外，尚应考虑以下情况。结核菌感染后需4~8周才建立充分变态反应，在该变态反应产生之前，结素试验可呈阴性。应用糖皮质激素等免疫抑制药物，或营养不良，或麻疹、百日咳等患者，结素反应亦可暂时消失。严重结核病及各种重危患者对结素无反应或仅出现弱阳性，与人体免疫力及变态反应暂时受抑有关，待病情好转，可转为阳性反应。其他如淋巴细胞免疫系统缺陷（如艾滋病等）患者或年老体衰者的结素反应亦常为阴性。

4. 其他检查　结核病患者血象通常无改变，严重病例常有继发性贫血，急性粟粒型肺结核时白细胞总数减低或出现类白血病。血沉增快常见于活动性肺结核，但并无特异性诊断价值，血沉正常亦不能排除活动性肺结核。患者无痰或痰菌阴性而需与其他疾病鉴别时，用酶联免疫吸附试验（ELISA法）检出患者血清中特异性抗体，可能对肺外结核的诊断提供参考。纤支镜检查对于发现支气管内膜结核、了解有无肿瘤、吸取分泌物、解除阻塞或做病原菌及脱落细胞检查以及取活组织做病理检查等，均有重要诊断价值。结肠纤维镜检查有助于肠结核诊断。浅表淋巴结活检，有助于结核的鉴别诊断。

近年来，应用分子生物学及基因工程技术，以非培养方法来检出与鉴定临床标本中的结核菌，展示出其敏感、快速及特异性高等优点，如核酸探针（DNA probe）、染色体核酸指纹术等。

（四）诊断要点

1. 病史与临床表现　仔细询问病史、认真查体常能提供诊断线索。肺结核患者的症状一般没有特异性，但明确症状的发展过程对结核病诊断有重要参考意义。体征对肺结核的诊断意义有限。大约 86% 活动性肺结核患者和 95% 痰涂片阳性肺结核患者有可疑症状。主要可疑症状包括：咳嗽持续 2 周以上、咯血、午后低热、乏力、盗汗、月经不调、闭经、有肺结核接触史或肺外结核。上述情况应考虑到肺结核病的可能性，要进行痰抗酸杆菌和胸部 X 线检查。

2. 诊断治疗过程 确定患者是新发现还是已发现病例。不少肺结核患者首次就诊多在综合医院，且接受治疗，应记录首次诊断情况特别是痰排菌情况、用药品种、用药量和时间、坚持规律用药情况等，这对将来确定治疗方案有重要价值。如果是复发患者，治疗史对判断耐药情况有参考意义。

3. 肺结核接触史 主要是家庭内接触史，对邻居、同事、宿舍等有无肺结核患者也应了解。记录接触患者的病情、排菌情况、治疗方案和用药规律情况、接触时间、接触密切程度等。

4. 影像学诊断 胸部 X 线检查是诊断肺结核的重要方法，可以发现早期轻微的结核病变，确定病变范围、部位、形态、密度、与周围组织的关系、病变阴影的伴随影像；判断病变性质，有无活动性、有无空洞、空洞大小和洞壁特点等。肺结核病影像特点是病变多发生在上叶的尖后段和下叶的背段，密度不均匀、边缘较清楚和变化较慢，易形成空洞和播散病灶。诊断最常用的摄影方法是正侧位胸片，常能将心影、肺门、血管、纵隔等遮掩的病变以及中叶和舌叶的病变显示清晰。

CT 能提供横断面的图像，减少重叠影像，易发现隐蔽的病变而减少微小病变的漏诊；比普通胸片更早期显示微小的粟粒结节；能清晰显示各型肺结核病变特点和性质，与支气管关系，有无空洞以及进展恶化和吸收好转的变化；能准确显示纵隔淋巴结有无肿大。常用于对肺结核的诊断以及与其他胸部疾病的鉴别诊断，也可用于引导穿刺、引流和介入性治疗等。

5. 痰结核分枝杆菌检查 它是确诊肺结核病的主要方法，也是制订化疗方案和考核治疗效果的主要依据。每一个有肺结核可疑症状或肺部有异常阴影的患者都必须查痰。

(1) 痰标本的收集：肺结核患者的排菌具间断性和不均匀性，传染性患者查一次痰也许查不出，所以要多次查痰。1 个痰标本涂片检查约 80% 阳性，2 个痰标本涂片检查约 90% 阳性，3 个痰标本涂片检查约 95% 阳性。通常初诊患者要送 3 份痰标本，包括清晨痰、夜间痰和即时痰，如无夜间痰，宜在清晨留痰后 2~3 小时再留一份痰标本。复诊患者每次送两份痰标本。无痰患者可采用痰诱导技术获取痰标本。

(2) 痰涂片检查：它是简单、快速、易行和可靠的方法，但欠敏感。每毫升痰中至少含 5000~10000 个细菌时可呈阳性结果。常采用的是齐-尼（Ziehl-Neelsen）法。痰涂片检查阳性只能说明痰中含有抗酸杆菌，不能区分是结核分枝杆菌还是非结核性分枝杆菌，由于非结核分枝杆菌少，故痰中检出抗酸杆菌有极重要的意义。

6. 记录方式 肺结核分为五型。Ⅰ型：原发性肺结核；Ⅱ型：血行播散性肺结核；Ⅲ型：继发性肺结核（包括浸润性、纤维空洞及干酪性肺炎等）；Ⅳ型：结核性胸膜炎（包括结核性干性胸膜炎、结核性渗出性胸膜炎、结核性脓胸）；Ⅴ型：其他肺外结核。

在临床诊断中，我国现用的记录格式，按肺结核类型、病变部位和范围、痰菌检查、化疗史程序书写。如：原发性肺结核右中涂（-），初治；血行播散性肺结核双上中下涂（-），初治；继发性肺结核左上中涂（+），复治；结核性胸膜炎左侧涂（-），初治。

(五) 鉴别诊断

1. 肺癌　中心型在肺门处有结节影或有肺门纵隔淋巴结转移，需与淋巴结核鉴别；周围型在肺周围有小片浸润、结节，需与结核球或结核浸润性病灶鉴别。肺癌多为 40 岁以上，中心型以鳞癌为主，常有长期吸烟史，一般不发热，呼吸困难或胸闷、胸痛逐渐加重，常有刺激性咳嗽、痰血、进行性消瘦，有锁骨上转移者可触及质硬淋巴结，某些患者可有骨关节肥大征。X 线结节可有分叶毛刺，无卫星灶，一般无钙化，可有空泡征；外周型可见胸膜内陷征。痰 70% 可检得癌细胞而肺结核病可 50% 查到结核菌。纤支镜检中心型可见新生物，活检常可获病理诊断。结素试验肺癌往往阴性而结核常强阳性。而血清唾液酸与癌胚抗原测定（＋），常提示癌症。上述各项不能确诊时应剖胸探查。

2. 肺炎　肺部非细菌性（支原体、病毒、过敏）常显示斑片影与早期浸润性肺结核的表现相似，而细菌性肺炎出现大叶性病变时可与结核性干酪肺炎相混，都需鉴别。支原体肺炎常症状轻而 X 线重，2～3 周自行消失；过敏性者血中嗜酸细胞增多，肺内阴影游走性，各有特点易于鉴别。细菌性肺炎可起病急、寒战、高热、咳铁锈色痰，有口唇疱疹而痰抗酸杆菌（－），肺炎链球菌阳性，抗生素治疗可恢复快，1 个月内全消散。故与炎症鉴别一般不先用抗结核治疗而先抗感染治疗，可较快弄清诊断，避免抗结核药不规则使用造成耐药。

3. 肺脓肿　结核者痰抗酸杆菌（＋），而肺脓肿（－），肺脓肿起病较急，白细胞总数与中性粒细胞增多，抗生素效果明显，但有时结核空洞可继发细菌感染，此时痰中抗酸杆菌不易检出。

4. 气管炎、慢性支气管炎　常与慢性纤维空洞性肺结核患者症状相似，但 X 线与痰菌检查易于鉴别。慢支患者 X

线仅见纹理改变未见实质结核灶，而慢性纤维空洞性肺结核者有明确严重病变，且抗酸杆菌（＋）。

5. 支气管扩张　症状为咳嗽、咳脓痰、反复咯血，易与慢性纤维空洞性肺结核相混，但 X 线一般仅见纹理粗乱或卷发影。

6. 其他伴有发热的疾病　急性粟粒结核以高热，肝、脾大，白细胞减少或类白血病样反应而与伤寒、败血症、白血病表现有相似之处，需要根据各自特点仔细鉴别。成人支气管淋巴结核有发热和肺门淋巴结肿大易与纵隔淋巴瘤、结节病相混，可用结素试验、血清 PPD-IgG 检查、ACE 测定、Kveim 试验、活检等方法鉴别，必要时可抗结核药治疗观察。结核与肿瘤鉴别时宜先用抗结核药，如有激素应在应用抗结核药之后，以免干扰诊断和造成播散。

【治疗】

（一）结核病的化学治疗

1. 化学治疗的原则　肺结核化学治疗的原则是早期、规律、全程、适量、联合。整个治疗方案分强化和巩固两个阶段。

（1）早期：对所有检出和确诊患者均应立即给予化学治疗。早期化学治疗有利于迅速发挥早期杀菌作用，促使病变吸收和减少传染性。

（2）规律：严格遵照医嘱要求规律用药，不漏服，不停药，以避免耐药性的产生。

（3）全程：保证完成规定的治疗期是提高治愈率和减少复发率的重要措施。

（4）适量：严格遵照适当的药物剂量用药，药物剂量过低不能达到有效的血浓度，影响疗效和易产生耐药性，剂量过大易发生药物不良反应。

（5）联合：联合用药系指同时采用多种抗结核药物治

疗，可提高疗效，同时通过交叉杀菌作用减少或防止耐药性的产生。

2. 化学治疗的主要作用

（1）杀菌作用：迅速地杀死病灶中大量繁殖的结核分枝杆菌使患者由传染性转为非传染性，减轻组织破坏，缩短治疗时间，可早日恢复工作，临床上表现为痰菌迅速阴转。

（2）防止耐药菌产生：防止获得性耐药变异菌的出现是保证治疗成功的重要措施，耐药变异菌的发生不仅会造成治疗失败和复发，而且会造成耐药菌的传播。

（3）灭菌：彻底杀灭结核病变中半静止或代谢缓慢的结核分枝杆菌是化学治疗的最终目的。使完成规定疗程治疗后无复发或复发率很低。

3. 化疗方法

（1）"标准"化疗与短程化疗：过去常规采用 12～18 个月疗法，称"标准"化疗，但因疗程过长，许多患者不能完成，疗效受到限制。自利福平问世后，与其他药物联用，发现 6～9 个月疗法（短程化疗）与标准化疗效果相同，故目前广泛采用短程化疗，但该方案中要求必须包括两种杀菌药物——异烟肼及利福平，具有较强杀菌及灭菌效果。

（2）间歇用药、两阶段用药：试验表明，结核菌与药物接触数小时后，常延缓数日生长。因此，有规律地每周用药 3 次（间歇用药），能达到与每日用药同样的效果。在开始化疗的 1～3 个月内，每日用药（强化阶段），以后每周 3 次间歇用药（巩固阶段），其效果与每日用药基本相同，有利于监督用药，保证完成全程化疗。使用每周 3 次用药的间歇疗法时，仍应联合用药，每次异烟肼、利福平、乙胺丁醇等剂量可适当加大；但链霉素、对氨基水杨酸钠、乙硫异烟胺等不良反应较多，每次用药剂量不宜增加。

（3）督导用药：抗结核用药至少半年，甚至需长达一年半，患者常难以坚持。医护人员按时督促用药，加强访视，取得患者合作尤为必要。强化阶段每日一次用药，即可形成高峰血药浓度，较每日分次用药疗效尤佳，且方便患者，提高患者坚持用药率及完成全程。

4. 抗结核药物 理想的抗结核药物具有杀菌、灭菌或较强的抑菌作用，毒性低，不良反应减少，价廉、使用方便，药源充足；经口服或注射后药物能在血液中达到有效浓度，并能渗入吞噬细胞、腹膜腔或脑脊液内，疗效迅速而持久。

（1）异烟肼（Isoniazid，H）：具有杀菌力强、可以口服、不良反应少、价廉等优点。其作用主要是抑制结核菌脱氧核糖核酸（DNA）的合成，并阻碍细菌细胞壁的合成。口服后，吸收快，渗入组织，通过血-脑屏障，杀灭细胞内外的代谢活跃或静止的结核菌。胸腔积液、干酪样病灶及脑脊液中的药物浓度亦相当高。常用剂量为成人每日300mg（或每日4～8mg/kg），一次口服；小儿每日5～10mg/kg（每日不超过300mg）。结核性脑膜炎及急性粟粒性结核时剂量可适当增加（加大剂量时有可能并发周围神经炎，可用维生素 B_6 每日300mg预防；但大剂量维生素 B_6 亦可影响异烟肼的疗效，故使用一般剂量异烟肼时，无必要加用维生素 B_6），待急性毒性症状缓解后可恢复常规剂量。异烟肼在体内通过乙酰化灭活，乙酰化的速度常有个体差异，快速乙酰化者血药浓度较低，有认为间歇用药时须增加剂量。

本药常规剂量很少发生不良反应，偶见周围神经炎、中枢神经系统中毒（兴奋或抑制）、肝脏损害（血清丙氨酸氨基转移酶升高）等。单用异烟肼3个月，痰菌耐药率可达70%。

（2）利福平（Rifampin，R）：为利福霉素的半合成衍生物，是广谱抗生素，其杀灭结核菌的机制在于抑制菌体的

RNA 聚合酶，阻碍其 mRNA 合成。利福平对细胞内、外代谢旺盛及偶尔繁殖的结核菌（A、B、C 菌群）均有作用，常与异烟肼联合应用。成人每日 1 次，空腹口服 450 ~ 600mg。本药不良反应有肝功能损害、消化道不适、流感综合征和过敏反应等。长效利福霉素类衍生物如利福喷汀（Rifapentine，DL473）在人体内半衰期长，每周口服一次，疗效与每日服用利福平相仿。螺旋哌啶利福霉素（Ansamycin，LM427，利福布汀）对某些已对其他抗结核药物失效的菌株（如鸟复合分枝杆菌）的作用较利福平强。

（3）链霉素（Streptomycin，S）：为广谱氨基糖苷类抗生素，对结核菌有杀菌作用，能干扰结核菌的酶活性，阻碍蛋白合成。对细胞内的结核菌作用较弱。剂量：成人每日肌内注射 0.75g（50 岁以上或肾功能减退者可用 0.5 ~ 0.75g）。间歇疗法为每周 3 次，每次肌内注射 0.75g，妊娠妇女慎用。链霉素的主要不良反应为第Ⅷ对脑神经损害，表现为眩晕、耳鸣、耳聋、严重者应及时停药，肾功能严重减损者不宜使用。其他过敏反应有皮疹、剥脱性皮炎、药物热等，过敏性休克较少见。单独用药易产生耐药性。其他氨基糖苷类抗生素，如卡那霉素、卷曲霉素、紫霉素等虽亦有抗结核作用，但效果均不及链霉素，不良反应相仿。

（4）吡嗪酰胺（Pyrazinamide，Z）：能杀灭吞噬细胞内，酸性环境中的结核菌。剂量：每日 1.5g，分 3 次口服，偶见高尿酸血症、关节痛、胃肠不适及肝损害等不良反应。

（5）乙胺丁醇（Ethambutol，E）：对结核菌有抑菌作用，与其他抗结核药物联用时，可延缓细菌对其他药物产生耐药性。剂量：25mg/kg，每日 1 次口服，8 周后改为 15mg/kg，不良反应甚少为其优点，偶有胃肠不适。剂量过大时可起球后视神经炎、视力减退、视野缩小、中心盲目点等，一旦停药多能恢复。

（6）对氨基水杨酸钠（Sodium para-aminosalicylate. P）：为抑菌药，与链霉素、异烟肼或其他抗结核药联用，可延缓对其他药物发生耐药性。其抗菌作用可能在结核菌叶酸的合成过程中与对氨苯甲酸（PABA）竞争，影响结核菌的代谢。剂量：成人每日 8~12g，每日 2~3 次口服。不良反应有食欲减退、恶心、呕吐、腹泻等。本药饭后服用可减轻胃肠道反应，亦可每日 12g 加于 5%~10% 葡萄糖液 500ml 中避光静脉滴注，1 个月后仍改为口服。

5. 化疗方案　视病情轻重，有无痰菌和细菌耐药情况以及经济状况、药源供应等，选择化疗方案。无论选择何种，必须符合前述化疗原则方能奏效。

（1）初治方案：未经抗结核药物治疗的病例中，有的痰涂片结核菌阳性（涂阳），病情较重，有传染性；也有的涂片阴性，病变范围不大，所用化疗方案亦有强弱不同。初治涂阳病例，不论其培养是否为阳性，均可用以异烟肼（H）、利福平（R）及吡嗪酰胺（Z）组合为基础的 6 个月短程化疗方案。痰菌常很快转阴，疗程短，便于随访管理。

①前 2 个月强化期用链霉素（或乙胺丁醇）、异烟肼、利福平及吡嗪酰胺，每日 1 次；后 4 个月继续用异烟肼及利福平，每日 1 次，以 2HRZS（E）/4HR 表示。

②亦可在巩固期隔日用药（即每周用药 3 次）以 2HRZS（E）/4H$_3$R$_3$。（右下角数字为每周用药次数）。

③亦可全程间歇用药，以 2H$_3$R$_3$Z$_3$ S$_3$（E$_3$）/4H$_3$R$_3$ 表示。

④强化期用异烟肼、链霉素及对氨基水杨酸钠（或乙胺丁醇），巩固期 2 种药 10 个月，以 2HSP（E）/10HP（E）表示。

⑤强化期 1 个月用异烟肼、链霉素，巩固期 11 个月每周用药 2 次，以 1HS/11H$_2$S$_2$ 表示。

以上①、②、③为短程化疗方案，④、⑤为"标准方案"。若条件许可，尽量使用短程化疗方案。

初治涂阴培阴患者，除粟粒性肺结核或有明显新空洞患者可采用初治涂阳的方案外，可用以下化疗方案：① 2HRZ/4HR；② 2HRZ/4H$_3$R$_3$；③ 2H$_3$R$_3$Z$_3$/4H$_3$R$_3$。

（2）复治方案：初治化疗不合理，结核菌产生继发耐药，痰菌持续阳性，病变迁延反复。复治病例应选择联合敏感药物。药物敏感试验有助于选择用药，但费时较久，费用较大。临床上多根据患者以往用药情况，选择过去未用过的、很少用过的，或曾规则联合使用过药物（可能其致病菌仍对之敏感），另订方案，联合两种或两种以上敏感药物。

① 2HRZSE/6HRE。

② 2HRZSE/6H$_3$R$_3$E$_3$。

③ 3H$_3$R$_3$Z$_3$S$_3$E$_3$/5H$_3$R$_3$E$_3$。

④慢性排菌者可用敏感的一线药与二线药联用，如卡那毒素（K）、丙硫异烟胺（1321-Th）、卷曲霉素（Cp），应严密观察药物不良反应，疗程以 6~12 个月为宜。氟喹诺酮类有中等度抗结核作用，对常用药物已产生耐药的病例，可将其加入联用方案。若痰菌阴转或出现严重不良反应，均为停药指征。

耐药结核病（DR-TB）特别是耐多药结核病（MDR-TB）的流行严重，正在使抗结核治疗面临新挑战。1994 年 WHO 及国际防痨肺病联合会开始了抗结核药物耐药性监测全球规划，历时 3 年的工作结果显示，代表全世界 20% 人口的五大洲中 35 个国家的监测发现双耐 HR 的 MDR-TB 占 2%~14%，大多数属于单药、不规则、不合理联合方案治疗等人为因素造成的继发性多药耐药。在结核病控制工作薄弱的国家，原发性多药耐药亦呈上升趋势。一旦发生耐药结核病后，其所使用的化疗药物价贵、效差、不良反应严重，治疗费用可为新涂阳肺结核患者的 100 倍。坚持合理使用化疗方案，采取综合防治措施，提高机体免疫功能等，有助于防止耐药结核病的发生。

为有效地防止治疗失败，必须正确制订化疗方案，患者应在督导下坚持早期、适量、规律、全程联用敏感药物。只有在已发生严重不良反应或确已证实细菌已产生耐药性的情况下，才改换新的化疗方案。新方案应包括两种以上敏感药物。

⑤肺外结核病的治疗时间为 12 个月，方案：2HRZSE/10HRE、3HRZS（E）/9HRE。结核性脑膜炎时疗程可延长至 18 个月。

（二）对症治疗

1. 毒性症状　结核病的毒性症状在有效抗结核治疗 1 周内多可消失，通常不必特殊处理。干酪样肺炎、急性粟粒性肺结核、结核性脑膜炎有高热等严重结核毒性症状，或结核性胸膜炎伴大量胸腔积液者，均应卧床休息及尽早使用抗结核药物。亦可在使用有效抗结核药物的同时，加用糖皮质激素（常用泼尼松，每日 30mg 口服），以减轻炎症及过敏反应，促进渗液吸收，减少纤维组织形成及胸膜粘连。待毒性症状减轻，泼尼松剂量递减，至 6～8 周停药。糖皮质激素对已形成的胸膜增厚及粘连并无作用。因此，应在有效的抗结核治疗基础上慎用。

2. 咯血　若仅痰中带血或小量咯血，以对症治疗为主，包括休息、止咳、镇静。常用药物有云南白药、安络血等。年老体衰、肺功能不全者，慎用强镇咳药，以免因抑制咳嗽使血块不能排出而引起窒息。要除外其他咯血原因，如二尖瓣狭窄、肺部感染、肺梗死、凝血机制障碍、自身免疫性疾病等。中等或大量咯血时应严格卧床休息，胸部放置冰袋，并配血备用。取侧卧位，轻轻将存留在气管内的积血咳出。垂体后叶素 10U 加于 20～30ml 生理盐水或葡萄糖液中，缓慢静脉注入（15~20分钟），然后以10~40U于5%葡萄糖液500ml中静脉滴注维持治疗。垂体后叶素有收缩小动脉、包括心脏冠状动脉及毛细血管的作用，减少肺血流量，从而减轻咯血。该药尚可收缩子宫及平滑肌，故忌用于高血压、冠状动脉粥样硬化性心脏病的患者及孕妇。注射过快可引起恶心、便意、心悸、面色苍白等不良反应。大咯血不止者，可考虑支气管动脉栓塞术。

咯血窒息是咯血坏死的主要原因，需严加防范，并积极准备抢救，咯血窒息前症状包括胸闷、气憋、唇甲发绀、面色苍白、冷汗淋漓、烦躁不安。抢救措施中应特别注射保持呼吸道通畅，采取头低脚高45°的俯卧位，轻拍背部，迅速排出积血，并尽快挖出或吸出口、咽、喉、鼻部血块。必要用硬质气管镜吸引、气管插管或气管切开，以解除呼吸道阻塞。

（三）手术治疗

外科手术已较少应用于肺结核治疗。对大于3cm的结核球与肺癌难以鉴别时，复治的单侧纤维厚壁空洞、长期内科治疗未能使痰菌阴转者，或单侧的毁损肺伴支气管扩张、已丧失功能并有反复咯血或继发感染者，可做肺叶或全肺切除。结核性脓胸和（或）支气管胸膜瘘经内科治疗无效且伴同侧活动性肺结核时，宜做肺叶－胸膜切除术。手术治疗禁忌证有：支气管黏膜活动性结核病变，而又不在切除范围之内者全身情况差或有明显心、肺、肝、肾功能不全者。

第二节　结核性脑膜炎

结核性脑膜炎是由结核杆菌经血液循环侵入脑内或经其他途径侵入脑内而引起的中枢神经系统结核病。最常侵犯的是脑膜，同时亦可侵犯脑实质、脑动脉、脑神经和脊髓等，因此临床上常见四种类型，即脑膜炎型、脑结核球型、脑脊髓型和混合型。常继发于粟粒性结核以及肺、淋巴、肠、骨等器官的结核病源，血源性播散是结核杆菌侵犯脑膜的主要途径。早期有效的治疗往往能挽救患者的生命，提高患者的生活质量。晚期病例大多预后差，留有后遗症，甚至死亡。

【诊断依据】

（一）流行病学

结核性脑膜炎以春冬季发病较多。近年有死灰复燃之势，发病率在逐步上升，主要见于贫穷落后、医疗卫生设施不足的农村地区。多侵犯少年儿童，但成年人也不少见，麻疹和百日咳常为结脑发病的诱因。头部外伤、手术及过劳等都可为偶见之诱因。

（二）临床表现

1. 早期（前驱期）　一般起病缓慢，病程较长。发热、间断头痛、精神差、感觉过敏、盗汗等结核中毒症状，是结核性脑膜炎早期最常见的临床表现，可持续 1 个月。但头痛不突出，脑膜刺激征不明显，造成早期诊断困难。

2. 中期（脑膜刺激期）　发热明显升高，可达 38.5℃以上，热退时仍头痛。重者有喷射性呕吐及脑膜刺激征。出现病理反射、脑神经障碍症状，最常见动眼神经障碍、复视、瞳孔散大，甚至失明。

3. 晚期（昏迷期）　如疾病早期未能及时恰当治疗，发病 4~8 周时常出现脑实质损害的症状：①精神症状，如：萎靡、淡漠、谵妄或妄想等；②部分性、全身性癫痫发作或癫痫持续状态；③嗜睡、昏迷等意识障碍；④肢体瘫痪分两型：急性（脑卒中样）瘫痪多因结核性动脉炎所致，出现偏瘫、交叉瘫、四肢瘫或截瘫等；慢性瘫痪的临床表现类似肿瘤，由结核球或脑脊髓蛛网膜炎引起。

4. 慢性期（迁延期）　结核性脑膜炎经化疗后，特别是不规则化疗后，使病情迁延数月之久。此时头痛、呕吐可以不显著或间断出现，意识可清楚，脑脊液改变也相对较轻。但慢性期伴急剧恶化时，临床症状及脑脊液改变又重新加剧。

老年人结核性脑膜炎的特点是头痛、呕吐较少，颅内压增高的发生率低，约半数患者脑脊液改变不典型，但在动脉硬化基础上发生结核性动脉内膜炎而引起脑梗死的较多。

（三）检查

1. 脑脊液检查 脑脊液压力增高，可达 400mmH$_2$O 或以上，外观微浑或无色透明，重者呈黄色，静置后可有薄膜形成；淋巴细胞显著增多，但一般 ≤500 × 10^6/L，蛋白 >45mg/dl，中度升高，通常为 1~2g/L，糖 <45mg/dl 及氯化物下降，<700mg/dl，以上的典型的脑脊液改变虽无特异性，但可高度提示本病。

2. 血清血检查 脑脊液抗酸杆菌染色可鉴定细菌，结核菌培养是诊断结核性感染的金指标，但阳性率均较低。抗原检查则较为敏感。

3. 头颅 CT 或磁共振检查 可发现脑水肿、脑室扩张、脑梗死或脑实质结核灶。

4. 胸部 X 线摄影 部分显示有活动性肺结核或胸腔积液，但亦有肺部正常。

5. PPD 试验 可强阳性或一般阳性，重者呈假阴性。

（四）诊断要点

1. 病史 既往有结核病病史或接触史。

2. 症状 早期有发热、间断头痛、盗汗。发展到中期，发热明显升高，可达 38.5℃ 以上，热退时仍头痛，伴抽搐、惊觉、嗜睡。重者有喷射性呕吐及脑膜刺激征。晚期复出现视、瞳孔散大，甚至失明，脑实质损害的症状：①精神症状，如萎靡、淡漠、谵妄或妄想等；②部分性、全身性癫痫发作或癫痫持续状态；③嗜睡、昏迷等意识障碍。

3. 体征 脑膜刺激征、病理反射、脑神经障碍症状，最常见动眼神经障碍、复视、瞳孔散大，甚至失明。

4. 辅助检查 脑脊液压力增高；淋巴细胞显著增多，蛋白>45mg/dl，糖<45mg/dl，氯化物<700mg/dl，脑脊液抗酸杆菌染色可鉴定细菌。头颅 CT 或磁共振检查发现脑水肿、脑室扩张、脑梗死或脑实质结核灶。

（五）鉴别诊断

1. 化脓性脑膜炎 其中最易混淆者为嗜血流感杆菌脑膜炎，因其多见于 2 岁以下小儿，脑脊液细胞数有时不甚高；其次为脑膜炎双球菌脑膜炎及肺炎双球菌脑膜炎。鉴别除结核接触史、结素反应及肺部 X 线检查可助诊断外，重要的还是脑脊液检查，在细胞数高于 $1000 \times 10^6/L$（$1000/mm^2$），且分类中以中性多形核粒细胞占多数时，自应考虑化脓性脑膜炎。

2. 病毒性中枢神经系统感染 主要是病毒性脑炎，病毒性脑膜脑炎及病毒性脊髓炎均可与结脑混淆，其中散发的病毒脑炎比流行性者更需加以鉴别。各种病毒性脑膜炎之诊断要点为：①常有特定之流行季节；②各有其特殊的全身表现，如肠道病毒可伴腹泻、皮疹或心肌炎；③脑脊液改变除细胞数及分类与结脑不易鉴别外，生化改变则不相同，病毒性脑膜脑炎脑脊液糖及氯化物正常或稍高，蛋白增高不明显，多低于 1g/L（100mg/dl）；④各种病毒性脑炎或脑膜炎有其特异的实验室诊断方法，如血清学检查及病毒分离等。轻型病毒脑炎和早期结脑鉴别比较困难，处理原则是：①先用抗结核药物治疗，同时进行各项检查，如结素试验、肺 X 线片等以协助诊断；②不用激素治疗，如短期内脑脊液恢复正常则多为病毒脑炎而非结脑；③鞘内不注射任何药物，以免引起脑脊液成分改变增加鉴别诊断之困难。

3. 新型隐球菌脑膜脑炎 其临床表现、慢性病程及脑脊液改变可酷似结核性脑膜炎，但病程更长，可伴自发缓解。慢性进行性颅压高症状比较突出，与脑膜炎其他表现不平等。确诊靠脑脊液涂片，用墨汁染色黑地映光法可见圆形、具有厚荚膜折光之隐球菌孢子，沙堡培养基上有新型隐球菌生长。

4. 脑脓肿 脑脓肿患儿多有中耳炎或头部外伤史，有时继发于脓毒败血症，常伴先天性心脏病。脑脓肿患儿除脑膜炎及颅压高症状外，往往有局灶性脑征。脑脊液改变在未继发化脓性脑膜炎时，细胞数可从正常到数百，多数为淋巴细胞，糖及氯化物多正常，蛋白正常或增高。鉴别诊断借助于超声波、脑电图、脑CT及脑血管造影等检查。

【治疗】

1. 一般疗法 必须严格执行下列各项措施。

①切断与开放性结核病患者的接触。

②严格卧床休息，营养必须丰富。

③细心护理，改变体位：细心护理眼睛、黏膜及皮肤，预防皮肤压疮。耐心喂养，保证入量。昏迷患者应用鼻饲法。

④降颅压，20% 甘露醇 125~250ml，每 6~8 小时一次快速静脉滴注。醋氮酰胺为碳酸酐酶抑制剂，可能由于抑制脑室脉络丛中碳酸酐酶之作用，从而使脑脊液生成减少，降低颅压。作用较慢。剂量为 20~40mg/（kg·d），分 2~3 次口服，疗程宜长，可达数周至半年。

2. 抗结核药物疗法 治疗原则为早期、规律、全程、联合、适量（不间断治疗和长期治疗）。目前多采用链霉素、异烟肼、利福平和吡嗪酰胺联合治疗。其中异烟肼为最主要的药物，整个疗程自始至终应用，疗程 1~1.5 年。

3. 激素疗法 治疗原则为必须与有效之抗结核药物同

时应用，剂量和疗程要适中，在需要应用的病例越早用越好。由于激素有抗炎、抗过敏、抗毒和抗纤维性变的作用，可使中毒症状及脑膜刺激症状迅速消失，降低颅压及减轻和防止脑积水的发生，故为配合抗结核药物的有效辅助疗法。激素对脑底部脑膜炎型效果最好，如患者已至脑膜炎型、极晚期或已发生蛛网膜下隙梗阻以及合并结核球时，激素的效果即不显著。

激素剂量要适中，泼尼松或泼尼松龙 1.5～2mg/（kg·d），最大量不超过 45mg/d；地塞米松 10mg，每日 1 次；激素于用药4～6周后缓慢减量，根据病情在 2～3 个月内减完。

在已有脑脊液循环梗阻或有发生梗阻趋势之患者，缓慢放脑脊液 4～6ml，可鞘内注射地塞米松 3～5mg，异烟肼 50～100mg，每周 2～3 次。

4. 对脑积水的治疗 在小儿结脑抗菌药物治疗中，脑积水的控制常为治疗中首要的问题。在病程的 1～2 周即可从临床上诊断出脑积水，可经 CT 检查、侧脑室穿刺及引流证实。对脑积水的治疗除常规使用治疗激素外，可采取以下措施。

（1）侧脑室引流：适用于急性脑积水用其他降颅压措施无效或疑有脑疝形成时。持续引流时间 1～3 周，一般做 1～2 次即可控制，引流量每日可达 50～200ml。引流时应注意固定好侧脑室穿刺针，以免损伤脑组织，并经常观察脑脊液压力，防止压力过低引起脑出血。特别注意防止继发感染。

（2）分流手术：如果由于脑底颅膜粘连梗阻致发生梗阻性脑积水时，以上疗法均难以奏效，长期应用侧脑室引流只起到对症治疗的作用，而且难以长期坚持，此时在抗结核药物治疗，炎症基本控制的情况下，可考虑采用脑室－脑池分流术。

5. 对症治疗　高热及惊厥不止时可用冬眠Ⅱ号或其他镇静剂。为了改善神经系统代谢过程可用谷氨酸、复合维生素 B、大量维生素 C 等。对营养不良小儿或恢复极慢者可行小量（25~50ml）多次输血。

第三节　麻风病

麻风病（leorsy）是由麻风杆菌引起的一种慢性传染病。主要侵犯皮肤、黏膜和周围神经，也可侵犯深部组织和器官。临床表现为麻木性皮肤损害、神经粗大，严重者甚至肢端残废。本病在世界范围内流行甚广，主要分布于亚洲、非洲及拉丁美洲。我国则流行于广东、广西、四川、云南以及青海等省、自治区。新中国成立后由于积极防治，本病已得到有效的控制，发病率显著下降。

【诊断依据】

（一）流行病学

1. 传染源　麻风病患者是麻风杆菌的天然宿主。麻风病的传染源主要是未经过治疗的患者，特别是双侧眉毛脱落、面部和四肢有弥漫性浸润的瘤型麻风病患者。

2. 传播途径　麻风病主要通过密切接触或经飞沫传染，即健康人皮肤和黏膜破损时，与麻风病患者长期密切的皮肤接触可导致感染，健康人吸入含有麻风杆菌的飞沫也可能被感染；其次，健康人接触被麻风杆菌污染的用具也可能被感染。但必须指出，目前尚无足够的证据肯定什么是主要的传染途径。

3. 感染麻风病的风险　感染后是否发病取决于机体的免疫力，绝大多数人群感染后，机体免疫系统会杀灭麻风杆菌。但是瘤型麻风病患者存在细胞免疫力的缺陷，与麻风病患者有血缘关系的子女或亲属对麻风易感，可能与这种免疫缺陷有关。近年来不少人认为，麻风病也和其他许多传染病一样，存在有亚临床感染，借以说明麻风病的感染率要比发病率高得多，绝大多数接触者在感染后建立了对麻风菌特异性免疫力，以亚临床感染的方式而终止感染。麻风病不会遗传。

（二）临床表现

麻风病的分类在麻风病防治与科研工作中具有重要意义。随着对麻风病认识的深入以及医学技术水平的提高，麻风病的分类方法亦在不断发展。根据麻风病免疫"光谱"学说，1962年有人提出了"五级分类法"：结核样型（TT）；界线类偏结核样型（BT）；中间界线类（BB）；界线类偏瘤型（BL）；瘤型（LL）；未定类（I）。

必须指出，在上述免疫"光谱"中，最稳定的为TT和LL两个级型，其他各种类型都具有不同程度的不稳定性。一个BT的患者，特别是未经治疗时，可以"降级"，即免疫力减弱而移向BB或BL；反之，一个不典型的瘤型或BL患者，当其免疫力增强时可"升级"而移向BB或BT。通过这种方式（一般通过麻风反应）在"光谱"上已经移动过的患者，仍然可以重新获得或再次丧失免疫力而移向"光谱"上原来的位置。在"光谱"上最不稳定的是BB，很少有患者能长期地停留在这个点上，可能会转向BT或BL。未定类麻风系于"光谱"之外单列一项，认为它是早期麻风，其最终分型特征还不清楚，可以演变为"光谱"中的任何类型。

麻风杆菌侵入机体后，一般认为潜伏期平均为2～5年，短者数月，长者超过十年。如果发病，大多是不知不觉的。在典型症状开始之前，有的往往有全身不适、肌肉和关节酸痛四肢感觉异常等全身前驱症状。这些表现没有特异性。免疫力较强者，向结核样型麻风一端发展，免疫力低下或缺陷者，向瘤型一端发展。现根据五级分类法，对各型麻风症状特点分述如下。

1. 结核样型麻风　本型患者的免疫力较强，麻风杆菌被局限于皮肤和神经。皮肤损害有斑疹和斑块，数目常一两块，边缘整齐、清楚、常有明显的感觉（湿、痛、触）障碍分布不对称，损害处毳毛脱落，这是很重要的特征。好发于四肢、面部、肩部和臀部等易受摩擦的部位。斑疹颜色有浅色和淡红色，表面常无鳞屑；斑块的颜色常为暗红色，轮廓清楚，边缘高起有的向内倾斜，移行到变平的萎缩中心，有的趋向于边缘厚度不同的半环形、环形或弓状；表面多干燥有鳞屑，有时可见多数小丘疹堆积而成的损害；损害的附近可摸到粗大的皮神经；有时损害附近的淋巴结也变大，眉毛一般不脱落。

本型的周围神经受累后（如耳大神经、尺神经、腓神经等），神经杆变粗大呈梭状、结节状或串珠状，质硬有触痛，多为单侧性，严重时因发生迟发型超敏反应可形成脓疡或瘘管。部分患者中仅有神经症状而无皮肤损害，称为纯神经炎。临床上表现神经粗大，相应部位的皮肤感觉障碍和肌无力。神经受累严重时，神经营养、运动等功能发生障碍，则出现大小鱼际肌和骨间肌萎缩，形成"爪手"（尺神经受累）"猿手"（正中神经受累）"垂腕"（桡神经受累）"溃疡""兔眼"（面神经受累）"指（趾）骨吸收"等多种表现，畸形发生比较早。

本型查菌一般为阴性。麻风菌素试验为强阳性。细菌免疫功能正常或接近正常。组织病理变化为结核样肉芽肿，其特点是在表皮下看不见"无浸润带"，抗酸染色查不到抗酸杆菌。少数患者不经治疗可以自愈，若经治疗消退较快。一般预后良好，但形成的畸形常不易恢复。

2. 界线类偏结核样型麻风　本型发生的与结核样型相

似，为斑疹和斑块，颜色淡红、紫红或褐黄，边界整齐清楚，有的斑块中央出现"空白区"或"打洞区"（又称无浸润区、免疫区），形成内外边缘都清楚的环状损害，洞区以内的皮肤似乎正常。损害表面大多光滑，有的上附少许鳞屑。损害数目多发，大小不一，有的散在，以躯干、四肢、面部为多，分布较广泛，但不对称。虽有感觉障碍，但较TT轻而稍迟。眉睫一般不脱落。神经受累粗大而不对称，不如TT粗硬而不规则。黏膜、淋巴结、睾丸、眼及内脏受累较少而轻。

本型查菌一般为阳性，细胞密度指数（对数分类法，后同）1＋~3＋。麻风菌素试验为弱阳性、可疑或阴性。细胞免疫功能试验较正常人低下。组织病理变化与TT相似，但上皮样细胞周围的淋巴细胞较少、较松散。在表皮下可见有一狭窄的"无浸润带"，切片抗酸染色无或有少许麻风杆菌。预防一般较好。"升级反应"可变为TT，"降级反应"可变为BB。麻风反应后易致畸形和残废。

3. 中间界线类麻风　本型皮损的特点为多形性和多色性。疹型有斑疹、斑块、浸润等。颜色有葡萄酒色、枯黄色、棕黄色、红色、棕褐色等。有时在一块皮损上呈现两种颜色。边缘部分清楚，部分不清楚。损害的形态有带状、蛇行状或不规则形，若为条片状，则一侧清楚，一侧浸润不清。若为斑块，中央有"打洞区"，其内环清楚高起，外缘浸润而不清，呈倒碟状外观。有的损害呈红白的环状或多环状，形似靶子或徽章，称为"靶形斑"或"徽章样斑"。有的患者面部皮损呈展翅的蝙蝠状，颜色灰褐，称为"蝙蝠状面孔"。常见一个患者不同部位的皮肤上存在似瘤型和结核样型的损害。有时可见到"卫星状"损害。有的患者在肘、膝的伸面和髋部可见由结节组成的厚垫状块片。损害表面滑、触之较软。损害数目较多，大小不一，分布广泛，多不对称。神经受损后，轻度麻木，比结核样型轻，比瘤型重。眉睫常不脱落。黏膜、淋巴结、眼、睾丸及内脏可以受累。

本型查菌为阳性，细菌密度指数 2 + ~ 4 + 。麻风菌素试验反应阴性。细胞免疫功能试验界于两极型之间。组织病理变化为组织细胞肉芽肿，表皮下"无浸润带"大部分存在，可见组织细胞不同程度地向上皮样细胞分化，一般较小，有的切片中可见典型、不典型泡沫细胞，淋巴细胞少而分散。切片抗酸染色有较多的麻风杆菌，预后介于两极型之间。本型最不稳定，"升级反应"向 BT 发展，"降级反应"向 BL 发展。

4. 界线类偏瘤型麻风 本型皮肤损害有斑疹、丘疹、结节、斑块和弥漫性浸润等。损害大多似瘤型损害，数目较多，形态较小，边界不清，表面光亮，颜色为红或橘红色。分布较广泛，有对称的倾向。损害内的感觉障碍较轻，出现较迟。有的损害较大，中央呈"打洞区"，内缘清楚，外界浸润模糊。眉、睫、发可以脱落，常不对称。在晚期，面部的深在性弥漫性浸润亦可形成"狮面"。中晚期患者黏膜充血、浸润、肿胀、淋巴结和睾丸肿大有触痛。神经受累倾向多发双侧性，较均匀一致，触之较软，畸形出现较晚。

本型查菌强阳性，细菌密度指数为 4 + ~ 5 + 。麻风菌素反应阴性，细胞免疫功能试验显示有缺陷。组织病理变化，肉芽肿性质倾向于泡沫细胞肉芽肿，有的组织细胞发展为不典型的上皮样细胞，有的发展为泡沫细胞。淋巴细胞常呈灶状，存在于泡沫细胞浸润之间，为本型的病理特点。切片抗酸染色有多量麻风杆菌。预后比 LL 好，比 TT 差，但仍不稳定，"升级反应"可变为 BB，"降级反应"可变为 LL。

5. 瘤型麻风 本型患者对麻风杆菌缺乏免疫力，麻风杆菌经淋巴、血液散布全身。因此组织器官受侵的范围比较广泛。皮肤损害的特点是数目多，分布广泛而对称，边缘模糊不清，倾向融合，表面油腻光滑。皮肤的颜色除浅色斑外，大多由红色向红黄色、棕黄色发展。感觉障碍很轻。在较早期就有眉睫毛稀落的表现，先由眉的外侧开始脱落，以后睫毛亦稀落，这是瘤型麻风的一个临床特点。麻风杆菌检查强阳性，皮肤损害有斑疹、浸润、结节及弥漫性损害等。早期斑状损害分布于全身各处，以面部、胸部、背部多见，颜色淡红色或浅色，边界不清，须在良好的光线下仔细检视，方可辨认。再发展，除斑损继续增多外，陆续形成浅在性、弥漫性浸润结节。在面部由于浸润弥漫增厚，外观轻度肿胀，眉睫常有脱落。稍晚，斑损融合成大片浸润或在斑损和弥漫性浸润上出现结节，弥漫性浸润向深部发展，增生明显而严重，往往遍及全身。面部弥漫增厚，皮纹加深，鼻唇肥厚，耳垂变大，眉睫脱光，头发稀脱或大片脱落，结节和深在性浸润混融在一起，眼结膜充血，形成"狮面"样外观。四肢伸侧、肩、背、臀部、阴囊等处有多数大小不等的结节，更晚，由于弥漫性损害部分吸收，有明显感觉障碍和闭汗。在小腿，皮肤轻度变硬，光滑发亮，出现鱼鳞样或蛇皮样损害，长久不退，有的头发几乎脱光，可见残发多沿血管存留分布。

　　神经干虽然受累，但感觉障碍较轻，表现较晚。神经干轻度粗大，对称而软，到晚期亦可出现肌肉萎缩、畸形和残废。

　　鼻黏膜损害出现较早，先充血肿胀，以后随着病情加重，发生结节、浸润和溃疡。严重者可有鼻中隔穿孔，当鼻梁塌陷即见鞍鼻。淋巴结在早期即已受累，轻度肿大，往往不为人们所注意，到中晚期则肿大明显，并有触痛。

　　睾丸受累，先肿大后萎缩，并有触痛，出现乳房肿大等。

　　眼部受累，可发生结膜炎、角膜炎、虹膜睫状体炎等。

内脏组织器官亦同时受累，如肝脾大等。

本型查菌强阳性，4 + ~6 +。麻风菌素试验阴性。细胞免疫功能试验显示有明显缺陷。组织病理变化特点为泡沫细胞肉芽肿结构，主要由胞浆丰富的典型泡沫细胞构成。表皮下有"无浸润带"。切片抗酸染色有大量麻风杆菌，可成束或成球。早期治疗，预后良好，畸形较少，晚期可致残疾。本型比较稳定，只有极少数在一定条件下可向 BL 转变。

6. 未定类麻风 本类为麻风的早期表现，是原发的，未列入五级分类中，性质不稳定，可自行消退或向其他类型转变。演变为何种类型可依患者机体免疫力的强弱，向其他类型转变，多数向结核样型演变，少数向界线类及瘤型演变。临床症状较轻，不累及内脏。皮损单纯，上有淡红斑或浅色斑，表面平无浸润，不萎缩。毳毛可脱落。皮损为圆形、椭圆形或不规则形。边缘清楚或部分不清楚，分布不对称，皮损可有轻度感觉障碍。神经干受累较轻，虽有增大但硬度较低，产生运动障碍和畸形者少。查菌多为阴性，麻风菌素试验多为阳性，细胞免疫功能试验有的正常或接近正常，有的明显缺陷。组织病理变化为非特异性炎细胞浸润。预后取决于机体的细胞免疫发展的程度。麻风菌素试验阳性，细胞免疫功能试验正常者预后良好。其发展有的可以自愈，有的向其他类型演变。

麻风反应是在麻风病慢性过程中，不论治疗与否，可能突然呈现症状活跃，发生急性或亚急性病变，使原有的皮肤和神经损害炎症加剧或出现新的皮肤或神经损害。发生的原因尚未完全清楚。但某些诱因如药物、气候、精神因素、预防注射或接种、外伤、营养不良、酗酒、过度疲劳、月经不调、妊娠、分娩、哺乳等许多诱发因素都可引起。近年来认为麻风反应是由于免疫平衡紊乱所引起的一种对麻风杆菌抗原的急性超敏反应。麻风反应分为三型。

(1) 第一型麻风反应：属免疫反应或迟发型变态反应。主要发生于结核样型麻风及界线麻风。其临床表现为原有皮损加剧扩大，并出现新的红斑、斑块和结节。浅神经干表现为突然粗大疼痛，尤以夜间为甚。原有麻木区扩大，又出现新的麻木区。旧的畸形加重，又可发生新的畸形。血液化验无明显异常，常规麻风杆菌检查阴性或者查到少量或中等量麻风杆菌。本型反应发生较慢，消失也慢。根据细胞免疫的增强或减弱，分为"升级反应"和"降级反应"。"升级反应"时病变向结核样型端变化，"降级反应"时向瘤型端变化。

(2) 第二型麻风反应：是抗原－抗体复合物变态反应，即血管炎性反应，发生于瘤型和界线类偏瘤型，反应发生较快，组织损伤亦较严重。其临床表现常见为红斑，严重时可出现坏死性红斑或多形红斑。常伴有明显的全身症状如畏寒、发热等。此外尚可发生神经炎、关节炎、淋巴结炎、鼻炎、虹膜睫状体炎、睾丸附睾炎、胫骨骨膜炎、肾炎以及肝脾大等多种组织器官症状。实验室检查可有白细胞增多、贫血、血沉加速、丙种球蛋白增高、抗链球菌溶血素"O"水平明显增高。反应前后查菌无明显变化。以颗粒菌为主。反应期持续时间，短者一、两周，长者数月，逐渐消退。

(3) 第三型麻风反应：呈混合型麻风反应，系由细胞免疫反应和体液反应同时参与的一种混合型反应。主要发生于界线类麻风。其临床表现兼有上述两型的症状。

(三) 检查

1. 体格检查 体格检查要系统全面，在自然光线下检查全身皮肤、神经和淋巴结等。

2. 神经功能检查 检查神经时既要注意周围神经干的变化，又要注意感觉和运动功能的变化。

周围神经干检查：一般注意耳大神经、尺神经和腓神经,其他如眶上神经、颈前神经、锁骨上神经、正中神经、桡神经、腓浅神经、胫后神经和皮损周围及其下面的皮神经。检查时应注意其硬度、粗细、结节、有无脓疡以及压痛等。神经功能检查,是测定神经末梢受累的情况,分为主观检查和客观检查法。

(1) 主观感觉检查法:皮肤感觉障碍的顺序,一般先失温觉(冷热觉),次失痛觉,最后失触觉。检查时应先将检查方法告诉患者,进行示教性检查,然后依次检查:①冷热觉检查,可用两个大小相同试管,分装冷水和热水(50℃),分别先在健康皮肤上试验,然后在皮损处两管交替,无一定顺序接触皮肤,让患者回答冷热是否正确。②痛觉检查,可用大头针或缝衣针先在健康皮肤上扎刺,然后再刺皮损,测试痛觉消失或迟钝。③触觉检查,可用毛或棉签的棉毛轻轻划触皮肤,让患者立即用手指出划触的部位,测试触觉丧失或迟钝。

(2) 客观试验方法

①组胺试验:用 1/1000 的磷酸组胺水溶液 0.1ml,分别注入健康皮肤和皮损处皮内,经过 20 秒钟左右,正常是局部先出现一个直径 10mm 的红斑,再经 40 秒钟,又在原红斑的周围出现一个直径 30~40mm 的红斑,红斑的边缘弥漫不整,称为继发性红斑,最后在红斑的中央形成一个风团,如不出现继发性红斑即为异常,此法用于浅色斑和白色斑的检查。

②毛果芸香碱试验(出汗试验):选择正常皮肤和皮损,分别涂上碘酒,待干后,在两处皮内注射 1/1000 毛果芸香碱液 0.1ml,立即在上面撒上薄层淀粉,经 3~5 分钟后,正常皮肤出汗,淀粉立即变为蓝紫色,如不出汗,淀粉不变色。

③立毛肌功能试验:用 1:100000 的苦味酸烟碱液

0.1ml，分别注射于皮损及健康皮肤的皮内，如神经末梢正常，则立毛肌收缩出现鸡皮现象，否则，不出现鸡皮现象。

（3）运动功能障碍检查：检查时让患者抬额、皱眉、鼓腮、吹哨、露齿等动作，观察面部神经是否麻痹。让患者做屈伸手腕，内外展指、对指、握掌等动作，观察上肢的神经功能。让患者做足的背伸、跖屈、内翻、外翻等动作。观察腓神经是否麻痹。

3. 麻风杆菌检查　主要从皮肤和黏膜上取材，必要时可做淋巴结穿刺查菌。皮肤查菌取材：选择有活动性皮肤损害，消毒皮肤。检查时戴消毒手套，用左手拇、示两指将患者皮肤捏紧提起，使局部皮肤变白，然后右手持脱刀切开一个5mm长，3mm深的切口，以刀刃刮取组织液，涂在载物片上，固定抗酸染色、镜检。切口棉球贴压，取材部位的多少视需要而定。

4. 组织病理检查　对麻风的诊断、分型和疗效判定都有重要意义。取材应选择活动性损害，宜深达脂肪层，如损害不同，取材时需要同时切取两处送检，这对界线类麻风诊断是有价值的。

5. 麻风菌素试验　麻风菌素试验是一种简易的测定机体对麻风杆菌抵抗力的方法，它可部分地反映机体对麻风杆菌细胞免疫反应的强弱和有无。麻风菌素的种类有粗制麻风菌素、纯杆菌麻风菌素和纯蛋白麻风菌素，目前通用者为粗制麻风菌素（又称完整麻风菌素）。

（1）试验方法和结果判断　在前臂屈侧皮内注射粗制麻风菌素0.1ml，形成一个直径6~8mm的白色隆起，以后观察反应结果。

①早期反应：注射后48小时观察判断结果，注射处有浸润性红斑直径>20mm者为强阳性（＋＋＋），15~20mm

者为中等阳性（＋＋），10～15mm 者为弱阳性（＋），5～10mm 者为可疑（±），5mm 以下或无反应者为阴性（－）。

②晚期反应：注射 21 日观察判断结果，注射处发生红色浸润性结节并有破溃者为强阳性（＋＋＋），结节浸润直径 >5mm 者为中等阳性，结节浸润直径 3～5mm 者为弱阳性（＋），轻度结节浸润或在 3mm 以下者为可疑（±），局部无反应者为阴性（－）。

（2）临床意义：早期反应表示机体对麻风杆菌的敏感性。晚期反应阳性表示机体对麻风杆菌的特异性细胞免疫反应的能力强，具有免疫力；晚期反应阴性说明机体对麻风杆菌的细胞免疫反应受到抑制，缺乏免疫力。麻风菌素晚期反应的强度与机体对麻风菌抵抗力的强度成正比。因此，麻风菌素试验对麻风病的分型、判断预后或机体抵抗力具有实际应用的价值。

（四）诊断要点

麻风病的诊断必须细致耐心，争取早期确诊、不漏诊、不误诊。早治早愈，不致使病情加重，造成畸形、残疾或使传染扩大。

诊断原则主要根据病史、临床症状、细菌检查和组织病理等检查结果，综合分析，准确得出结论。对个别一时难以确诊的病例，可以定期复诊和随访，或请有关专家会诊，给予排除或确诊。

1. 病史询问 必须着重了解与麻风病有关的项目，如来自流行区、家族、亲友和邻居有无同样的患者，有无接触史等。

2. 系统全面的体格检查和神经功能检查 有典型麻风病的皮损特点，皮损常伴有感觉障碍，周围神经干常呈粗大。

3. 皮肤涂片检查 抗酸杆菌阳性。

4. 其他 麻风病特异组织病理表现或活检抗酸杆菌

阳性。

符合1、2、3条或2、4条即可确诊。

组织病理检查对麻风的诊断、分型和疗效判定都有重要意义。取材应选择活动性损害,宜深达脂肪层,如损害不同,取材时需要同时切取两处送检,这对界线类麻风诊断是有价值的。

(五)鉴别诊断

在鉴别诊断时必须掌握麻风病的皮损特点,皮损常伴有感觉障碍,周围神经干常呈粗大,瘤型麻风的损害中常检查出麻风菌。用这些特点与其他疾病鉴别时,在一般情况下是可以鉴别的。

需要鉴别的皮肤病:瘤型麻风应与皮肤黑热病、神经纤维瘤、斑秃、结节性黄色瘤、鱼鳞病、酒渣鼻、脂溢性皮炎、结节性红斑、皮肌炎等鉴别;结核样型麻风应与肉样瘤、环状红斑、持久隆起性红斑、皮肤黑热病浅色斑型、环状肉芽肿、寻常性狼疮、体癣、远心性红斑等鉴别;未定类麻风应与白癜风、贫血痣、皮肤黑热病浅色斑型浅色斑型和花斑癣等鉴别;界线类麻风应与红斑性狼疮、皮肤黑热病、蕈样肉芽肿(浸润期)等鉴别。

需要鉴别的神经病:如脊髓空洞症、其他原因引起的多发性神经炎、外伤性周围神经损伤、进行性脊髓性肌萎缩、进行性增殖性间质性神经炎、进行性肌营养不良、股外侧皮神经炎、面神经麻痹等。

【治疗】

要早期、及时、足量、足程、规则治疗,可使健康恢复较快,减少畸形残废及出现复发。为了减少耐药性的产生,现在主张数种有效的抗麻风化学药物联合治疗。

1. 化学药物

(1)氨苯砜(DDS):为首选药物。开始剂量每日

50mg，4 周每日 100mg，连续服用。每周服药 6 日，停药 1 日，连服 3 个月后停药 2 周。不良反应有贫血、药物疹、粒性细胞减少及肝肾功能障碍等。近年来，由于耐氨苯砜麻风菌株的出现，多主张采用联合疗法。

（2）氯苯吩嗪（B633）：不但可抑制麻风杆菌，且可抗 Ⅱ 型麻风反应。100 ~ 200mg/d，口服。每周服药 6 日，停药 1 日。长期服用可出现皮肤红染及色素沉着。

（3）利福平（RFP）：对麻风杆菌有快速杀灭作用。450 ~ 600mg/d，口服。

联合化疗方案如下：

（1）多菌型（包括 LL、BL、BB 及少数 BT），初诊时有一个以上部位皮肤涂片细菌指数 BI≥2（表 4 - 1）。连续用药 2 年以上，或细菌转移为止。

（2）少菌型（包括 TT、部分 BT 及未定类），BI > 2（表 4 - 2）。连续用药 6 个月。

表 4 - 1　多菌型联合化疗方案

药物	>15 岁	10 ~ 14 岁	服法
利福平	600mg × 1/月	450mg × 1/月	口服
氯苯吩嗪	300mg × 1/月或 50mg/d	200mg × 1/月 50mg/隔日	口服
氨苯砜	100mg/d	50mg/d	口服

表 4 - 2　少菌型联合化疗方案

药物	>15 岁	10 ~ 14 岁	服法
利福平	600mg × 1/月	450mg × 1/月	口服
氨苯砜	100mg/日	50mg/日	口服

2. 免疫疗法　正在研究的活卡介苗加死麻风菌的特异免疫治疗可与联合化疗同时进行。其他如转移因子、左旋咪唑等可作为辅助治疗。

3. 麻风反应的治疗　酌情选用反应停（酞咪哌酮）、皮质类固醇激素、氯苯吩嗪、雷公藤、静脉封闭及抗组胺类物物等。

4. 并发症的处理 足底慢性溃疡者，注意局部清洁，防止感染，适当休息，必要时须扩创或植皮。畸形者，加强锻炼、理疗、针灸，必要时做矫形手术。为防止愈后复发，常采用氨苯砜做巩固治疗，LL 及 BB，需长期甚至终身用药；对 TT，需 3 年以上。

5. 预防 要控制和消灭麻风病，必须坚持"预防为主"的方针，贯彻"积极防治，控制传染"的原则，执行"边调查、边隔离、边治疗"的做法。发现和控制传染病源，切断传染途径，给予规则的药物治疗，同时提高周围自然人群的免疫力，才能有效地控制传染、消灭麻风病。鉴于目前对麻风病的预防，缺少有效的预防疫苗和理想的预防药物。因此，在防治方法上要应用各种方法，早期发现患者。对发现的患者，应及时给予规则的联合化学药物治疗。对流行地区的儿童、患者家属以及麻风菌素及结核菌素反应均为阴性的密切接触者，可给予卡介苗接种或给予有效的化学药物进行预防性治疗。

第五章

真菌感染 ◆••

第一节　隐球菌病

隐球菌病（cryptococcosis）是由新型隐球菌引起的亚急性或慢性深部真菌感染，全身多个部位都可发病，但主要累及中枢神经系统和肺。

新型隐球菌主要存在于土壤和鸽粪中。土壤中的隐球菌可被其他细菌、阿米巴原虫等杀死，因此，鸽粪成为人类隐球菌病的重要传染源。到目前为止，还没有隐球菌暴发流行的报道。鸽子及其粪便污染的土壤在发病上具有意义，尤其是 A、D 型，而热带、亚热带由 B、C 型致病者也不少见。

隐球菌脑膜炎的病死率较高，即使在正规抗真菌治疗中，仍高达 25% ~30%，合并脑炎者病死率更可高达 55%，存活者中的复发率为 20% ~25%，约一半患者留有后遗症，如视神经、动眼神经损害及人格改变或大脑功能异常。艾滋病患者继发新型隐球菌病，复发率高，最终以不治告终。非艾滋病的新型隐球菌病如合并糖尿病、结缔组织病、恶性肿瘤、器官移植等疾病，或中枢神经系统新型隐球菌病出现反应迟钝、精神恍惚、昏迷等改变，或脑脊液新型隐球菌荚膜多糖抗原滴度 >1:1024，或治疗后滴度不下降等，均是预后不良的指标。

【诊断依据】

（一）流行病学

1. 传染源　隐球菌广泛存在于自然界，空气中尘埃、土壤、水果、蔬菜或乳制品中均可分离出。健康人皮肤、黏膜和粪便中也可分离出病菌。鸽粪中常带有大量的新型隐球菌，因此，鸽子可能是自然宿主，是隐球菌的最重要的传染源。

2. 传播途径

（1）呼吸道途径：最常见的入侵途径。人可因吸入带有新型隐球菌孢子的灰尘而导致呼吸道感染，可引起严重的肺部病变。

（2）消化道途径：摄入被隐球菌污染的食品，如奶制品、水果、糕点而引起肠道感染，也可经肠道播散全身引起感染。

（3）创伤性接种：通过破损的皮肤黏膜、伤口创面、手术切口入侵。

3. 易感者　健康人对隐球菌具有免疫力，故不发病。只有当机体抵抗力下降，如恶性肿瘤、糖尿病、结节病、艾滋病、霍奇金病、淋巴瘤、系统性红斑狼疮，长期应用抗生素、激素、抗肿瘤药物、免疫抑制剂、创伤患者为本病易感者。

（二）临床表现

1. 中枢神经系统新型隐球菌病　约占隐球菌感染者中的80%。主要临床类型有脑膜炎型、脑膜脑炎型及肉芽肿型等，其中以隐球菌脑膜炎常见。隐球菌脑膜炎通常为亚急性或慢性起病，多有头痛，可位于前额、双侧颞部、枕后或眶后，间歇性胀痛或钝痛，低热或不发热，头痛逐渐加重，可有颅内压显著增高，伴恶心、呕吐，查体可见步态蹒跚、颈项强直和脑膜刺激征。脑膜脑炎型则由于同时累及大脑、小脑、脑桥或延髓，还可引起偏瘫、失语或精神障碍、局限性癫痫发作、意识障碍、抽搐等。累及视神经和听神经时，可出现视力模糊、畏光、球后痛、听力下降等，严重者可发生脑疝。

艾滋病患者继发中枢神经系统新型隐球菌病，发热和抽搐的表现更常见，呈进行性发展。

2. 肺新型隐球菌病 可单独存在，也可和其他部位隐球菌病同时存在。约 1/3 患者无任何症状，常在胸片检查时发现，易误诊为肺癌。大多数患者表现为咳嗽、咳少量黏痰或血痰、胸痛、低热、乏力、体重下降等。少数病例可表现为急性肺炎、高热、胸痛明显，伴有肺实变或胸腔积液。

3. 皮肤、黏膜新型隐球菌病 可为原发或继发，后者常是全身感染的一部分。临床表现主要为丘疹、水疱、脓疱、浸润性结节或单个（多个）溃疡。黏膜病变常由血行播散而来，表现为结节、肉芽肿或慢性溃疡，病变部位可见于口腔、鼻腔或上颌窦等处。

4. 其他 可以受累的器官有骨、关节、肝、肾等。大多是全身感染的一部分。

（三）检查

1. 脑脊液检查 新型隐球菌脑膜炎的脑脊液检查与结核性脑膜炎类似，为非化脓性改变。70% 以上的患者脑脊液压力升高（$200 \sim 400 mmH_2O$），少数慢性病例脑脊液压力正常；97% 以上出现脑脊液白细胞增多（$40 \sim 400$）$\times 10^6/L$，以单核细胞为主，疾病早期可呈中性粒细胞为主；其他异常有脑脊液蛋白含量增多、糖和氯化物含量下降。值得注意的是，艾滋病患者患隐球菌脑膜炎时脑脊液常规检查大多仅为轻度异常。

2. 病原学检查

（1）直接镜检：脑脊液墨汁染色的阳性率一般为

25% ~50%。方法：取脑脊液 2 ~3ml，离心沉淀，取沉淀物，加等量印度墨汁（无条件可以使用普通墨水），涂片 2 张，逐个检查每个视野，见到直径 4 ~6μm，带有透光厚壁荚膜（厚度通常为 5 ~7μm）的菌体即为阳性。荚膜厚度与隐球菌的致病力有关。为避免将淋巴细胞误认为隐球菌，可以加入 10% 氢氧化钠，应注意的是，此时镜下仅见菌体，而无荚膜。也可以使用苯胺替代墨水，减少误诊。

（2）真菌培养：任何体液均可用来进行培养。常规取 5 ~10ml，离心后取沉淀物，接种于葡萄糖蛋白胨琼脂培养基上，室温（25℃）获 37℃下培养 2 ~5 日，非致病型隐球菌在 37℃下不生长，培养无生长时标本仍需保留 4 ~6 周。为提高培养阳性率，在培养过程中可以适度振荡培养管，使可能沉淀在管底的细菌尽可能接触 CO_2。

（3）血清学检测：针对新型隐球菌荚膜多糖抗原的乳胶隐球菌凝集试验和 ELISA 有较高的特异性和敏感性，可以用来检测脑脊液或血液中隐球菌荚膜抗原或相应抗体。中枢神经系统新型隐球菌病，脑脊液中隐球菌抗原的阳性率可达 100%，血清为 75% 左右，抗原的滴度与感染的严重性平行，可作为疗效的检测指标；艾滋病患者中枢神经系统新型隐球菌病，脑脊液抗原滴度常 >1:1000，血清阳性率 >90%，可作为艾滋病患者是否并发中枢神经系统新型隐球菌病的筛查工具，但中枢神经系统外的新型隐球菌病隐球菌抗原阳性率仅有 25% ~50%。

（4）动物接种：有条件的实验室可以对标本进行动物接种，可将脑脊液或其他体液注射到小鼠腹腔内、尾静脉、颅内，小鼠在 2 ~8 周内死亡，颅内可以发现大量隐球菌。

（四）诊断要点

根据流行病学、相关的易患因素、亚急性或慢性的临床经过、典型的细菌学检查结果及乳胶凝集试验结果，隐球菌脑膜炎的诊断较其他真菌感染容易，但部分患者易与结核性脑膜炎相混淆，应注意鉴别。两者在临床经过和脑脊液常规检查结果上差别不大，很难区别。与结核性脑膜炎相比，中枢神经系统新型隐球菌病的颅内压升高较明显，视神经受累更常见。目前，大多数结核性脑膜炎的诊断仍依赖诊断性治疗，在抗结核治疗过程中，如果无明显缓解，应常规行新型隐球菌检查，降低误诊率。墨汁染色和乳胶凝集试验的阳性结果有助本病诊断。一次的病原学检查阴性不能排除新型隐球菌病，部分患者是第 2~5 次标本检测才发现的。

【治疗】

1. 降低颅内压的常用药物 有 20% 甘露醇、甘油果糖等。20% 甘露醇每次 1~2g/kg，30~60 分钟内快速静脉滴注，根据颅内压升高程度决定使用次数，严重可 4~6 小时重复使用。经上述方法仍不能缓解颅内高压的患者，可以在脱水治疗的给药间期静脉注射 50% 葡萄糖，配合利尿剂呋塞米 20~40mg。治疗仍不满意或短期内症状明显加重的可以考虑侧脑室引流。甘露醇长期大量使用可造成肾损害，需记录 24 小时出入量，监测血清电解质水平，维持水电和酸碱平衡。

2. 抗真菌治疗的常用药 有两性霉素 B、脂质体两性霉素 B、氟胞嘧啶、氟康唑、伊曲康唑等，推荐使用两性霉素 B 配合氟胞嘧啶。

（1）具体用药方案：两性霉素 B 成人起始剂量为 0.5~1mg，溶解于 5% 葡萄糖 500ml（不宜用生理盐水，以免发生沉淀），避光静脉滴注不少于 6 小时。以后每日增加 3~5mg，达治疗浓度每日 0.5~1mg/kg，最高剂量不超过每日 1mg/kg。脑膜炎患者用药累积剂量为 3~5g，其他部位感染累积剂量为 1~2g；在使用两性霉素的过程中输液瓶和输液导管要用黑布包裹避光。联用的氟胞嘧啶的用量为 1.5~2g，每日 3 次，口服，或 1% 氟胞嘧啶注射液，每日 50～100mg/kg，分 1～2 次静脉滴注，疗程 3 个月以上。不能耐受两性霉素 B 的患者可以使用脂质体两性霉素 B 或氟康唑。前者起始量为 0.3～0.5mg/（kg·d），渐增至 2～4mg/（kg·d），累积量 5～8g，8～12 周为一疗程；不能用生理盐水稀释，以免产生沉淀。氟康唑成人剂量为每日 400mg，分两次静脉注射。以下为治疗疗程参考：①新型隐球菌涂片和培养阴性，同时脑脊液常规及生化检查中的葡萄糖和氯化物水平恢复正常，两性霉素 B 的总剂量一般在 3～5g；②新型隐球菌涂片和培养阴性后再使用两性霉素 B 1～2g；③脑脊液培养和血清中隐球菌抗原滴度下降 4 倍以上，隐球菌抗原滴度在治疗过程中下降缓慢，因此每 3～4 周检测 1 次；④国外临床试验推荐，两性霉素 B 联合氟胞嘧啶治疗中枢神经系统新型隐球菌病，两性霉素 B 联合氟胞嘧啶应用 6 周，以后单用两性霉素 B 10 周。

（2）对于已进行侧脑室引流的患者，可经引流管向脑室内注射两性霉素 B。首剂 0.05～0.1mg，配伍地塞米松 1～2mg 及 5% 葡萄糖，采用缓慢反复稀释注射法，总量可用至 20mg。鞘内注射两性霉素 B 的用法相同，首剂 0.05mg，地塞米松 2mg，以后逐渐增加剂量至 0.2～0.5mg/次，每 2～3 日进行 1 次。鞘内注射两性霉素 B 总剂量在 15mg 为宜。在注射药物过程中个别患者有发生难以预测的某些不良反应如抽搐等的可能性，一旦出现应即时停用。鞘内注射可引起蛛网膜炎、听力下降、医源性蛛网膜下隙出血等不良反应，增加化脓性颅内感染的危险。支气管或肺内感染者可以使用雾化吸入，方法为两性霉素 B（5mg/ml）1～2ml，每日 1～2 次。

（3）肺新型隐球菌病患者，有下列情况可不抗真菌治疗：①无肺外感染的证据；②脑脊液、骨髓、尿、前列腺分泌物培养无新型隐球菌；③脑脊液和血液中监测不到隐球菌抗原；④肺部病灶小、稳定或处于消退中。对这些患者每2~3个月随访1次，至少1年，根据病灶的变化决定是否抗真菌治疗。如存在其他免疫抑制因素或肺部病灶呈侵袭性发展以及艾滋病患者合并肺新型隐球菌病时，均需抗真菌治疗，可选用两性霉素B联合氟胞嘧啶，两性霉素B总剂量1~2g，或氟康唑400mg/d，疗程6~12个月。氟康唑一般用于轻、中型肺新型隐球菌病。治疗直至临床症状和肺部影像学病灶消失，病原学检查阴性。

（4）艾滋病合并肺新型隐球菌病，高度难治，如停止治疗，复发率高达50%。

①初步治疗：分两个阶段。a.诱导治疗阶段，应用两性霉素B 0.7mg/（kg·d），联合氟胞嘧啶100mg/（kg·d），治疗2周；b.巩固治疗阶段，氟康唑400mg/d，约8周。

②维持治疗：初步治疗脑脊液新型隐球菌培养转为阴性，可进入维持阶段，氟康唑200mg/d，口服，终生维持治疗。如果艾滋病患者进行高效抗反转录病毒治疗疗效显著时，可停用氟康唑终生维持治疗。

用药期间，密切观察两性霉素B的不良反应，特别是肾功能损害、严重低钾血症甚至心脏骤停等。输液时在液体中加入肝素10mg，可减轻静脉炎。补钾可口服10%氯化钾和（或）静脉滴注0.3%氯化钾，补钾量可达4~8g/d。当血BUN>10mmol/L时，两性霉素B需减量或暂停。氟胞嘧啶的不良反应有食欲下降、恶心呕吐、骨髓抑制、肝损害和皮疹等。有条件者应检测氟胞嘧啶的血清浓度，维持在50~100mg/L。

第二节　念珠菌病

念珠菌病（candidiasis）是由各种治病性念珠菌属引起的皮肤、黏膜、脏器的急性、亚急性或慢性炎症，少数可引发败血症。大多数为机会性感染，常继发于恶性肿瘤、艾滋病、长期大量使用肾上腺皮质激素或免疫抑制剂、长期使用广谱抗生素等。在所有真菌性疾病中占第二位，在院内真菌感染中占首位。

引起人类感染的主要菌种有白色念珠菌、热带念珠菌、克柔念珠菌、光滑念珠菌、近平滑念珠菌、伪热带念珠菌、高里念珠菌、葡萄牙念珠菌等。其中临床以白色念珠菌最为常见，占念珠菌病致病菌的 50% ~ 70%。白色念珠菌及热带念珠菌致病力最强，由念珠菌引起的深部真菌感染是指真菌侵袭皮下、黏膜及脏器如心、肝、脾、肺、肾、脑、血液、胃肠、骨髓等各个器官和系统造成的疾病。

【诊断依据】

（一）流行病学

1. 传染源　念珠菌广泛分布在自然界，健康人体的皮肤、口腔、肠道、阴道均可分离出来。患者及念珠菌带菌者为传染源。医院内患者及医护人员带菌率相当高；此外，水果、蔬菜、牛奶及饮料中可分离出念珠菌。

2. 传播途径

（1）内源性：多见，念珠菌是人体正常菌群，在一定条件下大量繁殖，侵袭周围组织引起自身感染，常见部位是消化道和呼吸道。

（3）外源性：包括性传播、母婴垂直传播、亲水性作业等；也可通过医护人员、医疗器械等间接接触传播；通过水、食物等方式传播。

3. 易感者　好发于有严重基础疾病及免疫功能低下者，包括：长期、大量的使用广谱抗生素的患者；有创伤或伤口的患者、老年人、新生儿、艾滋病患者、白血病患者、中性粒细胞减少者；骨髓移植、肾移植或其他器官移植接受抗排异治疗者；恶性肿瘤、免疫功能低下者、长期服用激素或免疫制剂者；糖尿病患者为本病易感者。

（二）临床表现

1. 皮肤、黏膜的感染 在舌、齿龈、上腭、口角下唇、颊等处，可见乳白色薄膜，边界清楚，易剥离，留下鲜红色湿润基地，形成念珠菌性舌炎、唇炎、儿童常见的鹅口疮。在腋窝、乳房下、腹股沟、肛门、会阴、指（趾）间等皮肤间摩擦部位可见念珠菌性间擦疹，其表现为边界清楚的红斑，表面糜烂，四周散在大丘疹，中央有水疱、脓疱，有时呈干燥脱屑；此外，还可表现为甲沟炎，也可于肥胖儿的颈、背部出现毛囊丘疹，淡红色扁平丘疹，上覆鳞屑，有时发展为脓疖肿，于病损处取材镜检可见念珠菌。

2. 呼吸系统感染 念珠菌感染可发生于咽、会厌、气管、支气管和肺组织。原发者少见，多继发于呼吸道炎症、结核、肺癌等，表现为慢性支气管炎、肺炎或类似肺结核的空洞形成。可有发热、咳嗽、咳白色黏胶陈状痰，有时痰中带血丝，甚至咯血，也可有高热、咳嗽、咳痰等大叶性肺炎的表现。支气管黏膜溃疡上的伪膜增厚或脱落可引起支气管梗阻，慢性者可出现胸膜炎，甚至胸腔积液，胸部 X 线检查可见形状不一、大小不等、边界模糊的均匀阴影。

3. 消化道感染 自口腔至肛门各个消化道部位均可有念珠菌寄生。婴幼儿可继发鹅口疮、肠炎，肛门及其周围皮肤也可因感染而出现糜烂。成人以食管、肠道感染多见。食管炎好发于食管下端，轻者可无症状，重者可出现吞咽异常感、吞咽困难或胸骨后疼痛、嗳气、呕吐甚至出现上消化道出血。X 线检查可见肠道黏膜皱襞消失，上下蠕动异常，边缘呈锯齿状。食管镜检最具诊断价值，可见黏膜糜烂，上覆假膜状渗出物。肠道念珠菌病则以腹泻为主要症状，水样便或豆腐渣样便，每日可多达 10 ~ 20 次，伴有低热、腹胀、腹痛、呕吐，重者可出现肠出血、肠穿孔。此外，在胃肠道手术、腹膜透析后，可并发念珠菌性腹膜炎，表现为高热、腹痛，腹膜透析液浑浊。肝脏、脾脏、胆囊偶尔也可因免疫缺陷而感染，B超或CT检查可见病变。

4. 泌尿生殖道感染　男性尿道炎、前列腺炎、龟头炎可因性接触引起，膀胱炎可因尿路结石、尿道插管、膀胱镜检查或频繁使用抗生素引起。患者可出现尿频、尿急、尿痛等症状。膀胱炎时膀胱镜检查见病变部位乳白色斑片黏附于膀胱黏膜上，擦去易出血。肾脏感染可因上行感染或血行播散引起。女性念珠菌性尿道炎多来源于阴道炎，其表现为外阴瘙痒，白带黏稠、有异味，外阴、阴唇、阴道黏膜、肛周皮肤潮红，可上行感染引起阴道炎、子宫内膜炎。

5. 心内膜炎　对于原有心脏瓣膜病或细菌性心内膜炎病变、接受抗癌药物化疗、植入人工瓣膜、长期静脉留置导管或通过静脉吸毒、广谱抗生素或肾上腺皮质激素的应用可诱发念珠菌心内膜炎。临床表现为寒战、高热、心脏瓣膜区杂音，心电图示室上性心律不齐、T波改变、QRS波改变，临床表现似细菌性心内膜炎。由于赘生物较大，易发生大动脉栓塞，常可与葡萄球菌心内膜炎同时存在。

6. 念珠菌性败血症　常发生于免疫功能低下的患者，念珠菌进入血循环引起血行播散，导致多个脏器的损害，以肾脏和心内膜病变最为突出。表现为长期发热，对广谱抗生素无效，同时伴有其他脏器受累的表现，可与细菌性败血症同时存在。因此细菌培养的同时应做真菌培养，以免遗漏念珠菌感染。

（三）检查

1. 直接镜检　根据感染的部位对采集的标本进行直接镜检，如鳞屑、黏膜刮取物、拭子、白带、尿、粪便、痰液、血液、脑脊液、活检组织等，为增加检出阳性率可以在标本中加入氢氧化钠，可以发现真菌丝、假菌丝、类圆形芽孢。虽然大量菌丝的发现提示念珠菌处于致病状态，有很高的诊断价值，但对于本应无菌的标本，即使仅发现芽孢，也有诊断价值。

2. 培养 常选用沙堡培养基，得到菌落后再进行发酵和消化试验鉴别菌种。由于培养时间较长，为避免漏诊，临床医生应通知细菌室对可疑病例的标本进行真菌培养。

3. 组织病理学检查 常用 PAS、GF 或 GMS 染色，HE 染色效果差。可以发现真菌丝、假菌丝和芽孢以及炎症反应。系统性念珠菌病一般呈急性化脓或坏死。组织中可以见到多发脓肿或微脓肿，内有大量中性粒细胞、假菌丝和芽孢，但疾病早期或免疫功能严重抑制患者的组织病理中可无脓肿。组织中同时存在假菌丝、真菌丝和芽孢可诊断念珠菌病，但不能确定菌种，必须进行培养，根据培养特点和生化特征作出鉴别。

（四）诊断要点

对已明确皮肤黏膜等浅部真菌感染有其特殊部位及特征，而深部念珠菌如消化道感染、呼吸道感染、泌尿生殖系统感染、败血症、心内膜炎等严重感染的患者，临床表现多不特异，在原发病基础上出现病情波动，抗生素治疗后病情加重且无其他原因可解释者，应进一步做真菌涂片、培养以及血清学特异性抗原抗体检测以进一步明确病原菌种类及其他真菌或细菌感染作鉴别。

【治疗】

1. 局部治疗 对于皮肤或黏膜感染大多选用制霉菌素。口腔黏膜白斑可以使用制霉菌素甘油合剂［每毫升含制霉菌素至少（1~2）万 U，通常用制霉菌素 50 万 U 与 10ml 甘油制成］。

2. 系统性念珠病的病原治疗

（1）两性霉素 B（AmB）：是最常用的一线抗真菌药物，

除葡萄牙念珠菌、白吉利毛孢子菌等细胞膜上麦角固醇含量较少的菌种外，几乎其他的真菌都对 AmB 敏感。体内药物浓度最高器官是肾脏，CSF 中的浓度仅为血药浓度的 2% ～ 4%，停药后在尿中的排泄至少持续 7 周，不被透析清除；严重的不良反应为肾毒性、心脏毒性、肝毒性、过敏反应等。使用方法：起始剂量为：0.01mg/（kg·d），渐增至 0.5～1mg/（kg·d），与氟胞嘧啶合用有协同作用。

（2）氟胞嘧啶（5-Fc）：仅对隐球菌、念珠菌、球拟酵母菌等少数真菌有抗菌活性。为抑菌药，常与 AmB 联合使用，150mg/d，用于治疗系统性真菌感染。口服吸收好，炎症时的脑膜通透性高，可达血药浓度的 50%～100%，血液透析可以清除本品。重要的不良反应是肝毒性、骨髓抑制等。

（3）氟康唑：对隐球菌、念珠菌有较高的抗菌活性，对曲霉菌几乎无效。可每日一次给药，400～800mg/d；口服吸收好，蛋白结合率低（12%），组织及体液渗透性好，CSF 中的浓度可达血药浓度的 50%～60%，炎症时更高；经肾脏以原型排泄，尿药浓度可达血药浓度的 10 倍，对泌尿系统的念珠菌感染疗效甚好；血液透析可清除本品；主要的不良反应是肝毒性。应动态检测肝功能。

（4）伊曲康唑（Itraconazole）：对酵母菌、曲霉菌、组织胞浆菌有效，对隐球菌几乎无效。口腔或食管念珠菌病，每日口服 200～400mg，需 14 日才能达到稳态浓度；阴道念珠菌病，每日 100mg 顿服，连用 3 日；系统性念珠菌病，静脉滴注，每次 200mg，12 小时 1 次，连用 2 日，随后 200mg，每日 1 次，连用 1～2 个月或更久。组织浓度远远超过血药浓度，脑脊液浓度低；蛋白结合率高达 99%，在肝脏代谢为无活性物，由胆汁和尿排泄，仅极少量经肾排泄，透析不能清除本品；不良反应有消化道不适及肝毒性。目前已有本品的静脉制剂。

（5）制霉菌素（Nystatin）：口服不吸收，对全身真菌感染无效；主要用于消化道和皮肤黏膜的念珠菌感染；主要不良反应是消化道症状，如恶心、呕吐、腹泻等。

（6）脂质体两性霉素 B：是改进型抗真菌药物，对肾脏的不良反应低于两性霉素 B。起始量为 0.3～0.5mg/（kg·d），渐增至 2～4mg/（kg·d），累积量 5～8g，8～12 周为 1 疗程；不能用生理盐水稀释，以免产生沉淀。

第三节　曲霉菌病

曲霉菌病（aspergillosis）是由曲霉菌属真菌引起的感染性疾病。曲霉病的临床表现复杂且无特异性，包括对曲霉的过敏反应，对曲霉毒素的中毒反应，皮肤和黏膜表面出现的一过性感染，器官原有空洞内的曲霉生长，脏器的侵袭性、炎症性、肉芽肿性或坏死性损害及系统性与播散性曲霉感染。

已知自然界中曲霉有 600 种以上，至少有 20 种已发现感染人和动物。主要致病菌是烟曲霉，可引起所有类型的感染性和过敏性曲霉病，其次是黄曲霉。曲霉在人体内呈寄生或腐生，主要经呼吸道传播，也可由皮肤外伤处入侵。曲霉病多为继发性，原发者少见。

曲霉为条件致病菌，人体正常状态下对其有强大的免疫力。当人体免疫功能降低时，如某些严重疾病、各种恶性肿瘤和消耗性疾病艾滋病、特别是骨髓移植、器官移植、大量皮质激素的应用，才能使曲霉菌的发病率大幅上升。

【诊断依据】

（一）流行病学

1. 传染源　曲霉菌适宜于温暖、潮湿环境中生长，曲霉菌广泛分布于自然界，如空气、花生、谷物、干草、土壤、垃圾、变质食品、家具、衣服以及人体的皮肤黏膜中，也可存在冰箱中。患者及曲霉菌带菌者均可成为本病的传染源。而且本病与职业有一定关系，农民、饲养员、园艺工人及酿酒厂工人带菌率相当高，因此及时做好消毒隔离工作极为重要。

2. 传播途径

（1）**呼吸道途径**：为最常见的入侵途径。肺和鼻窦为最常见的最初感染部位。曲霉孢子极易脱落，广泛分布于空气中，吸入了被其污染的空气，如酿酒厂、家禽饲养场、农田、日常用品（如鞋帽、家具）、病房中的床单、衣服整理时扬起的灰尘引起的呼吸道感染。

（2）**消化道途径**：进食了过期、霉变的食物、果品、花生而引起肠道感染。

（3）**接触感染**：烧伤创面、手术创口暴露于空气中或直接接触有曲霉污染的衣服、被褥、敷料、器材而引起创面感染。

（4）院内感染也是重要因素。

3. 易感者　长期使用抗生素、皮质激素及抗癌药物患者、恶性肿瘤、糖尿病、免疫功能低下者、新生儿、营养不良、肝硬化、器官移植、有创伤或手术伤口患者为本病易感者。吸入曲霉孢子后根据宿主的免疫状态和曲霉的种类不同，产生不同的临床类型。免疫功能正常者，曲霉仅成为过敏原或引起肺和鼻窦的局限性感染或"寄居"；免疫功能受损者，先在进入的部位大量繁殖，继而播散至全身。

（二）临床表现

1. 肺曲霉菌病　原发感染极为罕见，绝大多数是继发感染。临床上一般将本病分为曲菌球、变态反应性支气管肺曲霉病（ABPA）、侵入性肺曲霉菌病（IPA）。

（1）曲菌球是最常见的类型。常寄生于肺结核、支气管肺囊肿、肺癌及结节病等慢性肺部疾病形成的空腔内。无明显全身症状，但有反复咯血、咳痰。典型的 X 线表现为肺内孤立的新月形透亮区球形灶。

（2）ABPA 发生在特异性体质基础上，反复发热、咳嗽、气喘、咳大量脓性痰、咯血。体检两肺哮鸣音，肺浸润部位湿性啰音。X 线：肺叶、段分布的浸润病灶，常为游走性；肺实变、肺不张；长期反复发作导致中心性支气管扩张；痰中含嗜酸粒细胞及菌丝团块，即伴有肺实变和外周血嗜酸粒细胞增多。血清 IgE 浓度升高。曲霉浸出液做皮内试验呈双相反应。病原菌多为烟曲霉菌。

（3）IPA 病情严重，典型症状有发热、咳嗽、呼吸困难、咯血，播散至其他部位引起相应的症状和体征。体检两肺干、湿啰音。X 线：早期局限性或双肺多处浸润或结节状阴影，迅速扩大融合成实变或坏死形成空洞或突然发生大的、楔形的、底边对向胸膜的阴影。

2. 鼻窦、膀胱、胆囊等部位　也可有曲霉菌感染病灶的形成。病原菌常为黑曲霉菌和烟曲霉菌。

3. 其他系统　如中枢神经系统、皮肤、外耳道、眼等均可发生曲霉菌感染，引起非特异性的相应症状与体征。

（三）检查

1. 直接镜检　对采集的标本进行直接镜检可以发现菌丝。若标本来自氧气供给丰富的部位还可以见到典型的分生孢子头。

2. 真菌培养　常用沙堡培养基，菌落生长快，呈黄绿色毛状，镜检可以发现典型的分生孢子头和足细胞。菌落移到 PDA 或察氏培养基上传代，可以根据菌落形态、镜下特征鉴定菌种。

3. 组织病理学检查　组织学表现一般为化脓性坏死性炎症，多侵犯动脉，引起血管栓塞，导致供血区缺血、坏死。慢性侵袭性肺曲霉病常表现为局限性肉芽肿性损害。典型者还可见到分生孢子头。曲霉的组织相为无色分隔的菌丝，常指向同一方向或自中心放射状分布，也具特征性。

4. 肺曲霉病的胸部 X 线检查　常见肺的中下部有散在的片状、结节状或团块状阴影，亦可有空洞形成。鼻窦曲霉病的 X 线检查可见受累窦腔阴影增深，或有骨质破坏。

5. 血清学诊断　①抗体检测应用于免疫功能正常者；②抗原检测应用于免疫功能抑制者。

（四）诊断要点

曲霉菌病应与细菌、其他真菌感染及肿瘤相鉴别，如肺部曲霉菌与一般支气管哮喘、细菌性或病毒性肺炎鉴别；若肺内发现球形阴影，需与结核球、肺脓肿、良性肿瘤等鉴别。当与其他病原菌鉴别时，确诊依据为取自病灶的标本中培养或涂片找到曲霉菌、用免疫学方法检出曲霉特异抗体，以此与其他病原体鉴别。重要的是要重视高危患者有发生曲霉的可能，并及时进行必要的检查。

【治疗】

1. 积极治疗原发病　去除可能的诱发因素，增强体质。

2. 抗真菌治疗　可以选用两性霉素 B、伊曲康唑、氟胞嘧啶、酮康唑等，多数曲霉菌对氟康唑耐药，推荐选用两性霉素 B、氟胞嘧啶联合使用。部分病例还需配合手术治疗。

曲霉球一般抗真菌治疗无效，反复咯血或咯血量大者应手术治疗。

ABPA 目前认为皮质激素是最有效的药物。发作期口服泼尼松 0.5mg/（kg·d），2 周后改为隔日一次，维持 3 个月，以后逐渐减量至停药，减量期在 3 个月以上。

IPA 需抗真菌治疗，两性霉素 B 为首选，1.0 ～ 1.5mg/（kg·d），总量 30 ～ 40mg/kg，可联合使用氟胞嘧啶。伊曲康唑对曲霉感染有良好效果。

皮肤、眼、耳的感染可用制霉菌素液、两性霉素 B 液，必要时可口服伊曲康唑。

第六章

螺旋体感染 ◂◂◂

第一节 钩端螺旋体病

钩端螺旋体病（leptospirosis）是由致病性钩端螺旋体（Leptospira）引起的自然疫源性急性传染病。我国除少数干旱少雨地区外，大多数省份均发现有本病存在，尤其是长江流域及其以南地区的常见病之一。人类本病的临床表现复杂，轻型似流感，重型表现为肺出血型、黄疸出血型及脑膜脑炎型等。肺弥漫性出血、心肌炎、溶血性贫血及肝肾功能衰竭为常见致死原因。

【诊断依据】

（一）流行病学

1. 传染源 患病的家畜或野生动物，主要为野鼠和猪，患者在本病的流行传播中无重要作用。除鼠和猪外，其他80余种动物也可感染和携带钩端螺旋体，但在流行病学上的意义较小。

2. 传播途径 钩端螺旋体极易穿过破损的皮肤黏膜，甚至能穿过完整的皮肤黏膜，人类因生产劳动或游泳等体育活动接触疫水而受染。在以家畜为主要传染源的我国北方地区，常因洪水季节造成畜粪尿外溢污染环境而引起流行。在以野鼠为主要传染源的我国南方产稻区，则主要在收割季节、野鼠群集田间觅食，病鼠排泄物污染稻田环境，农民赤足下田收割，常引起局部暴发流行或大流行。此外，在户外河流湖泊游泳、捕鱼、屠宰工人、下水道作业或矿工，则多为散发病例的感染方式。

3. 易感人群　普遍易感，以青壮年和儿童发病最高，病后可获得一定的免疫力，外来人员进入疫区则极易受染，并易发展为重症。

（二）临床表现

本病的潜伏期为 7 ~ 14 日，平均 10 日，最长者可达 4 周。典型临床经过可分为三个阶段，即早期的钩端螺旋体败血症、中期的各器官损害症状群和后期的变态反应症状。钩端螺旋体败血症持续 1 ~ 3 日，以全身感染中毒症状为特点，是各型钩体病的早期共有的表现。中期各器官受损后，临床表现因受损器官不同和感染的菌型差异而极为复杂多样。后期出现的症状多与机体的变态反应有关，发病时间多在病后 2 周，甚至半年，部分患者可出现第二次发热，称为后发热，通常为中度发热，无须治疗即可自行消退，除后发热外，还可有眼葡萄膜炎、脑膜脑炎、闭塞性脑动脉炎。眼葡萄膜炎可引起视力下降，闭塞性脑动脉炎可引起不同程度的瘫痪，其预后直接与闭塞性动脉炎的再通和侧支循环的建立情况有关。钩端螺旋体病可分为流感伤寒型、肺出血型、黄疸出血型、肾衰竭型、脑膜脑炎型。

1. 流感伤寒型　接触疫水后 1 ~ 2 周，突发高热、寒战、重度头痛、肌痛、极度乏力，眼结膜充血，肌肉触痛（以腓肠肌明显），浅表淋巴结肿大伴触痛，如忽视流行病学史，极易误诊。但本病眼结膜充血，不伴明显畏光、亦无分泌物；淋巴结肿大但质软活动，仍有一定的特征性。此型占钩端螺旋体病的 90%，为预后良好的自限性疾病过程。

2. 肺出血型 分为一般肺出血和肺弥漫性出血型。

（1）一般肺出血型：痰中带血或咯血，无呼吸循环功能障碍，肺部无明显体征或听到少许啰音，胸部 X 线检查有局限阴影，经治疗可迅速恢复，预后良好。

（2）肺弥漫性出血型：起病与一般的钩体病相似，具有发热和肌痛，但经 1～3 日后，病情急剧变化，患者出现进行性发展的呼吸循环功能障碍引起的一系列症状，烦躁不安、面色苍白、呼吸困难、发绀、心动过速等。肺部可闻及进行性增加的湿啰音，迅速扩展至全肺，胸部 X 线检查可发现迅速增加并形成大片融合的阴影，其中还可见含气的小透明区，最终因肺泡内充满血液窒息死亡。为便于治疗，可将发展过程分为 3 个阶段。

肺弥漫性出血早期，患者表现心慌烦躁、面色苍白、心率加快到 100～120 次/分，呼吸达 30 次/分，但神志清楚。肺部有散在湿啰音，X 线肺部检查有散在点片影，此时如获及时诊断和治疗，病情易逆转恢复。肺弥漫性出血极期，患者极度烦躁，明显发绀，面色青灰，心率 120～140 次/分，呼吸 40 次/分。肺部湿啰音扩展至全肺，胸部 X 线检查示大片融合阴影，仅有少量含气空泡残存。此时尚有救治的可能，如未能控制住疾病的发展，患者即进入肺弥漫性出血垂危期。表现为神志不清、极度发绀，双肺满布大量湿啰音，可闻及喉间痰响，迅速因下呼吸道充满血液而窒息死亡。死前出现口鼻涌血或在死后移动尸体时血液从口鼻溢出。此种类型的出血，为钩体病的特点。肺弥漫性出血死亡的患者，经尸检证实肺泡已被血液充满，两肺实变质地如肝脏，但镜下发现肺部组织结构并无严重破坏，为本型的特点。肺弥漫性出血的发生，必须要具备钩端螺旋体数量多、毒力强和特定的型别（主要是黄疸出血型）三大因素同时存在方可引起。病后未及时休息、使用青霉素后诱发的贾－赫反应，可能为本型的重要诱因。

3. 黄疸出血型 是国外和我国20世纪50年代钩体病流行中最常见的严重类型，发病初期表现为全身感染中毒症状，于病程4~8日出现进行性加重的黄疸、出血倾向和肾功能损害以及不同程度的神经－精神症状。轻型病例只有黄疸，能在短期内恢复，重型病例常因肝、肾功能衰竭或大出血而死亡。出血部位以消化道最常见，也可表现为全身皮肤和黏膜广泛出血，如以肺部出血为主时，则多与肺弥漫性出血型同时存在，使病情更加危重。深度黄疸一般预后较差，但黄疸深度与预后并无绝对关系。肾功能衰竭是本病的主要死亡原因。黄疸出血型死亡病例中，急性肾功能衰竭、肝功能衰竭及严重出血分别占68.58%、14.28%及17.14%。本型的发病率因早期诊断和治疗已明显下降，目前国内低于10%。

4. 肾衰竭型 钩端螺旋体病发生肾脏损害十分常见，轻者仅有少量蛋白尿、细胞及管型，重者因急性肾衰出现少尿或无尿以及不同程度的氮质血症，独有肾功能损害的钩体病较少见，常由患者发病后有明显腹泻诱发而来。严重肾功能损害的病例几乎均见于重症黄疸出血型者，且是其主要的致死原因。

5. 脑膜脑炎型 为钩体病的少见类型，主要表现为发热3~4日后，出现剧烈头痛、呕吐、颈强直等脑膜刺激症状或出现不同程度的意识障碍、抽搐和颅压增高的症状。70%钩体病患者有轻度的脑脊液改变，50%患者脑脊液中可分离到钩体，但仅少数病例有脑膜炎的临床表现而属于此种类型。单纯的脑膜炎型钩体病较多见，预后较好，但伴有脑炎者，病情较重，常因脑水肿呼吸衰竭而导致死亡。

（三）检查

1. 血常规 白细胞计数增高，分类以中性粒细胞比例增高为主，严重病例可出现红细胞和血小板减少，均与临床出血有关。

2. 尿常规 患者可有不同程度的蛋白尿、管型、镜下血尿。

3. 肾功能检查 一般正常，重型患者可有明显的肾功能不全。

4. 肝功能检查 可出现氨基转移酶升高，总胆红素增高，碱性磷酸酶有特征性明显增高，但氨基转移酶升高水平不如病毒性肝炎明显。

5. 脑脊液检查 在脑膜脑炎型可有轻度的蛋白质和细胞计数升高，糖、氯化物正常。

6. 免疫学检查 有实验室条件时，采用显微凝集试验、补体结合试验及 ELISA 法等技术可检测血清中抗体。血清凝集素一般出现于起病后第 6～12 日，其效价在第 3～4 周达高峰。

7. 病原学检查 可直接采用暗视野显微镜或染色直接镜检法检查钩体，但受标本中钩体数量较少的影响，阳性率不高。发病 1 周内抽血接种于柯氏培养基，28℃培养 1～8 周，阳性率 20%～70%，由于培养时间长，对急性期患者帮助不大。应用聚合酶链反应（PCR）可特异、敏感、简便、快速检测全血、血清、脑脊液（发病 7～10 日）或尿液（发病 2～3 周）中的钩体 DNA，适用于钩体病发生血清转换前的早期诊断。

（四）诊断要点

1. 流行病学史 钩体病为人畜共患疾病，流行有特定的环境、季节、地区，故流行病学史对诊断有重要意义。在我国主要发病为收割水稻及暴发洪水时。

2. 临床表现 钩体病的早期钩体毒血症症状以及肝、肾损害和肺部的特殊表现，均有助于临床诊断。

3. 实验室检查 实验室检查仍为钩体病确诊的临床依据。

（1）病原体检查：可直接采用暗视野显微镜或染色直接镜检法检查钩体或钩体分离培养。

（2）血清学检查：主要采用显微镜凝集试验，以血清效价≥1:400或双份血清抗体效价≥4倍增高为阳性。此法除诊断外，还可采用标准血清进行菌型鉴定。

（五）鉴别诊断

1. 发热　应与其他急性发热性疾病鉴别的有：伤寒、流感、上感、疟疾、急性血吸虫病、恙虫病、肺炎、流行性出血热、败血症等。除依靠临床特点外、流行病学病史、蛋白尿以及氮质血症的出现，往往对鉴别诊断提供重要的线索。

2. 黄疸　应与黄疸型肝炎鉴别。肝炎是以食欲不振等消化道症状为显著，无眼结膜充血和腓肠肌压痛、白细胞计数正常或减低、肝功能ALT、AST明显异常、CPK不增高。流行病学史和血清学试验可资鉴别。

3. 肾炎　有肾脏损害而无黄疸的钩体病患者需与肾炎相鉴别。钩体病具有急性传染性热性发病过程，有结膜充血、肌痛明显，血压多正常，无水肿。

4. 肌痛　应与急性风湿热相鉴别。急性风湿热的疼痛多分游走性的关节疼痛，而钩体病的肌痛以腓肠肌为主。

5. 出血或咯血　出血可与上消化道出血、血尿、白血病、血小板减少及再生不良性贫血等疾病鉴别，可通过周围血象及骨髓检查等手段与出血性疾病相鉴别。咯血应与肺结核、支气管扩张、肿瘤等疾病鉴别，通过肺部X线摄片或CT等检查加以区分。

6. 脑膜脑炎　脑膜脑炎型钩体病与流行性乙型脑炎都在夏秋季流行，都无疫水接触史，亦无全身酸痛、腓肠肌压痛、结膜充血及淋巴结肿大等。乙型脑炎病情凶险、抽搐、昏迷等脑部症状比钩体病明显，尿常规、肝功能多正常。

【治疗】

1. 支持和对症治疗

（1）急性期须卧床休息，饮食以易消化食物为宜；高热予以物理降温；纠正水和电解质紊乱，慎用升血压药，避免使肺动脉压升高。

（2）黄疸出血型、脑膜脑炎型或有休克等临床表现者，除病原治疗外，可分别按黄疸型肝炎、乙型脑炎、感染性休克等的对症处理原则进行治疗。

2. 患者应隔离至痊愈为止 由接诊医师填报传染病卡。

3. 病原治疗

（1）首选青霉素，常用40万 U，每6～8小时肌内注射1次，疗程5～7日。也可选用氨苄西林或阿莫西林。由于青霉素首剂后患者易发生赫氏反应，有人主张青霉素以小剂量肌内注射开始，首剂5万 U，4小时后10万 U，渐过渡到每次40万 U，或者在应用青霉素的同时静脉滴注氢化可的松200mg，以避免赫氏反应。

赫氏反应是一种青霉素治疗后加重反应，在首剂用药后半小时至4小时内发生，是因为大量钩体被青霉素杀灭后释放毒素所致，其表现为患者可突然出现寒战、高热、头痛、呼吸增快的症状，严重者出现低血压、休克、惊厥。一般持续半小时至1小时后消失。一旦出现这些不良反应，应立即给予对症药物（如异丙嗪、氯丙嗪）和经静脉注射肾上腺皮质激素，直至症状缓解。

（2）对青霉素过敏者，可应用多西环素200mg/d，分2次口服；或选用庆大霉素、链霉素，按常规剂量与用法，疗程同青霉素。

4. 全身中毒症状明显者 在进行抗菌治疗的同时可短期（数日内）应用氢化可的松100～300mg/d，必要时每1～2小时重复1次，直至病情基本平稳后减量使用。

5. 对肺出血型垂危期有发生窒息的可能性者 宜做气管切开用小导管从气管内吸血，并连续输鲜血等血制品。

6. 并发症治疗 主要采取对症治疗措施。对并发眼并发症和闭塞性脑动脉炎者，除仍应用抗菌治疗外，可合用小剂量肾上腺皮质激素以缓解症状和促进康复。

第二节 莱姆病

莱姆病（Lyme disease）是一种蜱传伯氏疏螺旋体（Borrelia Burgdorferi，BB）病。临床表现以慢性游走性红斑、脑膜炎、心肌炎和关节炎等多脏器损害为特点。发病常与旅行、野营、狩猎有关。

【诊断依据】

（一）流行病学

1. 传染源 啮齿目的小鼠是本病的主要传染源。美国以白足鼠为主，我国报道的鼠类有黑线姬鼠、大林姬鼠、褐家鼠、白足鼠等。患者仅在感染的早期出现短暂的螺旋体血症，故不作为本病的主要传染源。

2. 传播途径 本病主要通过节肢动物蜱叮咬为媒介，在宿主动物与宿主动物及人之间造成传播。美国主要为达敏硬蜱和太平洋硬蜱；欧洲为笛子硬蜱；我国主要为全沟硬蜱和嗜血硬蜱。除蜱外，蚊、马蝇和鹿蝇等也可感染伯氏疏螺旋体而充当本病的传播媒介。患者早期血中存在本病病原体，虽经常规处理并于血库4℃保存48日仍有感染性，故需警惕输血传播的可能。本患者的垂直传播已被证实。

3. 易感人群 普遍易感，无年龄及性别差异。人体感染后，可表现为临床上的莱姆病或无症状的隐性感染，两者的比例约为1:1。血清可检出高滴度的特异性 IgM 和 IgG 抗体。当患者痊愈后血清抗体可长期持续，但临床上仍可见重复感染，因此，特异性的 IgG 抗体对人是否具有保护作用，尚待进一步研究。

（二）临床表现

潜伏期 3～32 日，平均 9 日。具有慢性游走性红斑、心脏、神经系统受累的早期表现和晚期关节病变。不同地区的莱姆病的临床表现可有不同。典型的临床表现可分为三期。

1. 第一期（局部皮肤损害期）　慢性游走性红斑是莱姆病的主要临床特征。首先在蜱叮咬处发生斑疹或丘疹，数日或数周内向周围扩散，形成一个大的圆形充血性皮损，外缘呈鲜红色，中心部渐趋苍白，有的中心部可起水疱或坏死，亦有显著充血或皮肤变硬者。半数以上的患者仅有单个皮损，部分患者可有 2～3 个或更多的皮损。单个的游走性红斑直径 15cm，伴局部灼热或痒、痛感。身体任何部位均可发生皮损，通常以腋下、大腿、腹部或腹股沟部为常见。儿童易见于耳后发际。某些患者的红斑不仅发生在蜱咬处，还可出现于其他部位。在蜱咬后数小时内出现的环状红斑为机体的超敏反应所致。本期内多数患者伴有疲劳、发热、头痛、淋巴结肿大、轻度颈项强直、关节痛、肌痛等。该期平均持续 7 日。皮肤病变不经过治疗可自行消失。

2. 第二期（播散感染期）　表现为起病 2～6 周后发生的神经和心血管系统损害。

（1）神经系统损害表现：莱姆病患者 15%～20% 发生神经系统损害表现。其皮损仍然存在的早期就可出现轻微的脑膜刺激症状，表现为头痛、呕吐、眼球痛、颈项强直及浆液性脑膜炎等。明显的神经系统症状出现稍晚，最为常见的是脑膜炎、脑神经炎及神经根－末梢神经损害三大主征。临床上常可分为四型。

①末梢神经损害型：约半数患者可发生末梢神经炎或脑神经炎，脑神经大多为运动神经损害，面神经损害最为常

见，表现为面肌不全麻痹、病损部位麻木或刺痛。动眼神经、视神经、听神经及周围神经损害也较为常见，听神经损害可致突发性耳聋；末梢神经炎常为对称性肢体运动、感觉障碍或混合性神经根炎。

②脑膜炎型：其特点为脑膜刺激征较轻，脑脊液分离出本病病原体是诊断依据。

③脑炎型：多表现为嗜睡、情绪改变，严重者可出现意识障碍、瘫痪等。

④脑血管闭塞型：少见，多于脑血管造影时被发现。

（2）循环系统症状：最早可发生于病后 10 日，亦可在病后 5 周或更晚发生。发生率约 8%。急性发病，主要表现为心音低钝、心动过速、房室传导阻滞，严重者可发生完全性传导阻滞，但未听到心脏杂音。亦可出现心包炎、心功能衰竭，可持续数日至 6 周，有自限性。

（3）泌尿系统症状：可发生于病后 1 周至 8 个月。表现为尿急、尿频、尿失禁、夜尿症等，经膀胱活组织检查可查到博氏包柔螺旋体。

3. 第三期（持续感染期）　本期始于病后 2 个月或更晚，个别可晚至 2 年后。此期的特点为关节损害、眼部损害等。

（1）关节损害症状：表现为游走性关节肿胀、疼痛和活动受限。多发生在膝、踝、肘、肩、髋等大关节，呈对称性。每次发作时可伴有体温升高和中毒症状。在受累关节的滑囊中，嗜酸粒细胞及蛋白质含量均升高并可查出伯氏疏螺旋体。

（2）慢性萎缩性肢端皮炎：主要见于老年妇女，好发于前臂或小腿皮肤，初为皮肤微红，数年后萎缩硬化。

（3）眼部受损症状：可出现结膜炎、角膜炎、巩膜炎、脉络膜炎、眼内炎、全眼炎、渗出性视网膜炎、视神经炎等。

上述三期患者可仅有一期，也可三期全部具备。

（三）检查

1. 血常规 多在正常范围，偶有升高伴核左移者。

2. 尿常规 通常无明显改变，少数可有红、白细胞及管型。

3. 血清学检查 有免疫荧光试验（IFA）、酶联免疫吸附试验（ELISA）和免疫印迹法（WE）三种方法，三种方法联合检测抗 BB 抗体可提高准确性。从血清、CSF 中检测到高滴度特异性抗体或双份血清特异性抗体滴度有增高，并排除梅毒和已知可引起假阳性的生物学原因，则有助于莱姆病的诊断。

4. 其他 莱姆病的病原体分离技术要求高，除皮肤以外的临床标本中分离 BB 的阳性率较低。有实验室条件时，可采用 PCR 技术检测未治活动性病例临床标本（尿、CSF、皮肤和关节液）中 BE-DNA 作为病原学证据，但应注意外源性污染造成假阳性的可能性，因此 PCR 检测不作为 BB 感染的常规检测方法。

（四）诊断要点

本病的诊断主要依据典型流行病学史、临床表现及实验室检查结果综合诊断。

1. 流行病学史 发病前 30 日内曾到过树林、灌木丛或草地等潜在性蜱栖息地；曾去过流行区，或有蜱叮咬史。

2. 临床表现 早期有皮肤游走性红斑，以后可出现慢性游走性红斑、心脏、神经和关节等临床表现。

3. 实验室检查

（1）免疫学检测：血清、脑脊液中可检测到高滴度（1:128）的特异性 IgG 抗体，或双份血清特异性抗体滴度有 4 倍或 4 倍以上增高，或血清 IgM 抗体阳性，均具有诊断价值。目前常用的检测方法有间接免疫荧光法（IFA）、酶联免疫吸附法（ELISA）和免疫印迹法（WB），三种方法联合检测可提高准确性。WB 法测 BB 螺旋体抗体 IgG 如 10 条区带中出现 5 条，即为阳性反应。若脑脊液（血清）的特异性抗体比值 >1，则有助于神经莱姆病的诊断。

（2）病原学检测：可用血、脑脊液、皮肤、关节滑膜和淋巴结等标本，直接涂片，在暗视野显微镜下或染色查螺旋体；或用上述标本培养和接种动物分离 BB；亦可用 PCR 检测伯氏疏螺旋体特异性 DNA，可以确诊。

（五）鉴别诊断

1. 鼠咬热 有发热、斑疹、多发性关节炎，并可累及心脏，易于本病混淆。但都有鼠或其他动物咬伤史，血培养小螺菌阳性，并可检出特异性抗体。

2. 恙虫病 恙螨叮咬处皮肤焦痂、溃疡，周围有红晕，并有发热、淋巴结肿大等，特别是游走性红斑与焦痂、溃疡为其特点，血清学检测可以进行鉴别。

3. 风湿病 可有发热、环形红斑、关节炎及心脏受累等，化验检查抗溶血性链球菌 "O" 抗体、C - 反应蛋白阳性，并可分离出特异性细菌。

其他还需与病毒性脑炎、脑膜炎、神经炎及皮肤真菌感染的相鉴别。

【治疗】

1. 第一期患者 口服多西环素 0.1g 每日 2 次或阿莫西林 0.5g 每日 3~4 次，疗程 10~14 日。也可选用克拉霉素或阿奇霉素。

2. 神经系统损害者 建议首选头孢曲松 2g/d，次选头孢噻肟 2g 每 8 小时 1 次，或青霉素 500 万 U 每 6 小时一次，静脉滴注，疗程 3~4 周。高度房室传导阻滞者除应用头孢曲松外应辅以激素短期治疗。

3. 慢性关节炎患者 可采用多西环素或阿莫西林，疗程需 4 周。常需多个疗程治疗。

第七章

原虫感染 ◀◀◀

第一节　阿米巴痢疾

阿米巴痢疾是溶组织阿米巴原虫引起的，以痢疾症状为主的消化道传染病。该病全年均可发生，而以夏秋季多见，主要在热带及亚热带地区流行，患者及无症状的带包囊者是主要传染源，通过污染的水源或蔬菜或通过排包囊者的手等途径传播，苍蝇、蟑螂亦是传染媒介，人群普遍易感，病后无持久免疫力。阿米巴原虫主要在回盲部、升结肠、直肠、乙状结肠繁殖，导致局部充血、水肿、溃烂而发病，易于演变为慢性，有复发倾向，部分可发生肠外并发症。

【诊断依据】

（一）**流行病学特征**

有饮食不洁史，潜伏期 7～14 日，长者可达数月甚至数年。

（二）**典型症状**

1. 普通型　腹痛，腹泻日 10 余次，大便带黏液和脓血，或暗红色糊状大便，呈果酱样，有腐败腥臭味，可有轻度发热。

2. 暴发型　起病急，进展快，症状重，高热，寒战，恶心呕吐，频繁腹泻，一日大便数十次，为血水样或脓血便，奇臭，腹痛，里急后重明显。

3. 慢性型 症状时发时愈，发时如普通型表现，间歇期健康如常。

（三）典型体征

（1）右下腹轻度压痛，无反跳痛。

（2）有并发症时则有相应的体征。

（四）常见并发症

病程中可并发肠出血、肠穿孔、阑尾炎、结肠肉芽肿与癌变，其中肠出血和肠穿孔多见。

（五）相关检查

1. 粪常规检查 暗红色果酱样，腥臭，粪质多，含血和黏液，镜检可见大量红细胞、少量白细胞，新鲜大便可查到阿米巴滋养体。

2. 乙状结肠镜检查 可直接观察肠黏膜状况、溃疡形态，从溃疡边缘刮取内容物体镜检，有助于发现滋养体或原虫。

3. 免疫学检查 酶联免疫吸附试验、间接血凝试验、间接荧光抗体试验等检测阿米巴阳性率达80%~90%。单克隆抗体，DNA探针杂交技术、聚合酶链反应等方法特异性和灵敏性较高，并可鉴别虫种。

（六）鉴别诊断

1. 细菌性痢疾 急性多见，有寒战、高热、腹痛、腹泻、里急后重、黏液脓血便，粪便检查出痢疾杆菌可资鉴别。

2. 慢性非特异性溃疡性结肠炎 长期腹泻、脓血便，与阿米巴痢疾有时难以区别，多次病原体检查阴性可资鉴别。

3. 结肠癌 与阿米巴区别主要靠乙状结肠镜检查，钡灌肠有时亦能鉴别。

【治疗】

（一）抗原虫治疗

1. 甲硝唑 对肠内外阿米巴都有杀灭作用，不良反应少，为首选药。成人每次0.4g，日3次，口服；儿童50mg/（kg·d），分

3次服。5~7日为1个疗程。服药期间忌酒，孕妇3个月内及哺乳妇女忌用。

2. 替硝唑 成人每次2g，儿童每次50mg/kg，清晨1次服，连服3~5日。

3. 哌硝噻唑 成人每次0.1g，日3次，口服；儿童10mg/（kg·d），分3次服，上过药物均7日为1个疗程。

（二）并发症的治疗

对肠出血者予止血、输血治疗。对肠穿孔者需手术治疗，在抗阿米巴的同时，还应配合抗生素治疗。

第二节 疟疾

疟疾是由疟原虫引起、经按蚊传播的传染病。临床特点为间歇性、规律性、发作性寒战、高热和大汗，伴有贫血和肝、脾大。导致人类疟原虫感染的只有间日疟、恶性疟、三日疟及卵形疟四种，后者比较罕见。间日疟、三日疟可反复发作而成为慢性，恶性疟易侵犯内脏，可引起凶险发作，且发热不规则。1%~2.5%的患者表现为中枢神经系统功能失常，呈现凶险发作。

【诊断依据】

（一）流行病学

1. 传染源 疟疾患者和带疟原虫者是本病的传染源。流行区传染源主要是当地居民带虫者，非流行区传染源主要是来自疫区的人们或去疫区的旅行者。

2. 传播途径 疟疾主要通过雌性按蚊叮咬传播。我国传疟按蚊主要有4种，为中华按蚊、微小按蚊、雷氏按蚊嗜人亚种和大劣按蚊。此外，也可通过输注带疟原虫的红细胞而传播疟疾。

3. 易感者 非流行区居民对疟疾普遍易感。高疫区新生儿可自母体经胎盘获得抗体，3个月后抗体逐渐消失而易感，2岁以内发病率最高，此后经反复多次感染可产生一定程度的免疫力，再感染时症状可较轻，甚至无症状。但宿主体内的免疫反应不能完全消灭原虫，疟原虫的存在反而成为免疫性持续的条件，即为感染免疫或伴随免疫。各型疟疾之间无交叉免疫。

（二）临床表现

潜伏期间日疟和卵形疟为13～15日，三日疟24～30日，恶性疟7～14日。潜伏期的长短受虫种、感染子孢子数量和患者免疫力的影响。

1. 典型发作　发作期可分为三个阶段。

（1）寒战期：突起畏寒、寒战、面色苍白、唇和肢端发绀，皮肤呈鸡皮样，脉速有力。寒战持续10分钟～1小时，常伴有头痛、恶心，同时体温迅速上升。

（2）高热期：寒战停止后，继以高热，体温常达40℃或更高。面色潮红，皮肤干热，口渴，烦躁或谵妄，脉速有力。此期持续2～6小时，常伴恶心、呕吐。

（3）大汗期：患者开始大量出汗，体温骤降至正常或低于正常，症状缓解，但可感乏力。此期持续1～2小时。整个发作历时6～10小时，一般发作数次后呈周期性发作。发作过后鼻唇部常有单纯疱疹出现。

间歇期即前后两次发作的间隔时间。间歇期患者体温正常，自觉良好，无不适症状。间日疟和卵形疟间歇期为48小时，三日疟为72小时，恶性疟发热不规则，无明显间歇期。反复发作造成大量红细胞破坏可出现不同程度的贫血、脾脏肿大。

2. 凶险型疟疾　多由恶性疟原虫引起，少数由间日疟原虫引起。在疟疾暴发流行时，在高疫区内的新来居民未经服药预防者，尤其是儿童容易发生。临床上主要有以下几种类型。

（1）脑型：最多见，在恶性疟疾中的发生率约为2%。患者多在寒热发作2~5日后，出现类似脑炎和脑膜炎的症状。先是剧烈头痛、呕吐、烦躁不安，随即出现谵妄、嗜睡或昏迷，常伴惊厥及抽搐，儿童尤多见。体征可见瞳孔对光反应迟钝、颈强直、深反射亢进或消失，脑膜刺激征和病理反射均可阳性。脑脊液检查外观清澈，压力可稍增高，其余变化不明显。脑型疟疾病情险恶，如诊断和治疗不及时，病情继续发展，导致脑水肿，呼吸、循环、肾功能衰竭，迅速死亡，病死率高达20%。

（2）超高热型：起病较急，体温迅速上升至41℃以上，持续不退。患者出现谵妄、抽搐，并迅速转入深昏迷，可在数小时内死亡。脑型疟疾可在病程中转为超高热型而死亡。

（3）厥冷型：该型少见，以循环衰竭为特点，表现为皮肤苍白或发绀，湿冷多汗，呼吸浅促，脉细弱，血压下降。

（4）胃肠型：该型表现为弛张型高热、恶心、呕吐、腹痛、腹泻、水样便或血便，可伴里急后重，易误诊为急性菌痢和胃肠炎。部分患者以剧烈腹痛为主，而无腹泻，易误诊为急腹症。后期患者可出现体温下降、皮肤厥冷、脉搏细速、血压下降、少尿或无尿，治疗不及时可死于急性肾功能衰竭。

（5）肺水肿型：该型表现为骤起呼吸困难，明显发绀，口鼻涌出泡沫状血性分泌物。虽无过多输液也可发生。

3. 其他类型疟疾

（1）输血疟疾：由输入含疟原虫的血液而感染。输血疟以间日疟为主，三日疟次之。恶性疟近年有增多，与抗药性恶性疟虫株广泛传播有关。潜伏期长短与输入的原虫数及宿主的易感性有关，一般为7~10日。临床症状与蚊传疟疾相似，但无肝内繁殖阶段，不产生迟发型裂殖体，故无复发。

（2）孕妇疟疾：由于孕妇免疫力下降，感染疟原虫后血中原虫密度较高，症状常较重，贫血显著，可诱发急性肺水肿、低血糖和妊娠高血压综合征。对胎儿可引起流产、早产、死胎和先天性疟疾。

（3）先天性疟疾：因胎盘受损而使正常屏障遭到破坏，母血中疟原虫可渗入胎血。经胎盘感染，出生后婴儿即可见贫血、脾大、血中发现疟原虫。因分娩时母血污染胎儿伤口所致的产道感染，婴儿常于出生后多日才发病。

（4）婴幼儿疟疾：易发展为凶险型，病死率较成人高。临床表现为逐渐起病，热型不规则，有畏寒而无寒战，热退后约半数不出汗。常有厌食、呕吐、腹痛、腹泻。高热时可有惊厥或抽搐。贫血发展快，肝、脾大较显著，可有黄疸及肝功能损害。

4. 并发症

（1）黑尿热：是疟疾的严重并发症之一，主要由急性血管内溶血所致。引起溶血的原因尚未完全清楚，可能与疟原虫感染者先天缺乏葡萄糖-6-磷酸脱氢酶（G-6-PD）或其他红细胞酶有关，奎宁和伯氨喹等抗疟药治疗是其诱因，也可能与机体过敏反应有关。临床表现为急起寒战、高热，伴有腰痛，数小时后即出现黑褐色血红蛋白尿症。肝脾迅速肿大伴压痛，出现溶血性黄疸、溶血性贫血和肝功能异常。严重者可发生少尿，甚至无尿。多次发作则可能死于心力衰竭、肾和肝衰竭。

（2）疟疾性肾病：主要见于三日疟长期反复发作后，由疟疾抗原 – 抗体复合物沉积于肾小球毛细血管基底膜与血管间质所致。临床表现为进行性蛋白尿、贫血、水肿、高血压，甚至肾功能衰竭。

（三）检查

1. 一般检查

（1）血象：红细胞和血红蛋白在疟疾多次发作过程中

进行性降低，网织红细胞增加，尤以恶性疟患者较显著。白细胞与中性粒细胞在初次发作时可增高，多次发作后大多转为正常或降低，而大单核细胞的百分比则增多。

（2）尿液检查：部分患者可有蛋白尿，红、白细胞和管型。并发黑尿热者血红蛋白强阳性，尿胆红素阴性，尿胆原强阳性。

（3）脑脊液检查：脑型疟的脑脊液除压力增高外，细胞数和生化检查大多正常；个别抽搐频剧者，脑脊液中蛋白质定性呈弱阳性，细胞数可达（10～20）×10^6/L，以淋巴细胞为多，但生化检查仍正常。

2. 生化检查

（1）血糖：在脑型疟中，低血糖发生率为 8%，尤其出现在儿童和孕妇患者中。

（2）肝肾功能：因红细胞大量破坏，血清胆红素可轻度增高，以间接胆红素为主。少数病例血清氨基转移酶可见增高。在恢复期，约半数以上患者有 γ-球蛋白增高。肾功能损害主要见于恶性疟。

3. 病原学诊断

（1）血涂片查找疟原虫：血内查到疟原虫是确诊的最可靠依据。

（2）其他涂片查找疟原虫：骨髓穿刺涂片染色查找疟原虫，阳性率较外周血涂片高；也可自皮内穿刺压出体液涂片染色查找恶性疟原虫。

4. 免疫学诊断

（1）疟原虫抗原检测：以特异的单克隆抗体检测疟原虫的特异性抗原。检测方法有直接法、竞争抑制法和双抗体夹心法等。

（2）抗疟原虫抗体检测：目前因抗原的制备可来自原虫体外培养或猿猴类疟原虫，故疟原虫红内期无性体的抗体检测已广泛应用。检测方法有间接免疫荧光抗体法、酶联免疫吸附试验、间接红细胞凝集试验等。这些方法均在发病后一周出现阳性，一般数月至 1~2 年才阴转，故对现症疟疾诊断意义不大，可用作血清流行病学调查和献血员的筛选。

（四）诊断要点

凡生活在疟疾流行区或有到疫区旅居史者，或近年有疟疾发作史或近期有输血史者，有不明原因寒战—高热—出汗发作者，均应考虑患疟疾的可能性。根据临床典型发作的表现以及疟原虫涂片检查，可明确诊断。

1. 流行病学史 患者有在流行区居住或旅行史。

2. 临床表现 临床上有周期性发冷、寒战及发热、脾脏逐渐肿大等。

3. 实验室检查 患者末梢血涂片或厚涂片，经瑞氏或吉氏染色后找到疟原虫，在疑及疟疾而未找到疟原虫时，应在 6 小时后复查血片，必要时做皮内血片或骨髓涂片检查。

4. 治疗性诊断 临床表现很像疟疾但多次血涂片未查到疟原虫者，可用红细胞内期原虫杀灭药氯喹治疗，0.6g 顿服，一般在服药 24~48 小时后热退而未再发作者，可拟诊疟疾。

（五）鉴别诊断

对热型不典型疟疾，则需与伤寒、败血症、急性血吸虫病和钩端螺旋体病等相鉴别。对脑型疟疾则应与乙型脑炎、病毒性脑膜脑炎、中毒性菌痢和中暑等疾病相鉴别。黑尿热应与阵发性血红蛋白尿症、蚕豆病相鉴别。最重要的鉴别诊断方法仍靠病原学的检出，血清学特异性抗原或抗体检测，分子生物学疟原虫 DNA 检出，以此与上述疾病鉴别。

【治疗】

1. 疟疾发作时应卧床休息，寒战时应保暖。高热、头痛可给予物理降温或镇痛退热药，饮食应给流质或半流质，或给予静脉输液，加强营养。患者应进行防蚊隔离，由接诊医师填报传染病卡。

2. 对症治疗

（1）控制症状的抗疟药，亦即可杀灭红细胞内期疟原虫的药物，常用药物如下。

①氯喹：磷酸氯喹，即服1g（基质0.6g），6小时后再服0.5g，第2及第3日各服0.5g，总量2.5g。毒性小、疗效好，但容易产生抗药性。

②青蒿素及其衍生物：青蒿素首剂1g，6小时后0.5g，第2及第3日各0.5g。蒿甲醚首剂0.2g肌内注射，6小时后肌内注射0.2g，第2日、第3日各肌内注射0.2g，总量0.8g。青蒿琥酯按1.2mg/kg计算每次用量，于4、24、46小时各再注射1次，3日为1疗程。主要用于耐氯喹的疟疾发作。

③奎宁：古老的抗疟药物，硫酸奎宁（每片0.3g）每日服0.9g，分3次服，疗程3～5日。二盐酸奎宁0.25～0.5g加入5%葡萄糖液500～1000ml中点滴每日1次，待病情缓解后改口服。孕妇及心脏病患者忌用。

④甲氟喹：对血中裂殖体有杀灭作用。每日1g，连用3日，主要用于脑型疟疾凶险发作。

⑤磷酸咯萘啶：第1日0.4g分2次口服，第2、3日各0.4g口顿服，总剂量1.2g（基质），用于耐用氯喹的疟疾发作病例。

⑥磺胺类：竞争二氢叶酸合成酶，从而抑制疟原虫二氢叶酸的合成。主要用于耐氯喹的恶性疟以及预防作用。常用有乙胺嘧啶与增效磺胺等组成的复合制剂。

（2）防止复发和传播的药物：伯氨喹啉能杀灭肝细胞内的疟原虫裂殖体"休眠子"及配子体，主要防止疟疾的传播与复发。每次13.2mg（含基质7.5mg），成人每日3次，连服8日。极少数特异体质者出现溶血反应，一旦发生，应立即停药，给予适当处理。

（3）主要用于预防的药物：乙胺嘧啶能杀灭肝细胞内的疟原虫裂殖体，对红细胞内期未成熟的裂殖体有抑制作用，还可以抑制各种疟原虫配子体在蚊虫体内生长发育，有防止传播的作用，口服 25mg 可维持 1 周。

3. 疟疾治疗方案

（1）现症疟疾的治疗

①间日疟及卵形疟：先给一个标准疗程的氯喹，即成人第 1 日服 1.0g（基质 0.6g），第 2、3 日每日 1 次，每次 0.75g（基质 0.6g）。随即给予伯氨喹啉，每日 3 次，每次 13.2mg（基质 7.5mg），连服 8 日，才能达到根治目的。有条件者检查红细胞的 G-6-PD，若缺乏，则不能给药。

②恶性疟：同间日疟，但可不加服伯氨喹啉。

（2）对具有耐药性恶性疟的治疗：WHO 认为氯喹总量 2.5g（基质 1.5g），分 3 日服，未能消除无性生殖疟原虫，或服药后原虫消失，但 28 日内即复燃者，即称为耐药性。可任选甲氟喹、青蒿素、蒿甲醚和磺胺类药物治疗。

（3）脑型或凶险型发作的治疗：需早期诊断、早期治疗。应选用作用迅速、可静脉滴注或肌内注射的药物。盐酸奎宁首次肌内注射 0.25～0.5g，以后每日 0.5g + 5% GS 500ml 中静脉缓慢滴注，清醒后改口服；或蒿甲醚首剂 0.2g，以后 4 小时、24 小时、48 小时各 1 次，每次 0.2g 或 0.3g，共 4 次，肌内注射。

4. 对症治疗及主要并发症的治疗

（1）高热：可采用物理降温、退热剂，过高热可用肾上腺皮质激素。

（2）抽搐：可用地西泮、苯巴比妥、水合氯醛治疗。

（3）脑水肿：给脱水剂，可用 20% 甘露醇、呋塞米和地塞米松治疗。

（4）黑尿热：应立即停用可能引起溶血的药物如抗疟

药、抗生素、退热剂等，改用蒿甲醚。用肾上腺皮质激素、大量维生素 C，如有休克应抗休克治疗，尿素氮明显增高有急性肾功能衰竭者可考虑透析治疗。

第三节 弓形虫病

弓形虫病（toxoplasmosis）是由专性的细胞内寄生的刚地弓形虫引起的人畜共患的传染病，呈世界性分布，具有广泛的自然疫源性。弓形虫可以侵犯多种脏器，多为隐性感染。临床表现复杂，主要侵犯脑、眼与淋巴结等，有发热、淋巴结大、皮疹和全身播散感染。先天性感染常致胎儿畸形、死胎及流产，是艾滋病的重要并发症之一。

弓形虫属原生动物门的球虫目，多数人认为只有刚地弓形虫一种，也只有一个血清型。弓形虫的发育过程中出现五种形态，即滋养体、包囊、裂殖体、配子体与卵囊。弓形虫具有双宿主生活周期，分两相发育。人和猫科以外的其他哺乳动物为中间宿主，猫科动物为终宿主。

【诊断依据】

（一）流行病学

1. 传染源 动物和人均可为传染源。猫科动物和其他哺乳动物都可为弓形虫的储存宿主，其中猫的作用最大，因其粪便中含有卵囊。另外，猪的感染率比人高 4~5 倍，提示猪亦可能是本病的重要传染源之一。凡是被卵囊污染的食物或含有包囊的动物肉、组织均可成为传染源。人作为传染源来说主要表现在孕妇通过胎盘垂直传染给胎儿，另输血亦可能发生感染。

2. 传播途径

（1）先天性感染：弓形虫通过胎盘垂直传染胎儿，或由于被弓形虫感染的羊水进入胎儿胃肠道而引起宫内感染。

（2）经消化道途径：食入含包囊的未熟肉品、蛋品或牛奶，或食入被卵囊污染的食品均能受染。

（3）经皮肤黏膜感染：因一些动物储存宿主的痰和唾液中都有弓形虫，故不慎经口腔、眼、鼻黏液等溅入而感染的报道时有发生。在实验室，带弓形虫的器材刺破皮肤亦可引起血行感染。

（4）输血或器官移植：输入虫血症期的血液或含包囊的脏器移植而引起弓形虫感染时有报道。

（5）呼吸道途径：吸入含卵囊的尘埃可能通过呼吸道黏膜而传播。

3. 易感者　人群普遍易感。胎儿、幼儿易感性高。免疫功能低下者、恶性肿瘤患者、长期服用免疫抑制剂及免疫缺陷（如艾滋病）患者、动物饲养员、屠宰场工作人员易感性亦增高。

（二）临床表现

本病临床表现复杂多变，一般分为先天性和后天获得性两类，均以隐性感染为最常见。

1. 先天性弓形虫病　孕妇感染急性弓形虫病时可传染给胎儿。胎儿受染率与孕妇初次感染时的孕期有关。一般孕晚期胎儿受染率高于孕早期，主要由于妊娠早期弓形虫较难通过胎盘。但胎龄越小，胎儿受损越严重。先天性弓形虫病又可分为急性、慢性和出生缺陷三种。急性先天性弓形虫病常伴全身性疾病表现如发热、黄疸、肝脾大、肺炎、脑膜炎、脉络膜视网膜炎等。慢性先天弓形虫病常有内脏或某系统慢性病变表现，如淋巴结炎、复发性脑膜炎、癫痫、多发性神经炎、内分泌异常等。出生缺陷则以眼、脑疾患为最多见，脑病有无脑儿、脑积水、小头症、脑膜脑炎、脑疝、癫痫等。眼病以双侧视网膜炎多见，其他有小眼症、小眼睑、无眼儿、先天性白内障、视神经乳头缺损、假性黄斑缺损等。其他尚有先天耳聋、无肛门或肛门闭锁、膈疝、食管瘘、无臂儿、畸形足、缺指（趾）或发育不全、先天性智力发育不良、两性畸形、脊椎裂、软硬腭裂、兔唇、肾上腺缺如、多囊肾等一些畸形。各种畸形有单发或多发。

2. 后天获得性弓形虫病 有急性、慢性之分。后天性弓形虫病可因弓形虫侵袭部位和免疫功能不同而表现出不同临床症状。急性者多于病后 1~3 周出现淋巴结肿大，以前、后颈部与耳后多见，1~3 周内消退。其他尚可有脾大、低热、头痛、倦怠、关节痛、肌痛、咽痛、腹痛、皮疹等表现。急性获得性弓形虫病尚有呈现肺炎、肝炎、脑膜炎、肾炎、心肌炎等表现。慢性获得性弓形虫病则全身各系统均可能发生异常，如慢性淋巴结炎、肝硬化、慢性扁桃体炎、血栓性脉管炎、甲状腺功能亢进或低下症、尿崩症、心肌病、肾病、慢性支气管炎、多发性肌炎、慢性脉络膜视网膜炎等。一般患者感染弓形虫后，非活动性包囊可长期存在于组织中，T_4 淋巴细胞也可起到保存弓形虫作用，在免疫功能低下或受损（如感染 HIV 时），潜伏的弓形虫就会再度活跃转为急性重症，表现为高热、肺炎、皮疹、肝脾大、心肌炎及中枢神经系统病变。临床上许多艾滋病患者晚期弓形虫感染最常见部位为脑、而非艾滋病免疫抑制者则多发生脑外的急性病变。

（三）检查

（1）血象示白细胞与血红蛋白多正常，细胞分类淋巴细胞略多。

（2）取各种体液如脑脊液、痰液、胸腔积液、腹腔积液、骨髓等涂片，淋巴结印片及组织切片，用瑞特或吉姆萨染色镜检，可发现弓形虫滋养体或包囊。选用直接免疫荧光法检查，阳性率较高。

（3）取患者体液（血液、骨髓、脑脊液、眼房水等）活检或尸检组织（如淋巴结、肌肉、肝脾等），接种小白鼠、鸡胚卵黄囊或猴肾细胞组织培养，可以分离弓形虫。

（4）DNA 杂交法或聚合酶链反应（PCR）可用于检测患者各种弓形虫特异性核酸。

（5）血清抗体检查常用的方法

①弓形虫染色试验（DT）：检测血清中弓形虫 IgG 抗体，出现早，在感染后 1～2 周即可阳性，3～5 周达高峰，可持续数年。

②酶联免疫吸附试验（ELISA）：可检测 IgM 和 IgG 抗体，敏感性和特异性高。我国最近采用的膜抗原-ABC-ELISA 检测患者抗弓形虫的 IgM 抗体，认为是早期诊断急性弓形虫病的特异、灵敏、快速的方法。

③间接免疫荧光抗体试验（IFAT）：与 DT 一致性强，检测 IgM 和 IgG 抗体快速、简单，敏感性较高，但可出现假阳性。

④补体结合试验：检测血清中 IgG 抗体，早年应用较多。

⑤间接血凝试验（IHA）：阳性反应出现较晚，较适于流行病学资料调查。

检测 IgM 抗体阳性，可作为现症患者诊断依据。新生儿血清中 IgM 抗体阳性，提示先天性感染。病程中取双份血清检测 IgG 抗体，滴度升高 4 倍，较单次检测阳性的诊断意义更大。

（6）弓形虫的 C-Ag（循环抗原）及 CIC（免疫循环复合物）检测：取患者血清、脑脊液及体液用 ELISA 法检测弓形虫循环抗原，敏感性及特异性均较高。

（7）皮内试验：用感染的小白鼠腹腔液或鸡胚液作抗原，阳性反应出现晚，持续时间长。

（四）诊断要点

弓形虫病的临床表现复杂、多样，缺乏特异性，因此以临床表现进行临床诊断的可能性较小。对高危和疑似弓形虫感染的患者，需通过弓形虫感染的病原学或免疫血清学检查来确诊。

（五）鉴别诊断

1. 先天性弓形虫病 应与先天性风疹、巨细胞病毒感染、梅毒等引起的先天性畸形、脑炎、眼部损害等鉴别。

2. 后天性弓形虫病 应和传染性单核细胞增多症、淋巴瘤、病毒性脑膜脑炎、新型隐球菌性脑膜炎和结核性脑膜炎鉴别。

【治疗】

1. 治疗原则 ①先天性感染（包括孕妇及其婴儿的治疗）：不论有无临床症状，均应治疗；②免疫功能正常者急性获得性感染多不需治疗，但如有生命器官受累者，或输血、试验意外而获得的感染者均需治疗，疗程 2~4 个月；③免疫功能低下或缺陷者感染，不论急性感染还是复发的弓形虫病，都必须治疗。

2. 治疗药物

（1）乙胺嘧啶和磺胺药联合治疗：两药联合应用有协同作用。乙胺嘧啶用量为成人第 1 日 50mg，儿童 1mg/kg，分 2 次口服，第 2 日起剂量减半。同时合用磺胺嘧啶，成人每日 2~4g，儿童每日 50~100mg/kg，分 4 次口服，加等量碳酸氢钠。治疗期间注意检查血象及尿，注意骨髓抑制及肾毒性，应同时加服叶酸。孕妇慎用，以防致畸。

（2）复方新诺明（磺胺甲基异噁唑和甲氧苄胺嘧啶）：成人每次 2 片，每日 2 次。儿童酌减。

（3）螺旋霉素：成人每日 2~4g，儿童每日 50~100mg/kg分 4 次口服。此药毒性低，无致畸作用。在脏器和胎盘组织中浓度较高，适用于孕妇、先天性感染和脏器弓形虫病。

（4）盐酸克林霉素：成人每日 0.75～1.2g。儿童每日 10～25mg/kg，分 3～4 次服用，此药在眼组织中浓度较高，治疗眼弓形虫病疗效较好。

以上药物疗程一般 4～6 周。可间隔 2 周后再治疗 1 个疗程。对脉络膜视网膜炎的治疗，除用上述病原治疗外，应加用泼尼松。妊娠早期感染弓形虫病易致胎儿畸形，应终止妊娠。

第八章

蠕虫感染

第一节　血吸虫病

血吸虫病是一种严重危害人类健康的寄生虫病，是由血吸虫成虫寄生于人体静脉系统所引起的寄生虫病。它广泛分布于亚洲、非洲、南美与中东 76 个国家。血吸虫的生活史经历成虫、虫卵、毛蚴、胞蚴、尾蚴、童虫等阶段；以人与哺乳类动物为终宿主，淡水螺为中间宿主，进行时代交替，借水中尾蚴侵入终宿主皮肤或黏膜而感染。寄生于人体的血吸虫有日本、曼氏、埃及、湄公与间插血吸虫等五种，在我国流行的为日本血吸虫病。

日本血吸虫病是日本血吸虫寄生于门静脉系统所引起，借皮肤接触含尾蚴的疫水而感染。主要病变为虫卵沉积于肠道和肝脏等组织而引起的虫卵肉芽肿。急性期有发热、肝大与压痛以及腹痛、腹泻、便血（脓血便）等，伴有血中嗜酸粒细胞显著增多；慢性期以肝脾大或慢性腹泻为主要表现；晚期表现以门静脉周围纤维化病变为主，即有门脉高压症、肝大、巨脾、腹腔积液等。

【诊断依据】

（一）流行病学

1. 传染源　在沼湖地区，耕牛是主要传染源，患者和家猪次之；在山丘地区，患者和耕牛是主要传染源，野生动物如鼠、狼、野犬等也可为本病传染源；在水网地区，患者是主要传染源。

2. 传播途径　本病在一个地区传播，必须同时具备以下三个条件：

（1）粪便污染水源：粪便污染水源的方式有河边洗刷马桶、河边设置粪缸和厕所、粪船行水、稻田施用新鲜粪肥、病牛随地大便等。

（2）钉螺孳生：钉螺是日本血吸虫必需的、惟一中间宿主，因此有钉螺的地方才能构成血吸虫病流行。

（3）接触疫水：居民因生产或生活接触疫水而感染。饮用生水，尾蚴可通过口腔黏膜侵入。清晨河岸草上的露水中也可有尾蚴，故赤脚行走也可感染。

3. 易感者　人普遍易感。患者以农民、渔民为多，男多于女，这与经常接触疫水有关。5 岁以下儿童感染率低，感染率随年龄增加而上升，以 15 ~ 30 岁组感染率为最高。夏秋季为感染高峰。感染后有一定免疫力，可重复感染。儿童和非流行区无免疫力的人初次感染大量尾蚴易发生急性血吸虫病。集体感染后呈暴发流行。

（二）临床表现

血吸虫病因为临床表现复杂多样，根据感染轻重、病情长短、虫卵沉积的部位和人体免疫应答不同，临床上可分为急性、慢性和晚期 3 种类型以及异位损害。

1. 急性血吸虫病　多发生于夏秋季，以 7 ~ 9 月份常见。男性青壮年和儿童居多，潜伏期 40 日（2 周 ~ 3 个月），期间出现和疫水接触处皮肤发痒、红色小丘疹、咳嗽、胸痛等尾蚴皮炎和童虫移行损伤。起病较急，临床症状以发热等全身反应为主。热型以间歇热呈锯齿状为常见，午后升高，伴有畏寒或寒战，午夜汗出热退，多为盛汗；弛张热或不规则低热次之，稽留热少见；无明显毒血症症状。重症感染者有意识淡漠、听力减退、腹胀、相对缓脉也多见。发热期限短者2周，多数1个月左右，重者可长达数月，伴有显著贫血、消瘦、水肿，甚至恶病质状态。

在发热过程中可出现荨麻疹、血管神经性水肿、全身淋巴结肿大等，嗜酸粒细胞常显著增高；约一半患者有腹痛、腹泻，每日2~5次，稀便或脓血便；有肝大伴压痛，半数有轻度脾大。

急性血吸虫病病程一般不超过6个月，经杀虫治疗后，患者很快痊愈；不治疗者则可发展为慢性或晚期血吸虫病。

2. 慢性血吸虫病

（1）无症状患者：较多，仅于普查时或因其他疾病就医时发现。

（2）有症状患者：腹痛、腹泻常见，稀便偶带血，每日1~2次，间歇发作；重者有脓血便，伴里急后重。有肝脾大、乏力、消瘦、劳动力减退等。

3. 晚期血吸虫病 临床表现主要与肝脏和肠壁纤维化有关。临床分为巨脾型、腹水型、结肠增殖型和侏儒型。

①巨脾型：最常见，脾大，下缘达脐平线以下或超过正中线，质地坚硬，伴有脾功能亢进症。

②腹水型：为门脉高压及肝功能失代偿表现，有腹胀、腹部膨隆，下肢水肿，少数有黄疸。

③结肠增殖型：患者有经常性腹痛、腹泻、便秘或腹泻与便秘相交替，可有不全性肠梗阻。

④侏儒型：垂体型侏儒症，身材矮小，性器官不发育，男性睾丸细小，女性无月经来潮。

4. 异位损害

（1）肺血吸虫病：多见于急性患者，为虫卵沉积引起肺间质病变，呼吸道症状轻微，表现为轻咳与胸部隐痛，肺部体征不明显。

（2）脑血吸虫病：分为急性和慢性两型，均以青壮年多见。急性血吸虫病表现为脑膜脑炎的症状，主要有意识障碍、脑膜刺激征、瘫痪、抽搐、腱反射亢进及锥体束征等，脑脊液检查正常或有蛋白质和白细胞轻度增加。慢性型主要为局限性癫痫发作，伴头痛、偏瘫等，无发热。

5. 并发症 ①肝纤维化并发症：上消化道出血最常见；②肠道并发症：并发阑尾炎多见，引起阑尾穿孔、局限性腹膜炎或脓肿等以及肠梗阻。

（三）检查

1. 外周血 白细胞数增高（10～30）×10^9/L，嗜酸粒细胞显著增多占 0.20～0.40，高者可达 0.9。晚期因脾功能亢进症，三系均有减少。

2. 肝功能试验 急性患者 ALT 轻度升高，γ-球蛋白可中度增高；慢性多正常。晚期患者出现白/球蛋白比例倒置。

3. 肝脏影像学检查 ①超声显像检查（B 超）可判断肝纤维化的程度；②CT 扫描可显示特异性图像。

4. 取新鲜大便沉淀孵化法 是主要的检查方法，现在采用尼龙袋集卵孵化法，提高了阳性率。粪便中虫卵计数可采用加藤集卵透明法：以 50mg 粪便中虫卵数 < 100 为轻度，100～400 为中度，> 400 为重度。

5. 用血清学方法检测抗体

（1）环卵沉淀试验：阳性率与感染程度及虫卵分泌物或排泄物透过卵膜的速度有关，若≥5% 则有诊断意义。

（2）酶联免疫吸附试验：血清稀释度≥1:32 为阳性。

（3）间接血凝试验。

6. 检测抗原 单克隆抗体斑点－酶联法检测循环抗原敏感性和特异性均较高。

7. 直肠黏膜活组织检查 用乙状结肠镜对病变部位黏膜活检，提高检出虫卵的阳性率。

（四）诊断要点

凡有在血吸虫病流行区生活并有疫水接触史，有发热、腹痛腹泻、肝脾大、嗜酸粒细胞显著增高、腹腔积液、贫血等症状、体征者，均应考虑血吸虫病。诊断应依据流行病学史、临床表现、实验室检查等结果综合分析，确诊须依靠粪便或肠黏膜活检中发现虫卵和粪便毛蚴孵化阳性。

（五）鉴别诊断

（1）急性血吸虫病易误诊为伤寒、阿米巴肝脓肿、粟粒性肺结核等，血中嗜酸粒细胞显著增多有重要鉴别诊断价值。慢性血吸虫病应和无黄疸性病毒性肝炎相鉴别。

（2）以腹泻、便血为主要表现者应和慢性细菌性痢疾、阿米巴痢疾、结肠癌相鉴别。

【治疗】

1. 病原学治疗 吡喹酮是目前公认对各种血吸虫病的首选药物。

（1）慢性血吸虫病：总剂量 60mg/kg，2 日疗法，体重以 60kg 为限，成人每日 3 次，每次 10mg/kg，每日 3 次，连服 2 日；儿童体重 <30kg 者的总剂量为 70mg/kg。现场大规模救治：轻中度流行区总剂量 40mg/kg，一剂疗法；重流行区用 50mg/kg，1 日分 2 次口服。

（2）急性血吸虫病：成人总剂量为 120mg/kg（儿童为 140mg/kg），4～6 日疗法，每日剂量分 2～3 次口服。一般病例可给 10mg/kg，每日 3 次，连服 4 日。

（3）晚期血吸虫病：因药物吡喹酮半衰期明显延长，药物剂量宜适当减少，一般可按总剂量 40mg/kg，1 次顿服或分2次口服，1日服完。

2. 对症治疗 急性血吸虫病应住院治疗，晚期患者按肝硬化治疗，采用内外科结合、病原治疗与对症治疗以及中西医结合的原则。对巨脾者主要降低门静脉压力以及消除脾功能亢进症，加强支持治疗。

第二节 丝虫病

丝虫病（filariasis）是由班氏丝虫和马来丝虫寄生在人体淋巴系统引起的疾病。微丝蚴血症患者是本病的传染源，蚊子是丝虫的中间宿主，蚊虫叮咬是本病的传播途径，发病多集中在夏秋季节。本病在急性期表现为淋巴管炎和淋巴结炎，慢性期表现为淋巴管阻塞的症状。

当蚊虫叮咬丝虫患者时，患者血中的微丝蚴进入蚊体内，在蚊体内发育成具有感染性的幼虫，并移行至蚊下唇。当蚊虫叮咬人时，感染期幼虫进入人体，到达淋巴管和淋巴结，逐渐发育为成虫。成熟的雌虫排出微丝蚴，经淋巴管进入血循环。成虫可在体内存活 10~15 年。

【诊断依据】

（一）流行病学

1. 传染源 血中有微丝蚴的患者和无症状的带虫者为本病的主要传染源。晚期患者血中多无微丝蚴，一般无传染性。人是班氏丝虫的唯一终宿主，也是感染的自然保虫宿主。而马来丝虫除在人体寄生外，还能感染猫、猴、穿山甲等动物。其中以黑什猴为主要保虫宿主。

2. 传播途径 蚊类是传播媒介。在我国，班氏丝虫病的主要传播媒介是淡色库蚊、致乏库蚊，其次是中华按蚊。马来丝虫病的传播媒介是中华按蚊。

3. 易感者 流行区普遍易感，但以 20~50 岁感染率和发病率为最高。由于患病后产生的免疫力很弱，故可重复感染。

（二）临床表现

潜伏期 4 个月至 1 年，丝虫病的病变主要由成虫引起，与血中的微丝蚴关系不大。人体感染后约半数不出现症状而血中有微丝蚴，成为无症状的微丝蚴血症患者。马来丝虫主要寄生于浅表淋巴系统，而斑氏丝虫尚能寄生于深部淋巴系统如腹腔和精索附近的淋巴组织。自感染至血中出现微丝蚴可分为两期。

1. 早期

（1）丝虫热：特点是有周期性发作，通常每年发作 6～10 次。发作时常突然发生寒战、高热、多数持续 2～5 日，体温上升达 39℃左右，个别患者有谵妄，但也有患者仅有低热而无寒战。局部无淋巴结炎或淋巴管炎可见。

（2）急性淋巴结炎和淋巴管炎：是马来丝虫病较多见的症状。两者可同时存在，也可单独发生，多在劳累后呈周期性发作，每月或数月发作一次，发作时伴有发热。淋巴管炎特点为退行性方式发展从成虫寄生的引流淋巴结向其周围扩展，局部淋巴结增大和疼痛，形成所谓的"逆行性淋巴管炎"。如炎症侵犯皮内毛细淋巴管时，局部皮肤出现弥漫性红肿，有压痛及灼热感，称"丹毒样皮损"。急性淋巴结炎和淋巴管炎在上、下肢均可以发生，但以下肢为多。

（3）精索炎、附睾炎和睾丸炎：几乎为斑氏丝虫感染所特有。初期表现为发热和阴囊疼痛，并放射至大腿内侧。丝虫性精索炎反复发作后可出现精索静脉曲张。附睾炎常伴随精索炎，表现为附睾肿大，光滑柔软，有压痛。镜检下发现蜕变中的虫体常位于鞘膜淋巴管及精索纤维组织内。如出现丝虫性睾丸炎，则表现为睾丸水肿，主要是鞘膜及外膜水肿和炎症，亦有间质水肿。上述病变常反复发作。

2. 晚期　晚期临床表现复杂多样，多由淋巴系统增生、阻塞所引起。

（1）淋巴结肿大和淋巴管曲张：急性淋巴结炎反复发作导致淋巴结肿大，肿大的淋巴结和其周围曲张的淋巴管形成肿块，穿刺可得淋巴液。

（2）鞘膜积液：见于斑氏丝虫病，在精索炎、附睾炎、睾丸炎之后发生。特征为鞘膜扩张增厚，浆膜下层透明化及纤维化，肌层结构破坏。积液多时阴囊肿大并有下坠感，透光试验阳性。积液中常可找到微丝蚴，在精索和附睾组织中可有成虫。

（3）乳糜尿：为斑氏丝虫病较常见的晚期症状。当丝虫寄生并梗阻乳糜池和胸导管时，引起肾丛淋巴回流受阻，导致淋巴管破裂。破裂部位多在肾盂、输尿管等处，而使淋巴流和尿路相通，发生乳糜尿。肾内淋巴管与血管相邻，当淋巴管压力高时亦可破入静脉内，从而发生乳糜血尿。如丝虫寄生于乳糜池以下，则仅发生乳糜尿。若丝虫寄生于肾乳头处，则不发生严重的淋巴逆流，当伴血管破裂时，发生血尿。乳糜尿常突然出现，之前可无症状。也可在发热、腰部疼痛后出现。此外，偶有因乳糜块阻塞输尿管而引起肾绞痛症状。

（4）丝虫乳糜性关节炎：与关节内存在乳糜有关。一般以单侧性下肢大关节受累为主，如膝关节、踝关节。关节可呈无痛性肿胀，在急性期亦可表现为发热、关节渗液、肿痛、活动受限，常持续 1～2 周。如反复发作，可转为慢性关节炎。实验室检查可发现血沉中度升高，嗜酸粒细胞中度升高，血或滑膜液中有抗丝虫抗体存在。X 线检查见关节周围组织肿胀，关节间隙增宽。滑膜液检查呈奶黄色，脂质含量高。

（5）象皮肿：感染后 10 年左右，因淋巴液长期潴留在皮下组织，使皮肤和皮下组织显著增厚，变得粗硬，并出现皱褶，即形成各种类型和各个部位的象皮肿。象皮肿发生的部位依次为下肢、阴囊、阴茎、阴唇、乳房。班氏丝虫象皮肿常累及大腿，且发展快而严重。如累及男性生殖系统，常出现阴茎及阴囊象皮肿，发生率较高，表现为皮肤变厚，有裂纹和症状的隆起。阴囊大，使阴茎内缩，性交困难。如累及女性生殖系统，则出现外阴象皮肿，表现为阴唇极度肥大形如肿瘤，皮肤增厚呈淡褐色、紫红色、表面粗糙。象皮肿患者由于局部循环障碍，抵抗力低下，易继发细菌感染，形成慢性溃疡。

（6）热带嗜酸粒细胞增多症：本病由班氏丝虫、马来丝虫及其他丝虫感染及其微丝蚴寄居于肺泡毛细支气管内引起肉芽肿反应所致。临床表现为疲乏、低热、咳嗽、哮喘、淋巴结肿大。典型症状有干咳、阵发性夜间哮喘、呼吸困难。听诊可闻及哮鸣音。周围血象嗜酸粒细胞持续性增多，可达白细胞总数的80%以上。血及组织中较少找到微丝蚴，但血中抗丝虫抗体常显著增高。X线检查可见支气管血管纹理增多和广泛粟粒样斑点状阴影。组织学检查见肺间质多发性小肉芽肿，周围有嗜酸粒细胞、成纤维细胞、异物巨细胞浸润，有的肉芽肿中心可见到微丝蚴残体。

（7）丝虫性胸膜炎：为特殊的临床表现，患者出现咳嗽、胸痛、呼吸困难。胸腔穿刺为血性胸腔积液、X线检查可见胸腔积液。

（8）脾丝虫性肉芽肿：临床上可不出现症状，常因其他疾病行腹部手术或尸检时发现。组织学检查可见脾被膜下米粒至黄豆大小的结节，病理切片可见成虫或微丝蚴。在脾脏中出现肉芽肿与脾脏中血窦容积较大，血流缓慢易于虫体滞留有关。

（9）乳房丝虫性肉芽肿：多见于女性班氏丝虫病。表现为乳房单发性结节或硬块，大多位于皮下或浅表的乳腺组织内，好发部位以乳房的外上方和上方为主，可能与乳房的淋巴管的分布和回流有关。结节大小不等，硬度中等，边界不清，活动受限，临床上易被误诊为其他乳腺疾病。所以，在班氏丝虫病流行区，对于可疑病例用细针吸检做组织病理检查可避免误诊。

（10）丝虫性心包炎：较少见，主要表现为发热、疲乏、咳嗽、心前区疼痛、呼吸困难。检查可听及心包摩擦音，患者常并发心包填塞，心包穿刺可见心包积液呈乳糜性或乳糜血性，并可查到微丝蚴。

（11）眼前房内丝虫病：由班氏丝虫的成虫和幼虫进入眼前房所致，表现为眼痛、畏光、流泪、视力障碍甚至失明。裂隙灯检查可见丝虫成虫或微丝蚴。另外马来丝虫也可寄生于睑结膜和球结膜下，引起眼痛、流泪、异物感等症状。

（三）检查

1. 血常规检查　急性期白细胞总数增加，嗜酸粒细胞明显增加，可超过 20%。

2. 血液微丝检查　晚间 10 时至次晨 2 时检出率最高，末梢血查到微丝蚴即可确诊。有厚血片法、鲜血法、浓集法。其次，淋巴液、乳糜尿、乳糜胸腔积液、腹腔积液、心包液、鞘膜积液及骨髓标本中均可检查出微丝蚴，但阳性率较血低。

3. 免疫学检查

（1）皮内试验：注射犬恶丝虫抗原 0.05ml 于前臂，15 分钟后丘疹直径 > 0.9cm 者为阳性，其敏感性和特异性高，阳性率为 90% 左右。

（2）间接荧光抗体试验：以成虫切片作抗原，其敏感性达 92% ~ 98%，特异性为 95%，该法具有高度特异性和敏感性，用于本病的辅助诊断和血清流行病学调查。

（3）酶联免疫吸附试验（ELISA）：该法用于流行病学调查和考核本病的治疗效果。

（4）分子生物学检查：DNA杂交试验和PCR可用于微丝蚴血症检查，对血中微丝蚴量少或需做虫种鉴定者尤为适用。有很高的敏感性和特异性。

（四）诊断要点

有丝虫病流行区旅行史，临床表现以淋巴结炎、淋巴管炎、象皮肿为基本特征或来自流行区而患有精索炎、睾丸炎、乳糜尿者都应考虑丝虫病可能，如血中找到微丝蚴，则可明确诊断。

（五）鉴别诊断

淋巴结炎与淋巴管炎应与细菌引起的炎症相鉴别。精索炎和附睾炎应与结核性附睾炎区别。乳糜尿应与结核、肿瘤鉴别。

与其他病因引起的淋巴管炎、淋巴结炎、附睾炎、丹毒乳糜尿、象皮肿鉴别，应强调丝虫病原学检测及丝虫免疫血清学、分子生物学的病原检测，如为阳性则可以此与其他病原引起的病变鉴别。

【治疗】

（1）药物治疗一般主张多疗程，一般需连续3个疗程，疗程间隔1~2个月。

①乙胺嗪：是治疗微丝蚴血症的首选药物。疗程和剂量应根据虫种、感染程度和患者身体状况决定。

a. 马来丝虫，成人剂量1.5g，顿服；或0.75g/d，服2日；或0.5g/d，服3日。

b. 班氏丝虫，成人剂量0.6g/d，分3次服，连用7日，总量4.2g。

c. 对微丝蚴较多、体质较好者，成人剂量1.5g/d，服2

日；或 0.75g 每日 2 次，服 2 日；或 1g/d，服 3 日，总量 3g。

d. 小剂量长疗程法，对班氏丝虫，0.5g 每周 1 次，连服 7 周，总量 3.5g，或每次 6mg/kg，每 2 ~ 4 周 1 次，连服 12 次，总量 3.6g。对于马来丝虫，每次 6mg/kg，每周 1 次，连服 6 周，总量 1.8g。

由于乙胺嗪可迅速杀灭微丝蚴，释放的虫体蛋白可引起发热、头痛、乏力、恶心、关节痛、皮疹、变态反应性水肿等。过敏反应一般于服药后 6 ~ 8 小时出现，发热持续 2 ~ 3 日，H_1 受体阻滞剂、泼尼松、阿司匹林可减轻或预防过敏反应。药物作用于成虫，可出现淋巴系统反应，如淋巴管炎、淋巴结肿痛和淋巴管结节等。乙胺嗪有驱蛔虫的作用，可激惹蛔虫引起肠梗阻、胆道蛔虫病和阑尾炎等，因此，儿童应先驱蛔虫。活动性肺结核，严重心脏、肝、肾疾病患者，孕 3 月以内和孕 8 月以上的孕妇以及月经期妇女应暂缓治疗。

②左旋咪唑：剂量为每日 4 ~ 5mg/kg，分 2 次服，疗程 5 日；或 8mg/kg，顿服，疗程 3 日。与乙胺嗪联合使用可增强疗效。

③呋喃嘧酮：成人剂量为每日 20mg/kg，分 2 ~ 3 次口服，连服 7 日为 1 疗程。

（2）对于微丝蚴阴性而临床不排除本病时可应用乙胺嗪作诊断性治疗。

（3）乳糜尿患者应卧床休息，低脂饮食，多饮水。1% 硝酸银或 12.5% 碘化钠肾盂加压灌注有一定疗效。

（4）外科手术对睾丸鞘膜积液和阴囊象皮肿有一定疗效。下肢象皮肿多采用绑扎疗法、物理治疗、肌内注射桑叶注射液等综合治疗。外科治疗象皮肿易复发。

第三节 钩虫病

钩虫病（ancylostomiasis）是由钩虫寄生在人体小肠引起的疾病。皮肤接触感染是本病的主要传播途径。人群对钩虫普遍易感，以青壮年多见。临床表现为贫血、营养不良、胃肠功能紊乱，严重感染可以引起心功能不全和发育迟缓。

在我国流行的钩虫主要是十二指肠钩口线虫和美洲板口线虫。钩虫寄生于人体的小肠，靠吸咬肠黏膜为食。钩虫雌雄异体，雌虫交配后在肠腔产卵，虫卵随粪便排出体外，在温暖潮湿的土壤中，24 小时内发育成幼虫，幼虫自卵壳脱出后形成杆状蚴，进一步发展为具有感染性的丝状蚴。当人接触土壤或农作物时，丝状蚴钻入皮肤，经毛细血管或淋巴管进入血循环，随血循环到达肺毛细血管，穿过肺毛细血管进入肺泡，沿气道向上逆行到达咽喉，随宿主吞咽动作进入消化道，在小肠内发育为成虫。

【诊断依据】

（一）流行病学

1. 传染源　患者和带虫者是本病的传染源。我国农村仍以人粪作为主要肥料，使土壤易被钩虫卵所污染。

2. 传播途径

（1）丝状蚴经皮肤和黏膜侵入人体：农民赤足下地，接触潮湿泥土时易受感染。

（2）丝状蚴经口感染：丝状蚴如被吞食，少数未被胃酸杀灭，则可在肠腔内直接发育成熟。如丝状蚴被吞食后侵入血管，则仍须经肺、气管再转移至肠腔。

（3）经胎盘受染：较罕见。

3. 易感者　人群普遍易感，农民感染率较高。另外，小孩的皮肤常暴露于含丝状蚴的土地，导致钩虫感染率高于成人。

钩虫感染所获得的免疫力小或无，所以容易多次重复感染。

（二）临床表现

钩虫感染大多数无临床症状，如感染钩虫数量多，机体免疫力和营养状态低下则出现轻重不一的临床症状，可分为由幼虫及成虫所引起的两个阶段。

1. 钩蚴引起的症状

（1）钩虫性皮炎：当丝状蚴侵入皮肤，产生慢性皮肤损害，俗称"粪毒"或"着地痒"。常在夏秋季节赤足下地后发生，多发于足背、指（趾）间、足侧缘处。在侵入处局部引起红色点状血疱疹、奇痒，一般持续1周。若皮肤溃破，易并发细菌感染。如丝状蚴再度侵入，则局部除奇痒，可有充血及水肿2~3周。如为动物性钩蚴引起者，可出现匐行疹。

（2）肺部表现：于感染后1周出现，由于幼虫移行，引起肺部点状出血及白细胞、成纤维细胞浸润。患者可出现低热、咳嗽、咳痰、痰中带血丝，重者可有剧烈干咳、声音嘶哑、阵发性哮喘。症状持续数周或1月以上。听诊两肺可闻及干啰音。X线检查见肺纹理增粗或出现点片状浸润阴影。

2. 成虫引起的症状

（1）消化系统表现：患者大多于感染后1~2个月出现食欲下降，腹泻或腹泻与便秘交替，上腹部隐痛、消瘦、乏力等表现。此外，钩虫也可引起消化道大出血，主要表现为持续性柏油样便，伴有上腹部痛及严重贫血。粪便中可查到大量钩虫卵，胃肠道钡餐检查可见十二指肠下段至空肠上段的黏膜纹理紊乱、增厚。婴幼儿钩虫病引起大出血更常见，这可能与婴儿肠黏膜薄嫩更易造成失血有关。另外，重度感染者常有异食癖，如食生米、泥土等。

（2）贫血：为钩虫病的主要症状，与铁代谢失常有关。钩虫本身摄取血液或钩虫正在吸血时，咬啮部位黏膜伤口渗出血液均可导致宿主失血。近年来，应用放射性核素[51]Cr标记红细胞的方法，已测知每条十二指肠钩虫每日可导致的失血量为0.14~0.40ml，美洲钩虫为0.01~0.09ml。当持续慢性失血，导致铁储备状态、铁的摄入量、铁的利用率和吸收各不相同，钩虫感染强度亦不同，所以钩虫感染引起的贫血可从轻度到极度贫血。患者有头晕、耳鸣、乏力、劳累后心悸、气促、表情淡漠、皮肤苍白或呈蜡黄色等症状。

（3）贫血性心脏病：由于长期严重贫血所致。主要症状为心悸、心前区疼痛，甚至呼吸困难。早期的呼吸困难是由于周围血液中缺氧所致，在后期，由于心脏器质性变化导致呼吸困难。体征有心前期收缩期杂音、舒张压降低、脉压增大、心脏扩大，X线检查见心脏扩大，从粪便中检查出钩虫卵是确诊钩虫性贫血性心脏病的依据。

严重的贫血性心脏病可导致右心力衰竭，进而导致全身皮下凹陷性水肿，甚至腹腔、胸腔及心包腔积液。

（4）营养不良：钩虫感染对宿主营养状态造成的主要后果是缺铁性贫血，随后产生胃肠蛋白质丢失，造成患者的低白蛋白血症，其严重程度与贫血程度有关，且蛋白摄入不足加重了此种表现。一些患者可表现为体重减轻、血清白蛋白、维生素B_{12}水平降低，甚至水肿。水肿一般先出现在四肢的皮下，逐渐扩展表现为心包渗出液，胸腔渗出液和腹水，以致出现全身性水肿。心力衰竭产生的心源性水肿只是加剧了上述表现。对于儿童长期患钩虫病者，其营养不良可导致性器官发育不全，出现侏儒症。

（5）骨髓病变：与缺铁性贫血相似，最初的改变是红细胞系增多，但成熟受到抑制，停留于幼红细胞发育阶段。此外，儿童钩虫感染可导致骨骼的正常生长受到影响，甚至出现侏儒症。

（6）对妊娠和分娩的影响：钩虫感染导致的贫血可使

女性患者出现月经紊乱和闭经,影响正常的妊娠。对于孕妇,则更易发生贫血,可引起流产、早产或死胎。

（三）检查

1. 血液学检查 有缺铁性贫血的改变。嗜酸粒细胞和白细胞在早期升高,后期逐渐减少。严重贫血患者,嗜酸粒细胞一般不增高。

2. 病原学诊断 从粪便检出钩虫卵或孵出钩虫是确诊的依据。

3. 成虫检查 用于疗效考核或流行病学调查,并可用以鉴别虫种。

（四）诊断要点

在流行区,起病缓慢,消瘦、乏力、食欲减退,劳动力减退,有贫血及贫血性心脏病表现,结合粪便检查结果可明确诊断。当与消化性溃疡和其他原因所致的皮炎、贫血、营养不良鉴别时应强调在粪便中寻找钩虫卵作为重要鉴别诊断的手段,并以此与其他病因引起的类似症候群相鉴别。

【治疗】

（1）补充铁剂,给予高蛋白饮食,改善贫血,缓解症状。

（2）驱虫药物

①阿苯达唑（Albendazole）：成人剂量400mg顿服,10日后重复1次,或200mg/d,连服3日。12岁以下儿童剂量减半。虫卵转阴率在90%以上。

②甲苯达唑（Mebendazole）：成人剂量100~200mg,每日2次,连服3~4日。儿童、老年和体弱者疗程和剂量酌减。十二指肠钩口线虫阴转率95%,美洲钩口线虫阴转率77%。

③噻嘧啶（Pyrantel）：成人剂量10mg/kg,睡前服用,连用2~3日。十二指肠钩口线虫阴转率95%,美洲钩口线

虫阴转率85%。冠心病、溃疡病、急性肝炎、肾脏病、肺结核咯血者慎用。

④复方噻嘧啶：为噻嘧啶 150mg 和酚嘧啶 150mg 的复方制剂，每次 3 片，每日 2 次，服用 2 日。疗效优于噻嘧啶。

⑤氟苯达唑：200mg/d，服用 3~4 日；儿童剂量 5mg/kg，顿服，连用 2~3 日。不良反应有头晕、头痛和消化道症状。

⑥奥苯达唑（丙氧咪唑）：成人剂量为 10mg/kg，每日 1 次，服用 2~3 日。病例反应轻，主要有乏力、头晕和嗜睡等。

（3）钩蚴进入皮肤后 24 小时内多停留在局部，可用左旋咪唑（Levamisole）涂肤剂擦患处或采用皮肤透热疗法。

第四节 蛔虫病

蛔虫病（ascariasis）是由蛔虫寄生于人体肠道而引起的疾病。该病是经消化道传染的疾病，主要在儿童中的感染率高。该病除引起消化道症状外，还可以引起胆道蛔虫病、肠梗阻、肠穿孔和腹膜炎等。幼虫在移行过程中还可以引起"暴发性蛔虫性哮喘"。

虫卵被人吞食后，大部分虫卵在胃内被胃酸杀灭，仅小部分进入小肠，肠液将卵壳消化，幼虫脱壳而出。幼虫侵入肠黏膜进入门静脉，随血循环到达肺，幼虫在肺泡内发育，并沿呼吸道向上移行到咽部，随吞咽动作进入消化道，在小肠内发育为成虫，可寄生在小肠。自吞下感染性虫卵到成虫产卵约需 2 个月，蛔虫在人体内的寿命为 1~2 年。

【诊断依据】

（一）流行病学

1. 传染源 蛔虫病患者是主要的传染源。雌虫每日排卵量大，所以蛔虫病容易散播流行。

2. 传播途径 感染期虫卵主要经手入口，亦可随灰尘飞扬而被吸入咽部吞下而感染。生吃未经洗净、附有虫卵的蔬菜、瓜果或用污染的手取食是感染的重要途径。利用人粪作肥料，随地大便和通过手－口接触污染的泥土是促成蛔虫扩散的主要因素。蛔虫卵在恶劣的环境下仍能保持生命力也促成了其传播。

3. 易感者 人群普遍易感。农村感染率高于城市、儿童感染率高于成人，尤以学龄前儿童感染率最高。

（二）临床表现

1. 幼虫所致的症状 由幼虫移行致肺所引起。少量幼虫在肺部移行时，可无任何临床表现。短期内吞入大量感染性虫卵，约1周后出现发热、咳嗽、咯血、胸痛、呼吸困难。嗜酸粒细胞增多，痰中也有大量嗜酸粒细胞，偶可见幼虫。X线见双肺门影增浓，肺野内点絮状阴影。上述症状通常在1~2周内消退，称"暴发性蛔虫性哮喘"，有导致死亡的病例报道。

2. 成虫所致症状 腹痛最常见，位于脐周，反复发作，不伴有腹肌紧张和压痛。可伴有纳差、恶心、呕吐等消化道症状。严重感染儿童可引起营养不良、发育迟缓。部分患者会出现过敏反应。

3. 并发症

（1）胆道蛔虫病：多见于青壮年农民，女性多于男性。表现为突然发生的右上腹部钻顶样绞痛，疼痛剧烈，坐卧不宁，疼痛可放射至右肩，可伴恶心、呕吐，甚至呕吐蛔虫。本病症状很重，但体征少，疼痛间歇期，患者无症状。若虫体完全钻入胆道，疼痛减轻，但逐渐出现炎症表现。大多为不完全性肠梗阻。

（2）肠梗阻：多见于6~8岁儿童，表现为急性阵发性脐周绞痛、呕吐、腹胀、便秘等，半数病例有呕吐蛔虫的病史。腹部可触及条索状肿块，按压有活动感。部分患者有腹肌紧张、压痛、肠型、肠鸣音亢进。

（3）肠穿孔：多数继发于肠梗阻，也可穿破肠道手术缝合处，或外伤引起。穿孔部位多见于回盲部。有腹膜刺激征，可有气腹。

（三）检查

1. 血象 蛔虫幼虫移行期间，白细胞和嗜酸粒细胞可增多，当合并细菌感染时，白细胞和嗜酸粒细胞数可显著增多。

2. 尿常规 无特异变化。

3. 病原学诊断 粪便中检出虫卵，可确诊。可采用直接涂片法，一张涂片的检出率为80%，三片法阳性率高达95%。此外，如涂片法阴性，可采用饱和盐水浮聚法。

4. 免疫学诊断 用成虫体抗原进行皮内试验，阳性符合率在80%以上，可用作流行病学调查。

5. 胃肠吞钡检查 可显示蛔虫的形态及数量。腹部 X 线平片有助于蛔虫性肠梗阻或腹膜炎的诊断。CT 扫描可见小肠内缠绕的细长、管状软组织结构，外表呈卵圆形，与虫体外形相似。在胆管蛔虫病患者，B 超偶可发现蛔虫位于扩张的胆总管内，如行纤维内镜逆行胰胆管造影，则可发现十二指肠内蛔虫，造影显示胆管内虫体。

（四）诊断要点

肠蛔虫病极易与其他消化道疾病混淆，如溃疡病、慢性胃炎等。若有并发症，更难区分。胆道蛔虫病需与胆囊炎、胆石症、胰腺炎相鉴别。与其他病因所致的上述症状鉴别时应强调粪便直接检出蛔虫卵这一病原学检查并以此与其他疾病鉴别。

【治疗】

(1) 肠道蛔虫病的治疗原则是解疼止痛、驱虫、控制感染、维持水电解质平衡。驱虫最好在症状缓解后进行，以阿苯达唑、左旋咪唑、噻嘧啶、哌嗪较好，不宜单独应用甲苯咪唑。

(2) 蛔虫性肠梗阻以内科保守治疗为主。症状缓解后进行驱虫治疗。氧气驱虫可使蛔虫迅速松解，并使其麻痹排出，但溃疡病、肠穿孔、胃手术史及老年体弱者禁用。服用豆油或花生油 80~150ml（儿童 60ml）同样有利于缓解症状和排虫。

(3) 驱虫药物

①阿苯达唑（Albendazole）：400mg，顿服，或一日内分 2 次服用。不良反应少见，偶有头痛、恶心、呕吐、腹泻等，孕妇忌用。

②噻嘧啶（Pyrantel）：为广谱驱虫药，更适用于钩虫混合感染。儿童剂量为 10mg/kg，成人为 500mg，顿服。不良反应少见。偶见头痛、恶心、呕吐、腹泻等。肝功能异常者慎用。

③甲苯咪唑（Mebendazole）：成人每次 200mg，顿服，疗程 1~2 日。因作用缓慢，可引起蛔虫游走骚动，服药后有呕吐蛔虫现象。宜与左旋咪唑联合应用。不良反应少见，偶有头晕、上腹不适。

④左旋咪唑（Levamisole）：成人剂量为 150mg，儿童剂量为 2~3mg/kg，睡前顿服，或分早、晚 2 次分服。该药使虫体肌肉麻痹，可防止胆道蛔虫病，不良反应少见，偶有头晕、头痛、失眠等。

⑤哌嗪（Piperazine）：可使虫体肌肉麻痹，使虫体不能附着宿主肠壁，随粪便排出体外。成人每次 3~3.5g，连服 2 日，或 1g，每日 3 次，连服 3 日。儿童每日剂量为 150mg/kg，

总量不超过 3g。便秘者可服缓泻剂。不良反应包括恶心、呕吐、腹痛、腹泻、荨麻疹等。有引起血清病样反应、中毒性肝炎、严重过敏性紫癜的报道，G-6-PD 缺乏者可引起溶血性贫血。偶尔可引起呼吸减慢、眼震、肌张力减低、腱反应减低等反应，严重者可因呼吸衰竭而死亡。

(4) 蛔虫性肠穿孔、腹膜炎一旦明确诊断，应立即手术治疗。

第五节 蛲虫病

蛲虫病是蛲虫寄生于人体小肠末端、盲肠和结肠引起的寄生虫病。消化道感染是本病的传播途径。蛲虫病是儿童常见的寄生虫病，可在家庭和幼儿园中广泛传播。临床表现为夜间肛门瘙痒，扰乱患者睡眠，伴有轻度消化道症状，异位性寄生并发症少见。

蛲虫成虫虫体细小，似乳白色线头样，雌雄异体雌虫交尾后，在宿主熟睡后向下沿结肠移行到肛门，在肛门皮肤皱褶处产卵，产卵后死亡。虫卵通过直接或间接方式污染手指和环境，宿主吞入虫卵，在小肠内释放出幼虫，向下移行至结肠并发育为成虫。

【诊断依据】

(一) 流行病学

1. 传染源　人是惟一的宿主，蛲虫病患者是本病的传染源。

2. 传播途径

(1) 直接感染：成虫在肛门周围产卵爬动时，患者因有痒感而搔抓，手指和指甲缝内沾染虫卵，造成从肛门至手经口途径的自身感染。

(2) 间接感染：虫卵可通过内衣裤、被褥、玩具、桌椅、门把手或食物等间接感染。

（3）吸入感染：虫卵通过空气中尘埃飞扬，从口鼻吸入咽下而引起感染。

（4）逆行感染：虫卵可在肛周皮肤皱褶内孵化为幼虫，由肛门爬回直肠、结肠发育为成虫，引起逆行感染。

3. 易感者 各年龄均可发病，以儿童多见，尤以学龄前集体生活的儿童感染率最高。成人大多从与儿童接触中得病。感染后无明显免疫力，可反复感染。

（二）临床表现

轻度感染者常无明显的临床症状，或仅有轻微的肛门痒感；重度感染或异位寄生者症状较重。

1. 局部症状 主要为肛门周围和会阴部奇痒，尤以夜间刚入睡时明显。患者因奇痒而抓破局部皮肤，常可引起局部炎症、湿疹或继发感染。小儿患者常有睡眠不安、夜惊、烦躁、遗尿、磨牙等现象。女性患者则常有阴部瘙痒、发红或分泌物增多等。

2. 消化道症状 主要见于儿童可有食欲不振、恶心、腹胀、腹痛、腹泻及肛门坠胀感等。

3. 神经-精神症状 由于虫体对皮肤、黏膜的长期刺激，患儿可出现精神不安、注意力不集中、失眠、性格怪异等神经-精神症状。

4. 异位寄生蛲虫 异位寄生可涉及多种器官，如蛲虫侵入尿道，可引起泌尿道感染；蛲虫侵入阴道、子宫颈、子宫及输卵管，可引起相应部位的炎症；若从输卵管进入腹腔，则可引起腹膜炎、网膜炎或肉芽肿包块。蛲虫寄生于阑尾中可引起类似细菌性阑尾炎的临床症状。

（三）检查

1. 一般检查 白细胞计数一般正常，嗜酸粒细胞正常或轻度增高。

2. 病原学诊断

（1）成虫检查：儿童入睡后检查其肛门，有时可发现乳白色细小成虫及其排出的卵块，连续多次检查阳性率较高。另外，蛲虫数量多时可附在粪便表面排出。

（2）虫卵检查：由于蛲虫爬出肛门后产卵，故粪便直接涂片或集卵法查虫卵阳性率很低。主要采用透明胶纸法和湿拭法，在早晨起床未解大便之前进行。由于蛲虫并不是每晚产卵，故一次检查若为阴性，不能排除。对可疑者应连续检查 3～5 次，这样可提高检出率。

（四）诊断要点

凡儿童经常有肛周或会阴部瘙痒者临床应首先考虑本病，发现成虫或检出虫卵即可确诊。但肛周或会阴部瘙痒应与有类似症状的真菌感染、过敏症相鉴别。蛲虫异位寄生应与其他原因所致的泌尿生殖系统疾患、阑尾炎、腹膜炎、网膜炎或肉芽肿等相鉴别。

【治疗】

1. 驱虫药物

（1）吡维胺（扑蛲灵），儿童剂量 5～7.5mg/kg，总量不超过 0.25g；成人剂量 0.25～0.3g，睡前 1 次顿服。治愈率达 90% 以上。不良反应包括恶心、呕吐、腹痛、腹泻、眩晕、肌肉痉挛和感光过敏等。药物可将大便染成红色。

（2）噻嘧啶：成人剂量 1.2～1.5g，儿童剂量 30mg/kg，睡前顿服。栓剂 0.2g 塞肛，每晚 1 粒，连用 3～5 日。治愈率在 80% 以上。不良反应包括头晕、呕吐、腹痛、胸闷、皮疹、发热等，有肝、肾、心脏病、溃疡病患者和孕妇慎用。

（3）甲苯达唑：0.2g 每日 1 次，或 0.1g 每日 2 次，连用 3 日；儿童剂量为 4～6mg/kg，顿服。3 周后可重复 1 次。治愈率在 95% 以上。孕 12 周以内的孕妇禁用，肝病患者慎用。不良反应有头晕、皮疹、腹痛、腹泻。

（4）阿苯达唑：成人剂量为 400mg 顿服，儿童剂量为 100～200mg 顿服，2 周后重复 1 次。

2. 局部用药 3% 噻嘧啶软膏每晚涂肛门内和肛门周围，连用 1 周。蛲虫油膏每晚涂肛门周围，连用 10～30 日。

第六节 猪囊尾蚴病

猪囊尾蚴病（cysticercosis）是猪肉绦虫的幼虫囊尾蚴寄生在人体皮下组织、肌肉、眼、脑心脏等器官引起的寄生虫病。在本病，人是猪肉绦虫的中间宿主，是由于吞入猪肉绦虫卵或猪肉绦虫引起的自身感染所致。人对猪囊尾蚴病普遍易感。寄生在脑、心脏、眼的猪囊尾蚴病，常引起严重病变，可危及生命或导致失明。

【诊断依据】

（一）流行病学

1. 传染源 猪带绦虫病患者是囊尾蚴病惟一传染源。患者粪便排出的虫卵对自身与周围人群具有传染性。

2. 传播途径 囊尾蚴病因人吞食猪带绦虫虫卵而引起，主要通过污染的蔬菜、水及手指经口感染。感染方式有自体感染和异体感染。自体感染指猪带绦虫病和囊尾蚴病合并存在的患者，其又分为外源性和内源性感染。外源性感染指患者的手指被本人粪便中的虫卵所污染而感染。内源性感染是指患者呕吐，胃肠逆蠕动，使肠内的猪带绦虫的妊娠节片反流至十二指肠或胃，虫卵经消化液作用，六钩蚴脱囊孵出所致。异体感染是因食用污染绦虫卵的蔬菜、生水或与猪带绦虫病患者密切接触而感染。近年来城市人群中也有散发病例。

3. 易感者 任何年龄和性别的人均可患本病，但青壮年多发，且农民多见，这与环境卫生和个人卫生习惯有关。

（二）临床表现

潜伏期为 3 个月至数年，以 5 年内居多。临床表现依囊尾蚴寄生的部位、数量、是否存活和人体的免疫反应而不同。

1. 皮肤肌肉猪囊尾蚴病　表现为皮下囊尾蚴结节，从几个到数千个，以头部和躯干部多见。结节位于深部，质硬如软骨，直径 0.5～1.5cm，活动度良好，无压痛，表面皮肤无色素沉着和炎症反应。分批出现，可自行消退。通常无其他症状。大量囊尾蚴感染时，可感局部肌肉酸痛、发胀、咀嚼无力、假性肌肥大等。结节钙化后在 X 线下可显影。

2. 脑猪囊尾蚴病　临床表现复杂多样，以癫痫最常见，表现单纯大发作或局限性癫痫。也可表现为脑膜炎，常以急性或亚急性脑膜刺激征为特征，伴发热，常有颅内高压的表现。晚期患者可因颅内高压，脑积水引起脑功能障碍，如痴呆、嗜睡、共济失调、偏瘫等。脊髓猪囊尾蚴病表现为截瘫、感觉障碍、大小便失禁等。严重脑猪囊尾蚴病可导致死亡。

3. 眼猪囊尾蚴病　囊尾蚴可寄生在眼内任何部位，多数在深部玻璃体与视网膜之间。轻者视力减退，重者可导致失明。囊尾蚴存活时症状轻微，但若虫体死亡则发生强烈炎症反应，引起视网膜炎、脉络膜炎或化脓性全眼炎，可造成视网膜剥离、白内障、青光眼等。

（三）检查

1. 血象　多数患者血象正常，少数可见嗜酸粒细胞轻度增高。

2. 脑脊液检查　脑实质弥漫性病变和软脑膜型患者的脑脊液压力可增高。囊尾蚴性脑膜炎患者的脑脊液细胞数和蛋白质轻度增多，糖和氯化物正常或略低。

3. 病原学诊断

（1）粪便检查：在合并有猪绦虫病患者粪便中可找到

虫卵或节片。

(2) 皮下结节活组织检查：皮下及肌肉囊尾蚴病患者可做皮下结节活检，直接找到猪囊尾蚴可确诊。

4. 影像学诊断

(1) CT 与 MRI 检查：对脑囊尾蚴病的诊断与定位有重要价值。脑囊尾蚴患者头颅 CT 检查表现为散在的圆形或椭圆形的、直径 <1cm 的低密度灶，注射造影剂后，其周围可见环形增强带（为炎性水肿），也可见脑室扩大、钙化灶等。早期囊尾蚴影像可为高密度结节表现。MRI 检查与 CT 检查一样，可清晰显示脑囊尾蚴的阴影，对活动性病灶较 CT 的分辨力高，且较 CT 更易查获脑室内和脑室孔部位的病变。

(2) 脑室造影：脑室型可见梗阻型脑积水，第Ⅳ脑室梗阻部分有充盈缺损，因为囊尾蚴漂浮移动，残影随体位而变化。软脑膜型可见交通性脑积水及脑膜粘连现象。

(3) X 线检查：囊尾蚴病患者病程在 10 年以上 X 线检查可发现肌肉组织内椭圆形的囊尾蚴钙化阴影，但由于出现晚，阳性率低，缺乏早期诊断价值。肺囊尾蚴病患者可见肺野中散在黄豆大小的阴影，主要分布在两下肺野。

(4) B 超检查：皮下及肌肉组织内囊虫结节显示为圆形或椭圆形液性暗区，轮廓清晰，囊壁完整光滑，囊内可见一强回声团，位于中央或一侧。

5. 病理学检查 皮下结节活组织检查是囊尾蚴病确诊的依据，也是脑猪囊尾蚴病的旁证。

（四）诊断要点

1. 疑似诊断

(1) 在皮下可扪到有弹性、较硬的圆或椭圆形结节，为 0.5 ~ 1cm 直径大小。

(2) 无其他原因可查的癫痫发作，若在此病流行区尤其有肠绦虫或查体有典型的皮肤肌肉型囊尾蚴病者，应疑及脑猪囊尾蚴病。

2. 临床诊断及试验诊断

（1）凡疑似病例，可做皮内试验，亦可做补体结合试验、间接血凝试验、间接免疫荧光抗体法及酶联免疫吸附试验等，检查血清特异性抗体阳性，可做临床诊断。

（2）皮下结节活检或脑手术病理组织检查证实有活囊尾蚴者，可为确诊依据。

（3）CT 或 MRI 检查：可帮助做出脑猪囊尾蚴病的临床诊断。尤其 MRI 的意义较大，活囊尾蚴结节周围水肿带更清楚，死虫则不清楚，通过 T_1、T_2 加权可显示出不同的影像，对脑室内或脑室孔部位的病变更易查获。

（五）鉴别诊断

脑猪囊尾蚴病应注意与原发性癫痫、脑肿瘤、结核性脑膜炎鉴别。

【治疗】

（1）患者须住院治疗。

（2）眼猪囊尾蚴病和脑室猪囊尾蚴病应手术摘除，以免因药物使虫体死亡引起严重的炎症反应，致脑室梗阻或眼部严重损害。

（3）癫痫发作频繁或颅内压增高者，药物治疗前必须先降颅压，必要时可做侧脑室引流或脑室分流。

（4）阿苯达唑（Albendazole）是目前治疗猪囊尾蚴病的首选药物。疗效确切，作用温和，不良反应轻。治疗脑猪囊尾蚴病的剂量为 18～20mg/（kg·d），分 2 次口服，疗程 10日。间隔 2～3 周，重复 2～3 疗程。治疗皮肤猪囊尾蚴病的剂量为 15mg/（kg·d），重复 2～3 疗程。不良反应有头痛、低热、视力障碍、癫痫等，个别患者可发生过敏性休克或脑疝。故目前推荐治疗中常规使用地塞米松和甘露醇。发生过敏性休克时，皮下注射肾上腺素 1mg（成人），静脉滴注氢化可的松 200～300mg。不良反应多发生在服药后 2～7 日，持续 2～3 日，个别患者在第 1 疗程结束后 7～10 日才出现反应，因此，疗程结束后也应严密观察。第 2 疗程不良反应明显减少而且较轻。

（5）吡喹酮疗效较阿苯达唑强而且迅速，但不良反应较大。

①治疗皮肤猪囊尾蚴病的总剂量为 120mg/kg，3～4 日内分次口服，对弥漫多发的患者或有假性肌肥大者，可 2～3 月后重复 1～2 疗程。

②治疗脑猪囊尾蚴病的总剂量为 120～180mg/kg，每日分 3 次口服，9 日为 1 疗程，间隔 3～4 月重复 1～2 疗程。在吡喹酮治疗前，应先用皮质激素和甘露醇控制颅内压，待颅内压正常或好转后才开始治疗，用药期间常规使用甘露醇降颅压。不良反应有头痛、恶心、呕吐、皮疹、精神异常，个别患者也可发生过敏性休克或脑疝。

（6）常规使用槟榔和南瓜子驱除寄生在肠道内的猪肉绦虫。